津田 均

気分障害は、いま

うつと躁を精神病理学から問い直す

誠信書房

まえがき

本書は、気分障害への理解と治療実践を半歩進めることを目指している。

以前は、統合失調症が百人百様なのに対し、うつ病は一様だといわれたものである。また、適切な薬物療法と休養で、内因性の患者のうつ病相を遷延化させず治癒に至らしめることは、新米の医者が第一歩としてくぐりぬけるべき課題であった。ところが、うつ病患者もうつ病概念もどんどん多様化・拡散し、うつ病の経過の見通しも立たなくなったように見える。それとともに、伝統的にはまず基本にあるべきとされてきた、内因性と非内因性の区別も意義を失ってきたように見えるかもしれない。

しかし、筆者は、**内因概念はまったく意義を失っていない**と思う。このことは、現在筆者がいる学生相談センターでも確かめられる。複数の治療者が、多くの非内因性の学生の中から、明らかに内因性の特徴をもつ学生のうつを抜き出してそれに適した治療に導入するが、その抜き出しの結果は**治療者間できわめてよく一致する**からである。ただし、臨床全体を見るならば、確かに以前よりうつ病をめぐる状況は錯綜しているし、これまでの精神病理学がそのまま通用するともいえないであろう。本書は、内因概念を維持し、内因性の気分障害の精神病理学を刷新することを目指しながら、一部で、それと対照させつつ非内因性の病理にも触れている。その企ての道程は見通しのよい一本道になっていないかもしれない。本書で筆者はいろいろな小道に分け入っている。しかし、そのことに意味があると思う。そこで臨床的にいろいろなヴァリエーションに出会うし、専門家の読者にはさまざまな異論が浮かんでくるだろう。また、気分障害の当事者や家族ならば、なるほどそのようなところがあると思ったり、この立論は絶対におかしいと思ったりするだろう。そのようなこと自体が、「ガイドライン」が過剰に重宝される今日の時代に必要とされていることであると思う。

振り返ると、私が臨床を始めた時代にはすでに、テレンバッハのメランコリー論の叙述がそのまま目の前に現れたような患者はあまりいなかったように思う。それでも、長い時間をかけて、フーベルト・テレンバッハ、アルフレード・クラウス、本邦では、下田光造をはじめ、飯田眞、笠原嘉、木村敏、森山公夫らの築いた地平を読解する作業を進めることは、私にとって必要であったし、有益であった。それらのそれぞれが、臨床にどれだけの治療感覚と思索が必要であるかを、範例として示してくれていたからである。聞くところによると、テレンバッハの著作の英訳は理解されず、英語圏では酷評されたまま捨てられているらしい。これには訳の問題もあるだろうが、いかに現在グローバライゼーションと呼ばれるものが実はアングロ・アメリカ化に過ぎないかを示してもいると思われる。このような事情で、多くの重要な仕事がグローバルに評価されず葬り去られるとしたら、非常に残念なことである。

しかし、四半世紀の臨床経験から筆者が掴まえてきたものは、テレンバッハの捉えていたものとは随分違うものになった。テレンバッハは、「エンドン」の概念を置いてはいるものの、その病理論の中核は秩序性の内部での自己撞着である。しかし、本書で踊り出てきたのは、あるタイプの自己があるタイプの社会のありようの中で引き裂かれる可能性があるというテーマだった。秩序性はその中で一役を演じるものに過ぎない。

上にあげた方々のうち、何人かとのあいだには特別な思い出がある。たとえば、クラウス氏とは、ヨーロッパの学会で会うたびに親しくさせていただいているが、氏の著述に関する、「存在レベルで過剰な同一性をもつ人が、役割に過剰に同一化するというのは自然なことだろうか」という筆者の問には答えていただいていない。この問は、本書のライトモティーフになっている。

また、飯田先生は、躁うつ病圏の人の自立は真の自立ではなく**仮の自立**であるという意味のことを、あちらこちらに書き残された。このことは本書に決定的な意味をもっている。思えば、飯田先生は、その堅実さとは裏腹に、何か突破口になるようなものをひそかに手渡すことにきわめて長けた方であった。最晩年のマトゥセックが書いたけっして薄いとはいえない二巻の本（それについては本書の中で何度も言及している）の書評を、随分短期間のうちに執筆するようにいわれたのも先生であった。マックス・ヴェーバーの病跡は躁うつ病論にとっての最後の砦であることも述べておられたが、ご自分ではそれについて軽いものしか書いておられなかった。

私自身が東京から名古屋へ移動したことも大きい意味をもった。二つの範疇のものが接しているところでは、ある程度**その両方に接していないと誤りを犯す**。精神病理学中心の場所から精神分析の伝統も根強いところに身を置いてみてはじめて、どのような症例にどのような伝統がぴたりと合うのかが多少見えるようになった。神経症性の病態と内因性の病態をなるべく区別しようとする本書の姿勢は、この経験に基づいている面がある。

ここまで出てきた基本概念のうち、「内因性」と「メランコリー型」についてのみ注釈を加えておこう。

「**内因性**」とは、基本的に（精神分析の人はこれに反対するかもしれないが）深層心理的理解も含めて、心理的了解が届くとはいえない事態が生じている領域を指す。そこで生じていることは脳の事象かと聞かれれば、かなりの面がそうだといっても差し支えない。しかし、純粋な脳の病い、器質性精神病とは違う。たとえば、昇進うつ病という内因性うつ病がある。これは昇進という人間的事態をきっかけに始まっており、そのことを、脳の中に〝昇進中枢〟なるものがありそこが脆弱だという言い方には還元できないであろう。しかし、このうつ病も、いったん始まったら、おそらくある脳生理学的過程が始まっている。通常、薬物的介入が有効であり優先される。この内因の領域を、単に「生理学的」領域と考えず、「自然」の領域と考え、そこで病いの際に動き出すものを「エンドン（内なるもの）」と呼んだのがテレンバッハである。

テレンバッハは同時に、内因性の単極性うつ病になる人は「几帳面」「良心的」などの特徴をもつとし、それを「**メランコリー型**」の性格特徴と呼んだ。彼らは、その性格ゆえに、空間的にも自らを秩序の中に閉じ込め（**インクルデンツ**）、時間的にも周囲からの要請に遅れまいとする（**レマネンツ**）。しかし、それが自縄自縛的となり、最後の瞬間にはある「**断絶 Hiatus**」が越えられてしまい、エンドン変動という事態、すなわちうつ病が始まると考えた。この病前性格・発病状況論は、もう少し日本人の実情に沿うように笠原らによって書き換えられ、一時日本の精神病理学の核となった。これは、本書の前史である。

なお、症例については、精神病理学的骨格のみを残し、プライバシーにかかわる部分を改変した。

目　次

まえがき

第1章　症状の質とその構造的意味――1

第1節　症状、症状の質、症状の構造的意味　1――
1　症状の背後に何かを想定すること　2――　2　症状の質と構造的意味に基づく診断　5――
第2節　うつ病と躁うつ病の精神医学史についての小論　6――
第3節　内因性うつ病の症例呈示と考察　15――
1　受診経路、受診時の状態　18――　2　発病の瞬間と発病状況　21――
3　症状　23――　4　経過について　24――

第4節　主要症状の掘り下げ――享受、疎外、生成抑止　27
1　享受することの障害　27
2　疎外　32
3　生成の抑止と「私はできる」の間主観性　33
第5節　罪責性について　37
第6節　躁病の症状　41

第2章　うつとパーソナリティ――43

第1節　問題の所在　43
1　「普通の人」にある適応不全の芽　43
2　内因性を鑑別診断する　44
第2節　本書のテーゼとなる、二つの見解　45
1　「ジントニー」概念の意義と、その二つの意味　46
2　論理の違いによって鑑別を行なうこと　49
第3節　内因性の気分障害の病前性格論　51
1　「ジントニー」という基底への追加議論　51
2　病前性格論の歴史的概観　53

3　病前性格論と発症後の病相　56―　4　病前性格論の質問紙研究の問題点　58―
第4節　社会適応的病前性格論の解体
――発達史および生得的特徴と社会的要請との矛盾を考慮して　63―
1　ヴェルナー・ヤンツァリクと飯田眞の議論　63―　2　筆者の見解　65―
3　パウル・マトゥセック――「私的自己」と「公共的自己」　68―
第5節　執着気質について　69―
1　人間学的かつ生物学的側面　70―　2　執着気質とうつ病相　71―
第6節　神経症性・対象関係因性の抑うつ――内因性との対比において　75―
1　考察の前提、回顧と注釈　75―　2　内因性と、神経症性・対象関係因性の鑑別　79―
3　マカロウの慢性うつ病について　87―　4　非内因性の症例の実際　89―

第3章　患者の語りを聴くこと
――気分障害患者の発達史論と経過論から――　98―

第1節　患者の語りを聴く意味　98
第2節　基盤となる治療関係——空間の提供　101
1「他者のための存在」か？——気分障害患者にまつわる幻想　101
2　気分障害患者に提供すべき空間とは　103
第3節　空間の提供のみではうまくいかない場合　106
1　依存による遷延化と，躁要素を含む場合　106
2　躁要素をもつ患者と境界例患者の対比　110
第4節　発達史論と双極Ⅱ型への精神療法　112
1　発達史論について　112
2　発達史論と「私的自己」，「公共的自己」の関係　115
3　発達史と性格のヴァリエーション　117
4　本邦における双極Ⅱ型への精神療法論（牛島・芝・内海による）の検討　122
第5節　さまざまな発達史のあいだの関係と移行——症例を通して　126
1　多様な発達史の定式化の試み　126
2　発達史のあいだの連続性——症例と考察　129
3　呈示症例における病型間の移動　134
第6節　内因性の気分変動と語りの変化，介入の実際　138

第7節　経過のある時期に語りが現れることの意味――三つのパターン　144
1　自己認識の欠如　145　2　断念　146　3　自己内省　149

第4章　うつ病患者の不安と相克
――マックス・ヴェーバーの病跡を介して――　153

第1節　はじめに　153
第2節　内因性の気分障害と不安障害の併存　155
1　気分障害と不安障害の併存をめぐる言説　155　2　不安障害のタイプ――特にパニック障害の場合　157
3　内因性の気分障害から見た不安障害の併存　159
4　気分障害と不安障害の併存――特に独特の色調が混入している場合　161
5　役割構造それ自体への不安　167
第3節　マックス・ヴェーバーの病跡学――「新型うつ」的病像と『倫理書』の予言　170
1　ヴェーバーの病理についての諸論　170　2　病跡学からヴェーバーを取りあげる際の要点　176
3　略歴　180　4　症状　183　5　病相の前後　185　6　性格　188

7 『プロテスタンティズムの倫理と資本主義の精神』におけるエートスの背反と脱魔術化 191
8 エートスの背反性がもつ、歴史への病因論的意義 195
9 エートスの背反性がもつ、今日的なうつ病への病因論的意義 196

第5章 双極スペクトラムと「躁」について——200

第1節 はじめに 200
第2節 今日いわれている双極スペクトラムについて
——薬物療法、精神病理、治療関係、鑑別診断の観点からの検討 205
1 双極スペクトラムの最近の提唱と精神病理学が扱ってきた双極性 205
2 ガミー——薬物療法方針の転換の主張 207
3 クーコプロス、ベナッツィ、アキスカル——うつ病性混合状態の主張とうつ病相の焦燥 210
4 アングストの双極スペクトラム
——クレッチマーの気質論との類似性と、神経症性・パーソナリティ障害性の気分障害概念の欠如 215
5 治療関係と精神療法的側面について 218
第3節 双極スペクトラムと「青年期」——ライフサイクル論を越えて 220

1　問題の所在　*220*

2　躁成分をもつ症例——現在における関心の増大と、臨床タイプの分類　*221*

3　病み終えられないことと青春への停留　*235*

4　ライフサイクルについて　*241*

5　社会への導かれ方の時代変遷　*243*

第4節　おわりに　*245*

あとがき　*247*

文　献　*251*

事項索引　*271*

人名索引　*274*

第1章　症状の質とその構造的意味

第1節　症状、症状の質、症状の構造的意味

精神医学における症状と疾患の位置関係は、単純ではない。

まず、症状そのものはほとんど特異性のないものであり、診断のほんの入口に過ぎないという考え方がある。これは、実際多くの症状についていえることであるが、「抑うつ」については特にそうである。次のように考えることは正当である。どのような疾患でも、正常者の反応でも、抑うつ状態で始まるか抑うつ状態を通過するといってもよい。だから、抑うつ状態があると見立てただけでは何をいったことにもならない。診療行為は、診断を含めてそのあとから始まる。その人の人となりや生きざま、置かれている/自ら引き寄せている状況、他の症状、家族歴、薬物反応性、表出と訴える症状との相関、診察室での振る舞い方、治療者への応対の仕方など、無限のいろいろな肌理の把握を要する。

それゆえ、木村[1]は「症状論的エポケー」の必要性を主張した。これは、表面で数え上げられる症状をいったん括弧に入れて（エポケー）、その人の生き方を見るほうがより正確な診断にたどりつくという主張である。もちろん、抑うつというとき、何を指しているのかも検討していかなければならない。

このことの重要性には、多くの精神科医が身につまされているはずである。筆者にも、精神科医になりたての頃に、統合失調症の発症初期だった若い青年が、診察室で、きちっとした身なりで、しばらくのあいだ抑うつ症状のみを訴えていて、こういうのが青年期のうつ病なのかと思っていたという苦い経験がある。抑うつ症状を親身に聞いているうちに、患者に境界例心性や行動化が開花してきて苦労した経験も、精神科医の誰もがもっているだろう。もっとも、残念ながら、現在のＤＳＭのような操作的診断に基づいて診療行為をした場合、この常識の働く余地が十分残っているとはいいがたい。

しかし、症状を括弧に入れることに対しては、二つの反論がありうる。

第一は、症状そのものの質と構造をより詳細に見ていけば、ある程度正確な診断にたどりつくのではないかというものである。本章では特にこの可能性を展開する。

第二の反論は次のようなものである。症状の背後に、われわれが対象とすべき疾患、ないしは身体医学における疾患に相当するもの、Ｘがあると本当にいえるのか。そして、Ｘがあるとしても、それに到達したとどうしていえるのか。実際、器質的要因のはっきりしている場合を除けば、Ｘが何であるかが、実用的にも理論的にもはっきり限定されている精神疾患はない。それでも、経験のある臨床家ならば、Ｘを想定せずに診療を行なう人はまずいないであろう。そのとき、Ｘはさまざまなレベルに想定されることになる。

1　症状の背後に何かを想定すること

第二の点を先に論じておこう。

まず、遺伝と幼少時の養育環境によって作られた心理構造は、Ｘの重要な一要素である。それゆえ、遺伝と生育史の分析が重視される。現在「エンドフェノタイプ endophenotype」（中間表現型）といわれるものをXに置くのも、この考え方に帰属している。エンドフェノタイプは、遺伝子と最終的に表に現れる症状との中間に位置する標識である。基本的に生物学的標識として提唱されているが、性格や環境への反応の仕方などにおいて特定の脆弱性をもつ心理構造のことを、この概念で考えてよい。

もう少し社会制度的因子を考慮したXも考えられる。人間はさまざまな素質と幼少期環境の中で、周囲の人の思いと語りを背負って育ち始めるが、それぞれの素質因・環境因を背負った人は、人間が作る社会環境・社会制度に入る上で、異なった根源的困難を抱える。これは、すべての人間が、人間の作る社会制度の中で暮らす上で、何らかの困難をある仕方で乗り越えているか、その困難をなんとか覆い隠しているか、乗り越えそこなう危険を多分に抱えていると考える立場である。この立場は、生物体としての人間が**社会的人間になる**、あるいは**あり続ける**ためには、少なからぬ関門が待ち受けていることを想定している。この立場は、本書に通奏低音として絶えず現れるはずである。

症状と症状の背後にあるものの関係は、ほかにも多くの問題を孕む。

たとえば、薬物療法が端的にどこに効いているのかという問もこれと関係する。たとえば、抗うつ薬が、いてもたってもいられない焦燥をまず抑え、患者をうつ病の回復軌道に乗せるという仮説は、十分にありそうなことである。この場合、薬は、焦燥という症状に効くことで、患者の回復力を起始・駆動しているといえるかもしれない。しかし、焦燥を取ればいいのであれば、抗精神病薬であってもいいのではないかという推論が立ちそうである。そして実際、いくつかの抗精神病薬が抗うつ薬として有効であることが証明され、使われていた時代は存在し、今でも使われる[2]。

しかし、結局、抗精神病薬ではなくおもに抗うつ薬がうつ病に使われているということは、抗うつ薬には単に焦燥を取る以上の効果、たとえば、直接活力を賦活する効果が実際にあるということであろう。そうだからこそ、抗うつ薬による躁転も危惧されることになる。それならば、抗うつ薬は気分をもちあげるだけの薬かというと、そうとも思われない。典型的な制止と焦燥が共存しているうつ病の人に抗うつ薬の投与を開始し、二、三週間くらいして明らかに表出が変わったとき、たいてい本人は**蟻地獄を抜け出た感じ**で、焦燥が大幅に減じている。抗うつ薬は、焦燥を抑えることにも活力を増大することにも与っていそうである。この状態から必ず揺り戻しがきて、回復まではまだまだ多くの苦難があるのが通常なのであるが、この地点を通過することが回復の第一歩であることは間違いない。

したがって、抗うつ薬が、ひとつの語で命名されるような症状にのみ働いているとは思われない。しかし、それならば、その効果はどの程度症状として命名されるものの背後にあるXに働いているのか、それを特定することは可能なのかが争点となる。三環形抗うつ薬の効果については、発見当時治験を行なったクーンにより精神病理学的な評価がなされているが、その議論が現在にまで引き継がれている[(3)〜(5)]。気分安定薬や、ＳＳＲＩ（選択的セロトニン再取りこみ阻害薬）の効果についても、類似の精神病理学的考察が、脳科学的所見も組み入れてなされてしかるべきであろう。

たとえば、本邦で発売の頃から、ＳＳＲＩの作用として、物事をしつこく反復して考えるのを面倒くさいと思えるようにする作用があることに、多くの臨床家が気づいていた。田島は[(6)]、これを「まあいいか」効果と呼ぶ。また、過剰投与などによりこの効果が前景に出すぎると、「どうでもいいか」効果となってしまい、アパシー症候群となるという（付言しておくと、これは、笠原などのいうステューデント・アパシーとは無関係で、「どうでもいいや」という気分状態を指す）。そして、ＳＳＲＩの効果を、「うつ病性リアリズム depressive realism」を「正常な楽観主義 normal optimism」にする効果とも述べている（ただし、うつ病性リアリズムの概念は本来、基本的に内因性のうつ病の範疇になく、クリニカルにもなっていない範囲の抑うつ的な人の現実評価についていわれているものであることをつけ加えておく）。

2　症状の質と構造的意味に基づく診断

症状をどの程度重視するかという観点は、精神療法でも問題になる。内因性の気分障害を対象としている本書において、精神療法を語ることは、対象ゆえの難しさを伴う。それのみか、症状の意味について語ることも、それは可能なのかという反論に出会って不思議はない。内因性の症状は、ヤスパースの意味での発生的了解が届かないという側面を必ずもっているからである。この困難をどのように扱うかという試行錯誤は、本書の全体そのものを構成している。ここでは、患者をめぐる布置の変化や精神療法的受けとめが症状の軽減につながっている場合が、確実にありそうだと述べるに留めておこう。

症状をどのような位置にあると考えるにせよ、症状を完全に括弧に入れてしまうことは、豊かな所見を得る可能性をわれわれから奪ってしまうと筆者は考える。それゆえ、第1章では**症状の質**、**症状の構造的意味にこだわる**。それほど重くない、しかし典型的な内因性のうつ病と思われる一症例を第3節で呈示する（症例B→15頁）。そのそれぞれの局面について、そこがより重症に現れた場合に症状がどのような質をもつのかを、自験例・過去の論考・患者の自己記録などから補う。そして、その構造的意味を考えたい。

そのまえに、気分障害ないし躁うつ病概念を語る上で、症状は、しばしばある比喩とともにその質が語られてきたことを確認しよう。入院せずにコミュニティで暮らし続けるレベルの躁うつ病（気分循環症）を正確に記載したヘッカーは、その制止（抑制）症状を、「このような状態を観察していると、機械油がすっかり切れて、歯車はどうにか動くものの痛そうにこすれあっている状態を連想せずにはいられない」と述べている（ヒーリー[7]に引用されている）。また、ブロイラー[8]は、抑制と統合失調症の途絶を比較して、粘性の高い液体がゆっくりとしか流れないことに抑制を、流れていた液体が急にコックでとめられることに途絶をたとえている。

このような比喩を非科学的であるということはできない。それは、それぞれの疾病における症状の**時間性の特徴**をいい当てている。たとえば日常的に瞬間時間に生じるカタストロフィックな変化は、統合失調症的なものである可能性が高い。多くの統合失調症の患者が、「何かをしようとした**とたんに**邪魔をされる、やられる」というが、「**だんだん**力負けして何かをできなくなる」という発言を彼らから聴いたことがない。一方、うつ病患者にとっては、自分の活動を重たく抑えつけているものが問題であり、それが最後には溶解し回復する。このような時間性の特徴をクレッチマー[9]も強調していた。「躁鬱質の気質が急速と緩徐のあいだを動くとすれば、分裂質の気質は粘着と跳躍のあいだを動く。躁鬱質の気質曲線は振動曲線であり、分裂質の気質曲線は往々にして跳躍的である」

第2節　うつ病と躁うつ病の精神医学史についての小論

ここでいったん、記述の問題を手掛かりに、気分障害の歴史を簡単に振り返ってみたい。

人の状態を記述する技能は、大きく進歩してきただろうか。自然科学系の近代における急速な進歩に比べて、人間の描写が古代から高い水準にあったことを考えるならば、病いの記述のレベルも古代から今日に匹敵するほどであったと考えられて不思議はない。それならば、そして二大精神病が完全に時代を越えて人類史に存在したものであるならば、その精妙な記述が残っていても不思議はないと思われるのである。

特に気分障害は、双極性障害の一部を除き、それに罹患してから振り返って精妙な**自己記述**をすることが可能な病気である。本書でも、カイパー[10]、サザーランド[11]、ジャミソン[12]、佐藤宏明[13]の自己描写に触れてある。ここにあげた四人の自己描写のそれぞれは、この病気の臨床家にとって馴染みのものであり、その部分部分を、自分が診た「あの患者のあの時期」に容易に結びつけることができるだろう。

このような自己描写や回想からわかることは、うつ病・躁病になるときに、その人は基本的に**日常とは異質な体験**をしているということである。「うつ」がコモンな語になった今日、このことは強調しておかなければならない。しかもそれは、それに巻き込まれているうちは、対象化してみることが基本的に不可能な体験である。筆者は、躁病相だけでなくうつ病相でも、病識がない場合を今日でも基本にすべきであると考える。そこを越えてからは、たとえばうつ病相下での体験を、あとから精妙に記載できるし、体感レベルで本人がよく覚えている。それは、日常と断絶した異質な深みにどんどんはまっていった状態として振り返られる。

【症例Ａ】　Ａは中年期に昇進うつ病に罹患した男性である。とにかくからだがだるい、悪い、早く治さなければと思い、いろいろな身体科を駆けめぐり、解決がつかなければつかないほどますますだるいからだに鞭打って病院をめぐり、最後に精神科にたどりついた。そのときに陥っていた独特の焦燥状態の記憶は、二十年後もはっきりと体感レベルで彼に残っていた。ただ彼は、そのときには、それが自分の昇進と関係しているなどという考えには及びもしなかったという。

なお現在は社交ダンスと旅行を好み、定年後の生活を満喫しているおおらかな循環気質の人である。

発病時の体験の異質さの自覚は、特に三環系抗うつ薬が治療の基本であった時代のうつ病患者において、際立っていたかもしれない。薬物が効き始めて抑制と焦燥から開放されたとき、それまでいかに抑制と焦燥の只中でさびついた歯車を無理やり回す異質な体験をしていたかが、急速に本人の中に浮かびあがるからである。しかし、精妙な内省が今日多く使われている薬剤の使用下で、あるいは薬物療法以前の時代に現れないわけではない。二十世紀に入ってから著された、薬物療法出現以前の患者の自己描写に基づくすぐれた論文のいくつかは、この状態を脱していないうちでも、自らの置かれた異様な状態を患者が治療者に精密に訴えていたことを示している。

✝気分障害史研究とその問題点

ところが、古代の文献は、そのような自己記録や他者記録に意外に乏しい。

アリストテレスの問答集（これは、テレンバッハ[14]をはじめとして諸家が引用したことにより有名であるが、偽作説がある）は、哲学・政治・詩作・諸芸術にすぐれた人たちはみなメランコリー者であるという。それならばなおさらのこと、記述力において現在に劣らなかったであろう当時の人間の自己記録あるいは伝記的記録が残っていても不思議はない。しかし、それがあまりはっきりしない。

統合失調症については、才能を開花させたのち罹患した人の記録が、近代になってから現れる。診断に疑義の残る人を除いても、レンツ、ヘルダーリン、ニジンスキーくらいがすぐにあがる。しかし、それ以前には、そのような人の記録がない。これは、統合失調症近代説のひとつの根拠としてあげられることがある。

一方で、メランコリー、マニーの語はギリシャの時代から存在し、それが指すものの記載もある。そこからよくいわれるのは、統合失調症は近代に至るまでなかったのに対し、マニーもメランコリーもギリシャの時代からあったというものである。しかし、これに疑問符をつける人もいる。マニーとメランコリーの語が、古代より、現在の躁病とうつ病に当たるものを本当に指していたかが問題になるからである。単に同じ語が昔からあっただけで、それは違ったことを指しているかもしれない。メランコリーをめぐる言説は、歴史的に綿々とつながる。しかし、その内実はさまざまであり、対象となっている人自身の自己描写はなかなか見出されない。他者記述も、ある同じ特定の病態を括った上で、それに対してなされていたとは限らない。

ベリオスとポーター[15]は、マニー、メランコリーの語は昔から存在していたけれども、現在それが指すものを古代から指していたわけではないという（これには反論もある。第５章参照）。このことの真偽を証すためには、やはり詳細な記述を探すほかない。

ヒーリーは、古代から双極性障害が存在したという言説が、いかに現在安易に語られ、それが今日の双極性障害への薬物療法のプロパガンダの中で用いられているかを論じている。ヒーリーは、ヒポクラテスにまで双極性障害の記述を遡ることができるという説に対して、ヒポクラテスの原文を調べ、記述の対象となった疾患が実際にはほとんど症状性の疾患、おそらく感染症の類であったことを述べている。確かに、ごく最近まで、感染症の罹患による精神症状が、現代よりもはるかに精神症状全体の中心を占めていたはずだと考えるのは理にかなっている。二〇世紀初頭まで、精神病院の入院患者に、進行麻痺の患者が大きな割合を占めていたこともよく知られている。

今なお通説とされている、メランコリー記述の歴史の大きな流れは以下のとおりである。

ヒポクラテスの記載にすでにメランコリーの語が現れる。ソラナスは、マニー、メランコリーの中から有熱性疾患に伴うものを分離した。さらにアレタイオスは、メランコリーからマニーへの移行があることを捉えていた。ギリシャ時代は、その体液説、すなわちメランコリー＝黒胆汁説によって、躁うつ病の原因を、脳ではないにせよ身体に認めていたという点で、現在に通じている。これに対し、中世は悪魔学的な説明が優勢となり、聖職者のアシーディア（怠惰）の記載が多く残っている。ルネサンスになって再び体液説がよみがえった。現代につながる躁うつ病の記載は、フランスで、ファルレの循環精神病とバイヤルジェの二相精神病に始まり、ドイツでは、カールバウム、ヘッカーの仕事がクレペリンに引き継がれて、二大精神病の一方を躁うつ病が担うに至った。

アレタイオスの記述を、テレンバッハ[16]より引用しておこう。「メランコリーは狂躁（マニー）の始まりであり、その一部分らしい」。「狂躁者の感覚（精神 Sinn）は、あるときには怒りに、またあるときには愉快さに向うのに対して、メランコリー者のそれは悲哀と無気力にしか向わない」

しかし、ヒーリーは、現在双極性障害と呼んでいる疾患の症状と古代の例とを結びつけようとするならば、それは大きな間違いであるという。さらに、双極性障害の頻度が非常に少なかったはずであるとも推測している。「この状態はごく最近まで、医師が一年に人口百万人あたり十人という率で見つけるというくらい発生頻度が低く、重症例ばかりだった」

ヒーリーの説が正しいのか、古代から双極性の気分障害、現在のいわゆる内因性の躁うつ病が存在して記述されていたのか、それはどの程度の頻度であったかということを、本書でこれ以上見極めることはできない。

アレタイオスの記述は、すでに古代ギリシャで躁うつ病が捉えられていたことを示しているようにも見える。また、ヒーリーの発生頻度の見積もりは低すぎるように筆者には思われる。ヒーリーの根拠のひとつは、ファルレとバイヤルジェがあげることのできた症例数がきわめて少ないことである。しかし、このふたりは、新しい概念を提唱するために、中間期のほとんどない症例を呈示しなければならなかった。青年期に一回うつを、老年期に一回躁を示した症例を呈示して、うつと躁が同じひとつの病気の症状であることを学会に承認させるわけにはいかなかったはずである。一方、クレペリン[17]には、「ミュンヘンで見た大体千例のうち」という記載がある。クレペリンは躁うつ病一元論であるから、これには単極性のものも含まれているが、この記述は、クレペリンの時代についていえば、すでにヒーリーの見積もりが低すぎることを裏づけている。

それでもヒーリーの労作は教訓を含んでいる。まず、疾患名だけが歴史の中で独り歩きをする可能性を指摘したことがあげられよう。それは、たとえば、今日の「双極性障害」とそれへの関心の増加が本当に人々の福祉に役立っているのか、製薬会社が学者と組んでこの概念を過剰に拡大していて必ずしも治療全体に貢献していないのではないか、という批判的視点につながっている。

また、体液説の解釈にも慎重にならざるを得ない。メランコリー＝黒胆汁説を、気分障害にその土壌となるような性質・気質があるということをギリシャの人が見てとっていたことの証であると考えることはできる。しかし、古代より黒胆汁によると記載されてきた性質はあまりに多様であり、その内容までを含めて現在の気分障害の気質論・病前性格論に結びつけることには無理があるようである。

現在の双極性の範囲をめぐる具体的な問題としては、以下のような事柄が扱われなければならないだろう。①注目の高まっている双極Ⅱ型の診断を受けている病態のどこまでが、本当に内因性の気分障害の範疇で考えられるのか、そこに心因性の範疇で考えるべき病態が相当に入りこんではいないか、という疑問。②双極性と単極性の二元論が正しいのか一元論を維持すべきか、どの境界で、どのように、薬物療法の方針を二元論に基づいて区切るべきか、という課題。③真正の双極性障害と関連の深いと考えられる患者の人生行路にはどのような特色があるか、という問題。本書では、以上の問題に対する筆者の見解の端緒を、第２、３、５章に示してある。

さらに他の疾患の気分変動をどう扱うかという問題が残っている。「統合失調症 Schizophrenie」の名づけ親であるブロイラーも、明瞭に、躁うつの変動を統合失調症の副次症状として記している[18]。今日ＡＳＤ（自閉症スペクトラム障害）に属する患者が、気分変動、それもかなり大規模な双極性の気分変動を生じ、そちらのほうが入院の主原因となる場合もある。これは、第1節ですでに触れた、症状と疾患、ないし症状とその背後にあるXとの関係をどう考えるかという問題につながる。

✝アシーディアの記述

ここで、あたかも科学の正当な歴史から脇に置かれているような**アシーディア**（怠惰）の記述を検討しておこう。この記述は、自己記録ではない。また、聖職者という特定の人たちのあいだに見られた現象の記述である。しかし、そのありようがきわめて生き生きと記載されているという点では、ギリシャ時代の記述をしのぐ。現代イタリアの哲学者アガンベンの『スタンツェ』[19]に引かれている記載は、次のようである。

不幸にもこのダイモンが人の心にとり憑きはじめると、彼のいる場所は恐怖の坩堝と化す。自分の僧室に嫌気がさし、仲間の修道士たちを嫌悪するようになる。彼らのことが、ぞんざいで粗野に見えるのだ。僧室の中で行われるあらゆることに対して、無気力になる。安らかに過ごすことも、読書に参加することもできなくなるのである。こうして哀れにもこの修道士は、修道院の生活からなんの楽しみも得られないなどと不平を漏らすようになる。そこにとどまるかぎり、彼の信仰はなんの実りももたらさないだろうと嘆き、苦悶するのである。呻くような声で何か修行に勤めようと宣言はするが、それもむだで、放心したかのようにいつも同じ場所にじっとして、悲嘆にくれているのである。おそらくは仲間の役に立ち、仲間を導くこともできたであろうに、いまや何かを決定することも、誰かの役に立つこともできない。人里離れた静かな修道院を大げさなまでに褒めそやし、健やかで幸せに送れる場所に思いを馳せる仲間たちが心地よく生活し、霊的な対話が行われている僧院のことを物語る。しかしながら、それとはまったく反対に、身近になるものはすべて、苛酷で困難に思われるのである。(Joannis Cassiani : De institutisu coenobiorum による)

以下は、筆者自身が気分障害の現在を考える視点をまじえて示す、アガンベンのアシーディアをめぐる考察の要約である。

特にこの時代、アシーディアは「大罪」として扱われた。しかし、アガンベンはまず、近代産業時代の価値観で、この中世のアシーディアを、通常の近代労働での怠惰と同一視する見方を退ける。アガンベンによれば、アシーディアは、目標を達成しようとしたときに「**後戻り**」をしてしまうという状態を指している（この場合目標とは「神の国」であろう）。目標に向けて努力し続けて疲弊するのか、目標に達して虚脱するのか、目標に届かんとするときにまさに後戻りしてしまうのか。第２章にも示すように、これは、発病状況を見てとることのできる抑うつ（内因性と神経症性の抑うつの両者を含む）を考えるときに不可欠な視点である。アガンベンは、目標に達しようとしたときに何ものかに襲われて生じる「後戻り」をアシーディアに見た。

次にアガンベンは、黒胆汁説は現在の気分障害の身体科学的言説につながるが、アシーディアは科学が宗教に抑圧された中世のみの悪魔学であるという考えを退ける。ルネサンスによみがえる黒胆汁の体液説は、アシーディアを描いた教父の言説につながると述べるのである。そのときに鍵となるのが、黒胆汁のメランコリーがときにエロスの病いとして描かれているという点である。信仰で捉えようとされるものは瞑想の対象でしかない。しかしエロスは、抱擁の対象である。アガンベンは、瞑想の対象でしかないものを抱擁の対象としようとするところに、メランコリーを見る。そして、失われた対象との同一化を論じたフロイトの「喪とメランコリー」[20]を、アシーディアにつながるものと見なす。

エロスを原初的な親像との関係を引きずる性愛的感情に、瞑想の対象を近代社会において達成しなければならない社会的目標に置き換えるならば、この議論は、現在の気分障害論につながってくる。これから論じていくところを先取りすることになるが、近代の気分障害患者においては、共生性と（過剰な）役割同一性という質の異なるものの共存が指摘される。エロスの対象へ向かう欲動は、自らが近代社会で役割を引き受け自立することに強引に置き換えられるといってもよいだろう。その置き換えの不可能性のところにメランコリー（うつ病）が生じるとアガンベンが考えていたと読みとるならば、そこに臨床的含意が生じてくる。エロスの問題は、精神分析的に捉えられたものを別とすれば、アキスカル[21]がソフト・バイポーラー・スペクトラムを語り始めて、ようやく記述レベルにのぼってきた。

ただし、次のことは指摘しておかなければならない。通常は、内因性の気分障害患者はこの置き換えられた目標に到達する手前でとまってしまうわけではない。彼らがこの置き換えの罠にひょっとして気づくとすれば、それは、目標へ向かう道程の途上での発病、あるいはそこに到達してからの発病のあとである。それは、努力を続けているうちにいつの間にか蟻地獄に入っていき、そのとき普段から当たり前のように抱擁・享受していた外界と、自己の活動性を失う体験である。そこが、症状にシュナイダー[22]が「**生気的 vital**」と呼んだ色彩が入りこむ場所である（何もかもが味気ない、身体・内臓レベルに淋しさ・哀しさ・不安を感じるなど）。

教父の描いたアシーディアにはこの生気的色彩がない。アシーディアは、瞑想の対象に向かい、それに到達しようとしているときに、まさに後ろから留められ、後戻りさせられる体験である。手に取ることが不可能な対象を追い求めながら社会制度の中で暮らすことを義務づけられている人間が、その不条理を乗り越えようとする仕方にも、そこで挫折する仕方にも、いろいろな場合がある。現代の医療的観点からいえば、やはり、まだしも体液説のほうが内因性の気分障害の先駆であり、アシーディアはそこから実存主義的方向（第２章参照）へ逸れた事象のように筆者には思われる。

それでも、暴き出された**不在の対象の抱擁の可能性**という主題には、普遍的に、臨床につながる契機が見出されよう。

第３節　内因性うつ病の症例呈示と考察

ここで、ごく一般的な症例を呈示する。外来治療で十分おさまったレベルのうつ病であるが、内因性と考えられるものである。

【症例Ｂ】　Ｂは中年期の女性で、平均的な精神科病院の外来を夫とともに受診した。大学生の男子ふたりとの四人暮らし。パートで手を使う仕事をしていたが、首を痛めたためにその仕事ができなくなってしまったのが今回のきっかけだと思うという。はじめ、首のことを相談していた整形外科医に安定剤をもらっていたが、全然眠れるようにならなかった。首の牽引は続けている。夫に促され、決断して精神科を受診した。家族の精神科的遺伝負因は報告されない。

衒いのない地味な服装の普通の主婦で、外見的にも、人柄の印象にも、奇抜ないし派手なところなどはない。真正直で純朴な人のようである。しかし、抑うつ症状のため、生気はない。なお夫は柔和で患者に対して親切だが、患者より芯がしっかりしている感じがある。

症状は、気分がすぐれない、考えがまとまらない、集中力も記憶力も落ちた、「消えてしまいたい」とか「死にたい」とか思う、からだの病気が何かあるのではないか不安だ、というもの。もっと漠然とした不安もあるとのことで、胸のあたりがもやもやするともいう。眠れない。特に朝早く目が覚め、気分がすぐれないまま堂々めぐりに心配事をしている。変な病気が自分にあるのではないかとも思う。日内変動があり、夕方になると少し楽になる。夜眠れていないので昼寝をすることもあるが、眠れてもごくわずか。おもしろいこともなければ、やる気も出ない。

Bに自分の性格のことを振り返ってもらうと、もともと少々心配性で落ち込みやすいという。今回のきっかけについては、一貫して首のことのために仕事ができなくなったことと特定する。ただし、ここ二、三年冬になると調子が悪いということが続いていたとも打ち明ける。これまではそれが自然に治りっていたのだという。

ミルナシプラン（Milnacipran）一日量三〇ミリグラムと少量の抗不安薬・睡眠薬を処方。三週間経ったときの面接では、次のように訴える。あまり悪いことは考えなくなった。昨日はよく眠れた。夜のほうが楽で、テンションが高い感じになるときもある（ただし、これまでの人生で買い物が過ぎたり、人にむやみに攻撃的になったりした時期はないし、今もそれはない）。ここ二、三年の冬の不調も治るのに二カ月くらいかかっていた。仕事をしていたので、それを頑張らなければいけないということで治っていたのではないかと思う。

この段階では、今回ももうすぐ治るという印象を本人がもったようだが、その二週間後には、表情暗く、特にきっかけもなくからだがだるくなってしまったと訴える。基本的にひとりでいるときがいけない、調子がよいときは首も大丈夫だと。

さらに二週間を経たときには、なんだか甘えぐせがついてしまった、ひとりになると淋しくて切ない、食欲も落ちてきたという。依存的な遷延像が前景に出てくる危惧を感じ、ここで筆者は、イミプラミン（imipramine）を使うことにした。使用量は、夜になるとちょっとうきうきしすぎる、しゃべりすぎだと夫にいわれるなどの発言があるときは一日量二〇ミリグラム程度、際限なく淋しい感じが出てきて不安が募るという訴えが出てきたときは七五ミリグラムであった。不安に対して抗不安薬のみならず抗精神病薬を使う必要があるかと思われる場面はあったが、結局、そこまでの深刻な不安感の悪化はなかった。なお、仕事復帰を目標にすることも提案したが、本人にはその気がないようだった。

さらに四週間後に、急に手足が締めつけられるような症状が出たということで、家の近くの一般病院を救急で受診。検査所見に異常なく帰宅。その後このような急性の身体異常感が出ることはなかったが、その直後に夫の転勤を知らされた。子どもの大学のことを考えると夫が単身赴任をすることになるだろうということで、急速に不安が高まり、からだのだるさや孤独感などが出てきた。このときから三カ月間は、イミプラミンを一日量七五ミリグラムに維持した。また、本人は、転勤地の夫のところにしばらく滞在してくるというので、そのときはその地の精神科クリニックに紹介状を書いた。本人は夫のもとに一カ月ほど滞在して、また自宅に戻った。

夫が単身赴任している状況にも慣れて、なんとか本人と子どもふたりだけの生活が安定してきた頃に、自分の元来の性格や生活史のことを尋ねてみると、次のような答であった。

自分は兄ふたりのいる末っ子。末っ子だから甘やかされたという面もある。父には可愛がられ、何でもよく話していた。母はずっと働いていた。母は話が上手なタイプではなかった。またよその家では

（日中にも）お母さんがいるのに自分の家にはいないことは気にしていた。人の顔色を見るところがあった。「こういうことをいうと人が困るんじゃないか」とか、そういうことを気にする性格だった。

このあと本人から再び以前仕事をしていたときの話が出て、手仕事だった職場に機械が導入されたときにひとりひとりの負担が増え、自分は頑張って働いたけれども、首に支障が出てしまったということを述べた。

なお、Bはその後も通院しており、服薬は継続している。多少の波はあるが、夫の単身赴任による孤独感などから不安が病的に高まってくることはなくなっている。

次に、①受診時の状態、②発病状況、③症状、④経過などについて、この症例がメランコリー（内因性のうつ病）というひとつの全体像の中にあるという観点から考察する。その過程で、あるいはその後に、それぞれの症状がより重症化したときの特徴と、この症例では前景に立っていないが重要な症状をいくつか取り出し、それらを内因性のうつ病に比較的特徴的な症状として、その構造的意味を論じる。折りに触れて、自験例や自己記録をまじえることにする。

1　受診経路、受診時の状態

成書にも、うつ病の症状は本人にとって苦痛であり、自我違和的なものであるから、自分から症状を意識して受診するというような記述の見られることがある。このような記述は、他疾患の場合との比較という観点からは首肯できるかもしれない。それでも筆者としては、そのような記述に対しては、単に底が浅いというだけではなく、端的に誤っているとさえいいたいところである。

内因性の事象の特徴としてテレンバッハは「変化の全面性」ということを強調した。テレンバッハはそこで、この全面的な変化が、外部から、その人の発する雰囲気的変化として感じとられることを述べている。筆者はこれに、**その人自身がこの変化に全面的に巻き込まれていて、その変化を客観的に異物としては捉えられないということ**をつけ加える。

一般に病初期からして、患者本人は、自己に生じている不調を感じとってはいる。しかし、この自己の全体を掴んで離さない変調に対して患者が通常することといえば、たいていは、それを押し戻すべく自己療法的に自分に鞭打つという対処法である。多くの典型的な内因性の症例の場合、自分でその不調の輪郭を描き出し、そこを治療対象として医療の手に委ねることは、容易にできない。

この症例では、上に述べたような自己療法的な対処法は、首の不調のせいで今のような状態になったという意識に呼応して、牽引療法を続けることに現れている。本例ではそれほど顕著ではないが、発病初期に、この焦燥そして「あがき」が極限にまで高まることは稀ではない。それは、たいてい無益なものに終わらざるを得ない自己治癒努力である。昇進うつ病の症例Ａ（↓７頁）の身体科受診もそれに当たる。この人は、とにかく、次のポストをきちっと務められるからだに戻さなくてはと焦りながら、右往左往と各科を回っていたのである。

このような焦りは、目的に到達しない思考と行動、いわゆる**堂々めぐり**と**から回り**とに終わる。それは徐々に、自分のところに帰ってきたままで外に出ようとしない思考と行動となり、他者の侵入を阻むようになる。初診時にこれが典型的な形で現れていた症例を、以下に示す。

【症例Ｃ】　初診時はうつ病の只中にあり、苦しそうな表情が滲みでていた老年期の農家の主婦。娘に連れられて精神科外来を初診。お母さんは同じことばかりいっていて、治そうとしてくれないと娘は訴える。Cは、腰痛のことをずっと話し続ける。その他の症状をひととおり聞いてから、内因性のうつ病にまず間違いないと筆者は思い、うつ病の説明、休息と服薬の重要性を話し始める。すると、「はい、わかりました」と答えるが、心ここにあらずで「早朝散歩をすると腰が治るかと思い、毎朝一時間歩いていますす」という。早朝に深い睡眠がとれるようになることが大切で、今は朝は寝過ぎるくらいで丁度いいです、お薬を飲むとそうなりますと伝えると、また、「はい、わかりました」と答えたあと、「早朝の散歩でなんとか腰痛が治らないかと思うんです」と始まる。この問答自体が堂々めぐりとなるので、結局服薬のことを娘さんに申し渡して、初診は終了とした。

この人は、徐々によくなるにつれて、苦渋に満ちた表情が生き生きとした表情に変わり、かなり典型的な循環気質の人だということが明らかになった。診察では、「こうやってよく治りましたねといってもらえると嬉しいんです」と話し、ちょうど息子を構うかのように治療者に大きな声で接するが、けっして不快なお節介にまでは至らない。腰痛の話はいつの間にか消えていた。

したがって、治療の導入には、**自己治癒努力に没頭している本人を精神医療のほうへ向けさせるべく介入する他者が、必要になることが多い**。症例Bでその役を引き受けているのは夫である。うつ病患者の場合、いったん精神医療のほうへ患者が向かえば、特に抗うつ薬の効果を実感したあとには、彼らの病態が医療化されやすい。そこで患者は、薬物療法が、それまで自分が没入していた思考、世界の見え方から自分を引き離してくれることを身をもって知る。そして、医療者がうつ病についてもつ知を受け入れ、それと同じ知を自分に対して客観的に適用する。このような医療化が容易に成り立つのは、うつ病臨床の特徴であり、それは、統合失調症の治療とも神経症の治療とも異なった関係性を作る。しかし、そうであるからといって、初期から患者が症状を自我違和的なものと捉えているわけではない。

2　発病の瞬間と発病状況

Ｂは、今回の受診のまえに二回ほど、一カ月くらい続く不調の波を経験している。したがって、細かく見れば、うつ病の発症は、その最初の波の開始の時期ということになる。これを第一の発症地点と呼んでおく。この第一の発症に発病状況が存在するかどうかは、これまでの情報ではなんともいえない。患者が勤務していた会社は、現在の他の多くの企業と同様、機械化と合理化が進行し、ひとりひとりの労働に過重な負荷がかかっていた。その状況で患者は、逃げ足速くその職場を立ち去ることはせず、そこに残るという選択をした。テレンバッハのいうインクルデンツ-レマネンツ状況（状況に閉じ込められたまま過大な要請に応えられなくなること）が起こりかけていたと想像することもできる。基本的に、躁うつ病親和的な人は、要領よく時代を読んでわが身の振り方をスピーディに決め、駆け抜けていく人ではない。

一方で、二回の冬期の不調を、単に自生的に気分の波が始まったことを示していると考える可能性もあろう。最初の波の発生を第一の発症地点とするのに対し、受診に至る不調の開始を第二の発症地点とする。これを、第一の発症が深くなっただけのものと考えるのでは不十分である。テレンバッハは、メランコリーの病相が切って落とされる瞬間を「絶望 Verzweiflung」と述べ、そのときに「**断絶 Hiatus**」が乗り越えられるとした。最初の二回の波もほぼ間違いなく内因的な気分変動であるが、この症例でこの「断絶」を見るとしたら、第二の発症地点である。ＤＳＭの**ダブル・デプレッション**の概念に意義があるとしたら、断絶なき気分変動から断絶を踏み越えた本格的うつ病相に踏みこむ症例を描写したことにあると筆者は考える。

この第二の発症時の発病状況についてBが語ったのは、首の痛みで手が使えなくなったことである。この訴えは症例では一貫して変わっていないので、現時点ではこれをそのまま受け取る。このように述べておくのは、面接初期に述べられた契機は「**表面**」に過ぎないことが多いからである。

テレンバッハは、病初期には患者はきっかけを語ることができず、病相後の事後調査によってはじめて前メランコリー状況が明らかになるとした。これは、テレンバッハの症例が入院を要する重症例だったからであろう。しかしこの点について筆者の考えは多少異なる。今日多くの患者は、前メランコリー状況としてのインクルデンツ状況（状況に閉じ込められてしまう状況）、レマネンツ状況（要請に応えられず遅れをとる状況）を比較的初期から言葉にする。しかし、病相が終わりかかった頃に、より同調性にかかわる葛藤が漏れ出て、こちらのほうが根底にあったのだと思わされることが稀ではないというのが、筆者の経験である（たとえば症例T→149頁）。

発病状況に戻ると、ここでBが述べている、からだが十分に使えなくなったという発病状況は重要である。うつ病（メランコリー）に陥りやすい患者の場合、「**私は活動できる Ich kann**」が身体レベルで維持されていることが、気分を維持する上で重要な役割を占めていることが多い。「活動できる」が維持されない状態でも、仕事をうまく他人に割り振り、自己の身体と精神を切り離して、生き生きとした精神活動を保持するということが、彼らには難しい。身体の不調は「私は活動できる」を遮断する。うつ病親和者は通常、身体と精神が地続きで、身体の不調は精神にダメージを与えやすい。身体の不調はまた、仕事の場で持続的に活動成果をあげることも不可能にする。

この意味では、この患者が、第二の発症前の期間のことについて、短期の抑うつがあっても仕事に戻らなければと思い自然に治っていたと話していたことは、そのまま受け取ってよさそうである。また、首に自信がもてないことが、仕事に戻るという形での社会復帰を本人が望まなかった理由にもなっていよう。

3 症 状

断絶を越えるとさまざまな症状が出揃う。本症例でも、反芻思考と堂々めぐり、身体への過剰な不安、外界への生き生きとした関心の減退などが生じている。リズムの失調、特に内因性の特徴とされる早朝覚醒と日内変動も現れている。身体疾患や身体機能への不安は、首の件以降本人の主要モチーフとなっている不安である。病相中の訴えにも、変な病気にかかってしまったのではないかという不安が垣間見られる。

これに対して、「胸のあたりがもやもやする」という訴えは、シュナイダーが注目した症状で、このように身体に局在する感情を生気的悲哀として記述したことはよく知られる。筆者の経験では、このような身体感覚と感情の結びつきは、うつ病患者の場合、内臓に感じられる不安のように訴えられることが多くある。

断絶を越えてからの主観的時間体験は、一般に、**抑制と焦燥の共存**によって特徴づけられる。患者の時間的推進性に、から回りと純粋な減退の両方が生じるのである。そして、ものを決めることが困難になる。ただし、この患者では、主観的な抑制の訴えはそれほど目立たなかった。

なお、焦燥を伴ううつ病を、「うつ病性混合状態 mixed depression」として双極スペクトラムに入れようとする議論[23][24]が最近あるが、この議論の過剰な適用は、不必要に症例を双極性に過包摂することになると筆者は考えている（詳しくは第5章）。また薬物投与後の軽微な軽躁状態を捉えて本症例を双極スペクトラムに入れるという考えもあるかもしれず、さらにそれゆえ三環系抗うつ薬は禁忌であるという意見もあるかもしれないが、筆者はそれに与さない。なお、本症例はテイラーとフィンク[25]が掲げている三環系抗うつ薬の適応基準（表1-1）を満た

表 1-1　三環系抗うつ薬に反応するうつ病患者[25]

・神経植物的徴候が存在する （食欲不振，体重減少，無月経，深い眠りの喪失を伴う睡眠の質の低下）
・日内変動（朝方に悪化）
・絶え間ない反芻を伴う心配気分，しばしば自責として表現される
・心理運動性の抑制
・焦燥
・潜行性の発症（１週間から１，２カ月の単位）

している。

4　経過について

短期経過と長期経過に分けて何点かを指摘しておきたい。

短期経過においては、まず、初診時から薬物を投与して改善を見た場合、その改善が実は受診時近辺で起きた心理的布置の変化による反応性のもので、その症例がむしろ非内因性の症例である可能性が高いことを示唆しているのか、それとも実際に内因性の症例に薬物療法が効き始めたのかを見極めなければならない。もちろん薬物の有効／無効がそのまま症例の内因性／非内因性に対応しているとはいえないであろうから、ここでは議論を単純化してあるのだが、やはり、投与を開始したとたんに効果が出るような場合は、本物の薬理作用ではない可能性を考えるべきであろう。

症例Ｂのように、ある期間が経ってから徐々に薬物の効果が現れて典型的なうつ症状が霧が晴れるように取れてきたという場合は、内因性の症例に対して薬物療法が順調な滑り出しを見せたと考えてよい。

なお、もちろんこの時点で患者を励ましてはいけない。励ますどころか叱咤してでも実行させなくてはいけないことは、服薬をすること、十分眠って食事の味が回復するのを待つことなどである。

人間の言語には、助動詞としてほぼ五つのものが含まれている。ドイツ語ならば、五つの助動詞は、「しようとする」「しなければならない」「すべきである」「できる」「することが許されている」（wollen, müssen, sollen, können, dürfen）である。この状況下にある患者では、この五つの助動詞のうちはじめの三つの機能は、成果があがらないままフル回転しており、四つ目の機能は廃絶している。なんとか這いあがろうとしており（wollen）、「そうしなければならない müssen」「そうすべきである sollen」と思っているが、それはから回りするのみである。「そうできる können」はまさに病気によって停止させられている。残された「（そうしなくて）よい dürfen」にのみまだ道が開かれている。これは何もせずにゆっくりすることが許されているという方向の道で、そこがまず患者が誘導されるべき場所である。

今ひとつの励ましてはいけない理由は、「私はできる」は、独我論的側面と間主観的側面があり、励ましは、後者の側面から、患者の「私はできない」をますます浮き彫りにしてしまうからである。うつ病患者に対して「励ましてはいけない」というのと類似し、やはり重要なこととして、「活気のあるところに連れだして治そうとしてはいけない」というのがある。これをもう少し治療方法として具体的に述べたのが、芸術療法における**等水準療法**である。これは、活気のないときは静かな曲をというように、患者の気分の水準に合わせた曲を聴いてもらう音楽療法である。うつ病患者は、周囲の人々や雰囲気と自分の現状との落差を感じやすい人である。したがって、人々の活気の満ち溢れる場所へ連れだし励ますことは、患者の心の寒々とした状態を際立たせることになり、ひどい消耗を引き起こす。筆者は、病初期には、明るいところに連れだそうとするような家族に対し、戸を締め切ったなるべくうす暗い部屋を作るようにとまでいうことがある。

症例Bに戻る。初期の改善は早晩いったんは頭打ちになることのほうが多い。笠原[26]は、治りかかりの三寒四温について初期から告げておくことを「小精神療法」の中で述べている。筆者自身は、うつ病自体が自然治癒するものであるが薬物はそれを十分強く後押しするということ、しかし、もともとの自然治癒の時期が到来するまでの期間は、たとえ薬物が奏功しているように見えても足場がぬかるんでいるので、さまざまな症状が出没する可能性が高いということを告げる。このさまざまな症状の中には、本症例に見られたような一過性の急性身体違和感なども含めてよいと考えている。

なお、やや慢性的になっている患者がまだ具合が悪いと繰り返すのにじれて、本当はよくなっているのにそのことを認めないひねくれ者、認知が歪んでいる人であるかのようにいう医師がいる。このような医師は誤ったことを述べているわけではないかもしれないが、筆者はそれに与しない。うつ病親和的な人は、周囲の人に比べて自分の活力がないことが、この時期つねに身にこたえる人たちである。同時に、以前の本当の健康を回復したら、それを喜んで誇って報告するような単純さを併せもつ人たちである。彼らに問題があるとしたら、本来の自分の健康感にはとうてい達していないし、周囲の人たちについていけてもいないが、自分の状態のみを冷静に見れば以前よりは改善している、ということを認めて満足することができないという点である。それを認めるのが難しい人たちであるというところまで踏みこんで彼らのいうことを受けとめることができるのならばよいが、それができないならば、まず、彼らの言い分をそのまま聴くべきだと思う。

依存傾向が全面に出てくること、**職場恐怖**のような不安が持続的に生じ生活が回避的になることなどは、病相が締め括られることを困難にする経過要因である。それが生じるときには介入の方法を考える必要がある（第4章）。症例Bでは、依存傾向が一時強くなったが、それはなんとか抑えられて現在にまで至っている。

第４節　主要症状の掘り下げ――享受・疎外・生成抑止

１　享受することの障害

症例Ｂは、内因性うつ病の典型例であるが、内因性うつ病に特徴的な症状が出揃っているわけではない。症例Ｂにおいてはあまり表に出てこなかった症状の中にも、特異的な症状がある。それを論じていくことにしたい。

まず、外界の変容――生き生きとしたものが失われ、遠くに何か乾いたものだけが残る感じを取りあげよう。これは多くの場合、発病の断絶の瞬間の手前から患者を襲っているものであり、断絶が踏み越えられると悪化する。あるいは、断絶が踏み越えられると、そのようなことを振り返る余裕がかえってなくなり、意識されなくなる場合もある。世界が自己に何も訴えかけてこない感覚である。端的にいえば、尋ねてみるとたいていのうつ病患者が肯定する「テレビの音がうるさいとしか感じられなくなった」という訴えも、この範疇の症状である。

詳細な自己記録をカイパーの手記より引用する。

以前なら、目にした多くのものが、一つの物語のはじまりとなった。同じコンパートメントで出会った老婦人、バイオリンを持った女の子、田舎の農夫、視野を超え、みえなくなるまで高く飛んでいく大きな鳥。こういうことのすべてが、いろいろな連想を呼び起こした。しかし、物事にまつわる物語と想像力の光輪は色あせ、私の連想は貧しくなり、その結果、物事はその「付加価値」を失ってしまった。小川が大河に流れ込む、その大河から支流が枝分かれする、そんな大河と重ねあわせていた自分の意識は、惨めでかぼそい流れに変貌した。私の体験世界は干からび、萎縮してしまった。

注目すべきは「**付加価値**」である。それは、確かに「付加」価値であるかもしれないが、普段は付加されていないがたまに付加される、というものではない。われわれが生きているときにはたえずその恵みに与っているような「付加価値」である。したがってわれわれは、振り返れば事物を生き生きと感じているということに気づくものの、「付加価値」を味わう僥倖にまでめぐり会っているとは普通は考えない。ところがうつ病相に入ると、事物は干からび始める。健康を回復して振り返ってみれば、そのときの干からびた事物に比べて、いかに普段「付加価値」のついた事物を味わっていたのかが明らかになる。

この自己記録にも現れているように、このような外界の変容に連動して、多くの患者が自分の頭の働きの停滞についても述べる。自分の思考が何かを失いつつあると感じる。それは、忘れっぽくなった、神経が疲れる、集中力が続かないなどから始まり、より重症になれば、認知症になったのではないかなどの訴えにも至る。頭にかさがかかってしまったようなどの訴えもある。それは抑制の表現でもあり、注意が内界にしか向かないことにも対応している。抑制のかかった頭で外界を眺めても、そこには茫漠とした空間が広がるのみである。ただ、物理的時間が、自分がその時間の流れにかかわることなく過ぎ去っていく。

ハイデガー[27]は、ものが「道具Zeug」として、世界の中にネットワークを作ってその人の「手もとに存在していることZuhandenheit」を強調した。人間は世界の中で、「もの」との関係において、それへ「目を配ることUmsicht」という実用的・配慮的交渉の中に置かれているという観点から生まれた洞察である。「道具」はそのような「もの」のあり方を示す。

テレンバッハはうつ病患者が健康な状態からうつ病相の中へ入るときのことを論じるに際し、この配慮的世界の観点に言及している。前うつ病者は、テレンバッハによれば、「近さ」のうちに秩序づけられて、配慮的世界の中にある。ところが、うつ病相の中に入ると、秩序が無秩序に、(他者や世界との)「近さ」が「遠さ」に、というような反転が生じる。それにより、患者は配慮的世界の外に置かれてしまう。

しかし、この議論には、カイパーの回想で「付加価値」という語で示され、生き生きと描かれた独特の雰囲気と、うつ病下でのその喪失が、現れてこない。そこで筆者は、フランスの哲学者レヴィナス[28]を参照することにしたい。レヴィナスの以下の文章は、明らかにハイデガーを意識して書かれている。

> われわれは、〝美味しいスープ〟、大気、光、さまざまな光景、労働、諸観念、眠りなどによって生きている。これは表象としての対象ではない。われわれはそれによって生きているのだ。われわれの生を養うものは、ペンが文字を書くための手段であるのとはちがって、〝生活手段〟でもない。それはまた、コミュニケーションが文字の目的であるのとはちがって、生の目的でもない。われわれの生を養う諸事物は道具、更にはハイデガー的意味での用材ですらない。ハンマーや針や機械とはちがって、これらの事物の現実存在はその枠組みたる実利的図式によって汲みつくされることがない。われわれの生を養う諸事物は、程度の差こそあれ、享受の対象としてつねに〝味覚〟に供される。ハンマー、針、機械とて例外ではない。これらの事物はすでに装飾を施され美化されているのだ。

この「装飾を施され美化されている」ところこそ「付加価値」であり、それが「**味覚**」に供される。人はそれを「**享受する jouir**」。これが健康な人の「もの」とのかかわりである。ところが、この「享受すること」が不可能になってしまうことが、そして、すべてのものから「付加価値」が失われ世界が「味気なく」なってしまうということが、実際に起こりうる。うつ病という事態である。

注意すべき点として、この「付加価値」の享受がふんだんにあればいいというものではない、ということをあげなくてはならない。躁病になってくれば、この付加価値は増大していくが、それだけ独善的になってくる。遠くにあるものが勝手に近くにやってくる。しまいには感覚も行為も常軌を逸してくる。

【症例D】　老年期の男性。夫人は、夫には友達がいない、退職後に話し相手がいないのは性格に問題があるのではないか、夫は普段から好き勝手に多くの種類の語学の勉強をして悦に入っているなど、夫への評価はからい。確かに、妻のほうが社会性のある安定した性格という印象はあるが、さりとて、躁状態のときが初対面だったものの、本人も好好爺と思われる。

躁病のときの最初の徴候は、「遠くにあるものが手の届きそうな近くにやってくる」という性格をもっていた。遠方のものがすぐ享受できるものに見えてくる。実際には、ある仕事の計画が有望なものに見え始め、普段からあまり接触のない昔の仕事仲間にその計画の実行をどんどんもちかけるという行動が始まった。

この患者は、躁病のあとに罪責妄想を伴ううつ病相が出現したが、そのときのことはあとで触れる。感覚については、躁病では世界の情感がより痛切に迫ってくるのみならず、それが不気味な相貌に急変することがある。ジャミソンの手記から引用する。

音、とくに音楽に関する経験は強烈だった。ホルンの、オーボエの、あるいはチェロの、個々の音が絶妙に心を揺り動かす。それぞれの音をわたしは聴き分けた。すべての音のハーモニーを聴くことができた。だからそれぞれの音色、同時にすべての音色は美しく清澄に心に沁みた。まるでオーケストラ席にいるようだった。じきにクラシックの深い感動と悲哀にわたしは耐えられなくなった―中略―血みどろの光景から逃れられない。機械はますます回転速度を上げ、ガチャガチャ鳴る音が反響した。それは、わたしの思考がでたらめに回転して一連の怖ろしい幻になったというだけでなく、人生総体と手に負えなくなった心に見合った凄惨な幻影だった。（ジャミソンの手記から）

また稀にうつ病患者でも、病相の中で世界の情感が高まるという訴えをする人がいる。その場合、その患者は潜在的に双極性なのではないかと考えてみる必要があると思われる（第5章）。

ここでひとつ問題提起をしておこう。原則として、病期に入れば、世界の全体を享受することができなくなる。それでもやはり、うつ病となったとき、少々選択的に、自分が享受しやすいところにのみ関心が残り、他のことにはまったく関心と喜びを見出せなくなるということはないだろうか。もしそういうことが起こるならば、とりたてて特有の類型を立てなくても、内因性のうつ病が「逃避型」[29]的色彩を帯びてもおかしくないことになる。「逃避型」的なうつ病を、甘やかされて育った人の心因反応と考え、うつ病と診ない医師は多くいる。そのような医師はここで述べたような可能性も認めないだろう。ここは意見が分かれるところであろうから、問題の提起に留めたい。

2　疎　外

村上[30]によれば、この「享受」の概念は、レヴィナスの思想の中では、『全体性と無限』の一時期にのみ現れる。それは、「イリヤ ilya」の世界、のっぺりとした存在だけがある世界から人間が自我を確保する場面で現れ、人が「住まい」を確保する上での一過程をなしているという。しかし、精神病理学的には、それ自体を十分吟味の対象としてみる価値のある概念である。たとえば、レヴィナスは、人は糧を享受するために労働するのみならず、労働活動自体を享受すると述べている。実際にそうであるに違いない。しかし同時に、労働役割に入ることの中には、そこに主体の「**疎外**」を生じる**他性**の介入がある。この主体に内部に巣食う他者性の契機は、享受の概念に欠けている[31]。

享受が不可能になると、世界は「ただある」だけの性質を帯び始める。そのような性質を帯びるのは、外界のみではない、身体もそのように変質する。

【症例E】（ある患者の回想）窓の外に暗闇が広がっていました。そこには何かがあったのではないか、そこには何かが自分を待っていたのではないかという記憶が残っていました。しかし、そこと自分は完全に断たれてしまいました。よくその頃、自分の腕をじっと見つめていた記憶があります。それは動かないわけはありません。動かせるには動かせるので、からだ全体がだるいのは自分の怠けのように感じてもいました。ただ健康なときと違うのは、ただ腕がそこにあるだけという感じがすることです。健康なときには、腕は自分とともにあって動くものでした。わざわざそれを観察の対象にしてみたとしても、それは、自分の思いを実行に移してくれる、頼りになり、誇ることのできるものでした。うつ病のときは、それはただそこにあるだけでした。そして、それを見ている自分の傍らでじりじりと時間が経っていくのです。

このように、普段は自分に絶え間なく「付加価値」を与えてくれていたものから、患者はうつ病相で疎外される。この感覚は、すべてのうつ病で明瞭に現れるわけではないであろうが、うつ病にかなり特異的ではある。ハインロート[32]に遡りながら、クラウス[33]は、うつ病の本質を「**デペルゾナリザチオン** Depersonalisation」に見ようとしている。これは、普通「離人」と訳されるが、自分が普段活動している自分ではなくなってしまったという体験のことであると思われる。クラウスによれば、ハインロートは、「自分と離されてしまっていること」がうつ病の苦悩であるという、きわめて適切な表現をしていた。このような状態で、観察する自己は、以前はともに活動していたはずの身体という自己をそこから離れてただ見ているほかはない。それと同時に、この離れてしまった自己は、もとの自己に戻れるはずだという焦慮にじりじりとつきまとわれる。ゲープザッテル[34]の症例は、そのことの詳細な自己報告である。このような自己観察は、まさに、離れてしまった一方の自己がもう一方の自己を観察の対象とせざるを得ないというところから生じてくる。

3　生成の抑止と「私はできる」の間主観性

人は味覚に供されるものを享受するとはいえ、その享受は、自らが動ける（「私はできる」）ことと連動する。広い意味での私の活動性があればこそ、世界から私の味覚にやってくるものがある。内因性のうつ病を特徴づける症候が何であるかを実証的に示すことには成功していないといわれるが、やはり**時間性の障害**、特にゲープザッテルら[35]によって「**生成抑止 Werdenshemmung**」とされた症状はその有力な候補であろう。享受は必ずしも、自発的に動き出すことによって得られるとは限らない。義務として始めなければならなかったことでも、享受に移行しうる。「私はできる」が自足の喜びをもたらす。再びカイパーを引用する。

われわれは目覚め、そして何かしようという衝動にかられる。ときにはその何かをしたくなくなるのだが、結局はやってしまう。そうするよう期待されていて、それに反応してしまうからだ。仕事に行くこともそれにあたる。果たすべきと決められた義務を背負っていなくとも、何かをしようという〝動機〟があるわけだ。録音しておいたテープを聴く、ラジオのプログラムを聴く、本で何かを調べようとすることも〝動機〟の範疇にはいる。いったん自分の日常生活を始めると、次から次へとその人間を刺激する何かが起こる。犬を連れて散歩する、不思議な植物を見つける、それについてもっと知りたいと思う。そこで行動に移す。そうしていったん始めると、さらに先へと速度を増して進んでゆくのだ。そういうことが私から消え去った。調べることもしなくなった。私の頭はおかしくなっていたのだ。

この「動機」は、「生成」の推進をもたらすものを指している。それが欠ければ生成は抑止される。たとえ、客観的に時間体験の障害を訴える患者は必ずしも多いわけではないにしても、実際に内因性の気分障害の基底にあるのは時間性の変化であり、うつ病には生成抑止が見られるとした、ゲープザッテルの見解は正しいと思われる。ジャミソンは次のように書いている。「うつ病のとき、わたしは部屋の向こうへ四つんばいになって這っていくしかなかった。わたしは何カ月もそうした。けれども正常なとき、あるいは躁病のとき、わたしは速く走った。頭はすばやく回転した。それまでもっともすばやく愛した」。なお、ここから、通常のときからジャミソンは、性格の中に躁の要素が組み入れられた人であるということがわかる（「正常のとき、あるいは躁病のとき」と二つの場合を並列させている）。

生成の推進力についていえば、またしても、うつ病患者はここで他者との差を気にかける。このことは重要である。なぜならば、普段から彼らは自分がついていこうとするモデルのペースに合わせようとするが、それが無理なときにあっさりと身を引き距離をとることが苦手だからである。また彼らは躁病の側に移ると、今度は他人を自分のペースに巻き込もうとして忌避されることになる。また、いったんうつ病の発症を経て自分のペースが遅くなれば、そのペースと周囲の他者のペースとの落差がわが身にこたえる。まず、うつ病になれば「タイムアウト」[36]をとって、仕事のゲームというフィールドの外に出ることが大切である。さらに、再び社会に戻るときには、周囲のペースとの落差によって自分の気分状態がずり落ちてしまうことのないように、うまくきっかけを作ってあげないと、うつ病自体が遷延してしまう。

生成があって私は世界と時間をともにする。間主的世界の中で「ともに老い zusammenaltern」（シュッツ）、ともに萌え出ずる。それがなければ、瞬間的・主観的時間（カイロス）は停止し、ただ物理的に刻まれる時間（クロノス）のみが過ぎ去る。クロノスは、しかし、人にとって不可逆に死へ向かうベクトルをもつ。再びカイパーを引用する。「病気の最中、音楽は私を死の不安に落とし込んだ。どの音楽もそれぞれお終わりをもっていて、私の生命の終わりを思い起こさせたからだ」。世界の流れの外部からクロノスの時間の不可逆性を傍観せざるを得ない状態である。

世界の中に理想とするモデルをもつが、しかし実は自分のペースを保っていたい。これは、「モデル」に対する、自分にとって世界の「中心」に位置するものに対する両価性（アンビバレンツ）であろうか。筆者はそうは考えない。だが、この構造によって、うつ病患者が引き裂かれてしまうということはあろう。この点については、特に第2章と第4章で論じる。ここでは、日内リズムという具体的な場面で、それに触れておこう。

気分障害患者が望む環境との関係は、自分のリズムが環境のリズムと同調している状態である。しかしそもそも生物学的にも個人のリズムは社会のリズムと同調していない。一個人の体内リズムは、二四時間を超える。この超え方は、若いうちは長い。このことは、比較的若年で症状の日内変動の顕著な人には特に負担となる。このような人にとって、頭が冴えて絶望感から解放される瞬間は、一日のうちの夜半にかけての一刻だけということも生じうる。この一刻を頼りにして自らのリズムに従えば、それはどんどん後ろにずれこんでいく。

健康な人にも、このずれこみは、特に若いうちには多少生じがちなわけである。このずれこみをとめているのは、日照のリズムなどの自然-生物学的要因だけではない。社会規範が、人を二四時間のリズムに強制的に調整している。このような調整に対して、内因性の気分障害の要素をもつ人はどのような心性をもつだろうか。

それは、この規範を要請してくる社会空間との親和性による。彼らは、その空間をモデルとし、それと一体化し、その空間が彼らの活動の場所になっているとき、その社会空間からの規範的なリズムの要請を受け入れる。それは、彼らにとって心地よい経験である。しかし、周囲空間がそのようなものになっていなければ、彼らは気持ちの赴くままにずれこんでいく時間に身を委ねたいところであろう。かといって実際にそれを実行することもできず、社会からのリズムの強要を受け入れることもできないまま、引き裂かれていくほかはない。

第5節　罪責性について

「新型うつ病」ということがいわれるようになって、罪責性は、通俗的な意味でも再び大きく注目されることになった。従来型うつ病は自責的で、新型うつ病は他責的であるという通説ができあがったからである。

ところで、罪責性がそれほど従来の内因性のうつ病で一次的なものであるのか――確かに、たとえばヴァイトブレヒト(37)のようにそれを強調した人もいるわけであるが――、どうも筆者にはそれがしっくりこない。罪責性の定義にもよるのであろうが、どうしても筆者には、内因性のうつ病に特に結びついた罪責性は、症状の一環として現れたものか、せいぜい役割を果たしていないという観点から現れるものであることが多いように感じられてならない。罪責性を重んじたテレンバッハでさえ、彼らの罪責性を「**世俗化された**」**罪責性**と述べている。職場の健康相談などをしていて、友人・同僚などに本当に済まないという感じが、人間が他者に対して本質的にもつ罪責感の上に乗って表出されてくるのは、むしろ神経症圏の人や一般の人が過労で休まざるを得なくなったときのほうに多いと、筆者は感じる。目前にはいない他者への根源的責任の感覚、自分がその他者を毀損したのではないかというような感覚も、彼らのほうがもっているように思われる。他者は朽ちる、しかしその責任は自分にあるというような感覚は、筆者は神経症圏の人のほうに強く感じる。

少々雑駁に、しかし大胆に自験例から述べさせてもらうならば、「自責的な人」という内因性うつ病患者の性格に対する定式化は、何かの誤謬なのではないかとさえ筆者はいいたいのである。内因性のうつ病患者で、律儀な人、借りを作りたくない人、少々まじめすぎて自分の置かれた状況や課された義務を真にとりすぎる人などは、いくらでも思い浮かぶ。しかし、真正の罪責性について豊かに掘り下げる人というのは、あまり記憶に浮かびあがってこない。

うつ病患者において性格と症状から罪責性が出てくるとすると、それはどういう場合か。ここで再びカイパーを引く。

〝時間、それは過ぎ去った〟のだ。私はその時間に何をしたというのか？　どれだけたくさんの可能性を、やり過ごしてしまったことだろう。そして私がチャンスをつかむことに成功していたとしても、そのためにしばしば他者の苦悩を引き起こしたばかりか、私自身にも罪責感をもたらしただけだったのではなかろうか。

カイパーの著作で、罪責意識の対象となっているのは、以下のような事柄である。（おそらくは教授としての立場に要求される平等性を多少踏みはずして）若い二、三人の同性の弟子と特別に交友関係を結んだこと、古い性道徳観念に意義申し立てをしたこと、趣味の絵を描くことに時間を割いたこと（もちろん多忙な自分の教授職をこなしながらである）、年齢不相応に自分の若さを保ち続けようとしたこと。これらを断罪しに現れるのは、カイパーの回想によれば母のピューリタン的な倫理である。

これは、現在の日本に引き写してもいまだに通じる典型的なパターンのひとつを構成している。気分障害患者の場合、自分を規定してくる両親の思いへの態度は揺れ動きの中にある。一方では、それに反撥し、異なった世界観や倫理観を主張することが当然のように見える。他方で、あまりに享受を優先させていると、父なり母なりが自分を断罪しにくるのは当然とも思えてくる。潔い決断によって新たな自己を貫くのでもなければ、古い価値に縛られその従者となるわけでもない。健康なときは、この両者のあいだで何らかのバランスがとれているのであろうが、躁やうつになると、そのバランスの不安定さが露呈してくる。これは、若年の症例にも見られる。

【症例Ｆ】　受診時二四歳の男子大学院生。父のことがＦの話題に登場する。父は周囲の意見に影響されやすく、すぐ、「公務員になれ」とか「職業は医者がいい」とかいってくる。Ｆ自身は、特に何になりたいということがなく、ただ、アウトドアでからだを動かしているのが好きという体質をもっていた。成績は地元では優秀だった。大学の学部も、アウトドアで研究活動ができるという基準で選んでいる。

ところが、その学部の卒論を仕上げる冬に、うつ気分と後頭部を締めつけられるという症状が出現。このときに、「この学部を選んでよかったのだろうか」という懐疑が生まれた。このときは、誰に相談するでもなく、冬を乗りきり大学院に進学した。しかし、大学院一年の冬にまた、頭痛が始まった。さらに、思考が懐疑的・悲観的・優柔不断になり、「アウトドア志向の学科を選んだことがよかったのか」と振り返り始めた。この冬を乗りきったあとの初夏には、かなり勢いこんで「人生これでよかったのだ」と思いながら過ごし、就職も、戸外での作業が多いところに決めたが、またしてもその冬に、懐疑的な反芻思考が始まった。このときは、どんどん過去への遡行が進み、「親元で公務員になったほうがよかったのではないか」「そもそも医学部を受けておいたほうがよかったのではないか」という考えの中に陥っていった。Ｆは、このときに受診し、結局、修士論文を仕上げて、もともと決めていたところに就職していったが、診療を終了する頃に、「父のいいなりにはなるまいと思ってやってきたが、進路を決める上での自信のなさというのは、自分の人生でつねにあったと思う」と語っている。

Ｆの、毎年冬期に抑うつとなるという体質を考えると、Ｆのアウトドア志向が、日照時間が少ないときにうつになりやすい生物学的素因への自己治癒的側面をもっているといえるかもしれない。しかし、同時にそれは、Ｆを封じこめようとする親への抵抗ともなっている。

症例Ｆの特徴はうつ病になるにつれて、「こうしなかったほうがよかったのではないか」「もしこうしていなければ」という後悔が、ビンズワンガー[38]が示した接続法*の形で出てくるところにある。しかも、その接続法の時制によって戻る先は、うつ病の深さに比例してどんどん過去に遡行していく。接続法が出ているのは、おそらく、取り返しがつかない過去に対して「取り返しがつくのではないか」という心性が働き始め反芻状態になるからであろう（第２章の執着気質についての議論も参照のこと）。同時に、Ｆの場合、親の世界の中に封じこめられまいとするインクルデンツの回避が未来志向的にアウトドアでの活動を維持しているのに対し、抑うつ相では、そのことへの自信のなさが大きく膨らんできていることがわかる。この自信のなさは、本質的に自分の中に備わっているものだと思うという最後の回想は、けっしてうつ気分によって出てきた歪んだ気持ちではなく、自分の性質の真実を内省が掴まえたものであろう（第３章第７節の症例群を参照されたい）。

一方、罪責性ではなく罪責妄想についていえば、どこから降って湧いたのかわからないままに急速に妄想状態に陥る患者のことを考えれば、これが了解連関の中にある二次妄想であるなどとは、とうていいえることではないと思う。

＊　実際にはそうならなかったにもかかわらず、その願望などを示すときに用いる動詞の用法。

【症例Ｄの続き】　躁病相の終了後外来で安定していたＤは、しばらくしたあと、急に何も食べなくなり、表情もなくなって、外来を受診した。すぐに入院治療に導入したところ、ぽつりぽつりと、幼少の頃電線を切るというたずらをした、だからもうすぐ警察が自分に捕まえにくる、といったことを繰り返すばかりだった。

この種の病態に対して、すなわち、急速に現れる激越な妄想に対しては、自殺の危険・治療への抵抗性・身体管理という観点からも、電気痙攣療法へのすみやかな導入も考えられるべきだと思われる。

第６節　躁病の症状

いわゆる双極Ｉ型の症状のいくつかについては、すでに触れた。爽快感・観念の奔逸・易怒性といった基本的な症状のほかのものとして取りあげたのは、遠くにあるものが急に近くにやってきて実現可能なものに見え始めること、外界の雰囲気的なものがどんどん亢進し、場合によっては不気味なものへと反転してしまうことなどである。躁病の症状にはいくつかの極がある。羽根の生えた思考と軽やかに飛躍する行動を第一の極、他者を巻きこむような熱中を第二の極、怒りを第三の極としておこう。第一の極は、思考が乱れるところにまで至らなければ、軽妙さの中におさまることもある。筆者の手もとには、ある方に、躁病の治療のあとに恵贈していただいた本がある。この方は、自分はけっしてしつこくならず、さっと余韻を残した文章を書きますといっておられた。

そのとおりの名文である。一方、熱中的な極は、気分状態が正常なときにそれが生かされれば綿密な仕事に結実する。しかし躁のときには他者に疎んじられる。

近年、軽躁状態ないし軽躁とうつ病の混合状態の記述が盛んになされている。この分野は、特にアキスカルらの論文が積極的に取り扱っている。ただし、次章以下でも繰り返すが、心因的な気分変動が一見双極Ⅱ型に見えているのか、実際に内因性の双極Ⅱ型なのかという鑑別が重要な症例が多いことは、先に述べておくことにしたい。双極Ⅱ型に見られる軽躁状態では、高揚気分・爽快感などとは異なる症状に注目すべきであるといわれている。ベナッツィとアキスカル(39)が述べるところによれば、エネルギーが増加し活動が増える状態を一方の極に、いらいらして「思考がどんどんから回りする状態 racing thought」をもう一方の極に置いて考えるべきで、ともに**多幸感がない**のが特徴であるという。

第2章　うつとパーソナリティ

第1節　問題の所在

本章の主題は「うつ」とパーソナリティである。「うつ病」とパーソナリティではない。他のすべての章では、基本的に内因性の気分障害（双極性であれ単極性であれ）が主題である。この章のみは違う。やはり内因性のうつ病を呈する人のパーソナリティについての議論が中心ではあるが、神経症性の抑うつ、あるいはパーソナリティ障害圏と見立てられる人で抑うつを呈する人のパーソナリティないし、そのような人の存在のあり方についても、内因性の人の場合と比較しながら、考察と症例の呈示を試みてある。

本章にかかわる問題意識には、大きく二点がある。

1　「普通の人」にある適応不全の芽

第一点を述べる。以下に述べるように、内因性の気分障害に罹患する人の「中核」は現在でも、「ほぼ」普通の、疎通性のよい円満な人だと筆者は考えている。ところが、近年事例として注目される「うつ病」の人の姿は、必ずしも適応のよい人のそれではない。職場への復帰が困難だったり、躁成分が混じているためか周囲との軋轢が絶えなかったり、不安障害を合併して繰り返しパニック発作に陥っていたり、日常の役割生活が安定していなかったり、という問題が指摘される人である。本書で取りあげている内因性気分障害の症例でも、特に第３章以降に呈示した例では、このような問題を抱えている人が出てくる。

そこで、「普通の」「疎通のよい」人という特徴と、一部の患者が示す適応不全とはまったく無関係なのか、そこには実は何か関係が潜んでいないのか、と問う必然性が生じてくる。ほぼ普通の、適応良好なパーソナリティでありうるようなものの中に、**適応不全の芽**のようなものが含まれていて、それが大きく発芽してしまう場合もあるのではないか。このような考え方は、その芽に対してどのようにかかわったらよいかという精神療法的観点にもつながる。症状はよくなっているように見えるが長く適応不全に陥っている症例を「新型うつ病」と名づけてそこで思考を停止してしまうと、治療のほうも立ち行かなくなるだろう。

2　内因性を鑑別診断する

第二点を述べる。第1章で述べたように、内因性のうつ病を考える際に注目すべき特徴的な症候はあると筆者は考えている。しかし、実際の症例でつねにそれが明瞭に確認できるとは限らない。また、非内因性の症例の患者からも、それに類似する訴えが聞かれることもある。そうなると、鑑別診断の最終的根拠を、その人の存在のあり方、パーソナリティのあり方に求めなくてはならない場面が出てくる。

その際、鑑別の対象としてさまざまなものがあがる。発達障害圏の人にも、統合失調症の人にも、分裂気質の人が適応不全に陥るような場合にも、もちろん器質性疾患や症状性精神病にも、すなわち、ほとんどいかなる病態の上にも気分変動は生じうる。心因への反応でもそれは生じる。しかもその程度は、内因性の循環病圏の気分障害でなければ重篤でないものに留まるというわけではない。

しかし、本稿では、**神経症圏・パーソナリティ障害圏の人との鑑別**を中心に論じる。現在注目を集めている内因性の病態として、気分変調症・気分循環症・双極Ⅱ型といった病態がある。気分変調症は神経症性うつ病と等置されることもあるが、ここで考えている気分変調症は、アキスカル[1]が準感情病性（これは結局内因性のことである）と呼ぶ気分変調症に限る。そうすると、定型的とはいいかねるが内因性のものと考えられるこれらの病態ともっとも鑑別しなければならないのが、神経症圏・パーソナリティ障害圏の気分変動だと思われる。鑑別をせずに併存診断をすればよいではないかという考えもあろう。筆者はそうは考えない。もちろん、精神医学の診断の常として、併存しているとか、境界線上にあるとしかいえない症例はいくらでもある。しかし、はなからこの鑑別を怠ると、うつ病の過剰診断に陥る。「うつの時代」を「うつ病の時代」にしてしまう。これは、本書の意図するところと逆方向である。

第2節　本書のテーゼとなる、二つの見解

ここから、筆者の臨床経験に基づく見解を述べる。これは、本書のテーゼであるから、本来証明しなければならない性質のものである。しかし、質問紙に基づく統計処理などによって証すことは、おそらく不可能と思われる。唐突との誹りを覚悟で、ここにそれを文章で呈示する。おもに二点がある。

第一の見解は、現在でも、内因性のうつ病になる人の中核は、少なくとも対社会的外見ではあまり逸脱がなく、目立たない人だということである。かつ、どちらかというと純朴でエクセントリックなところのない人である。心にもつれた結び目も、陰影もあまりない人でもある。ただし、それは、言葉本来の意味で他者のために存在している人、主体他者を尊重している人というわけではない。気分障害の人の自己への関心の優位については、今後も立ち戻る。

先にも述べたように、本書の第3章以降のところどころに呈示してある症例の患者は、ひょっとしたらやや複雑なパーソナリティをもつように見えるかもしれない。また、そのように見える症例こそが、現在治療が容易に進まない気分障害をいかに精神病理学から捉えるかという狙いをもった本書の、主たる対象であるともいえる。それでも、ここに述べた性格特徴は、基本的にそれらの症例にも通じるところがあると筆者は考えている。

1　「ジントニー」概念の意義と、その二つの意味

その性格特徴を記述するのに、これまでに考案されてきた概念の中でもっとも当てはまるものは何であろうか。

「几帳面ないし秩序性 Ordentlichkeit」は、テレンバッハ(2)がメランコリー型の標識としたので広く知られている。しかし筆者は、われわれが普通に見る今日の内因性の患者に、見るからに几帳面な人が多いという印象に乏しい。少なくとも、私的生活において整理整頓に強迫的にこだわるとか、杓子定規であるというようなことはいえないと思う。ただし、公共的な仕事の面で借りを作ることを重荷とする、仕事の要請に十分応じていないと不安になる、あまり世間の基準からはずれたことを平然とやることはできない、というような性質を几帳面と呼ぶな

らば、もちろんそのような性質をもっている人は依然として多い。したがって、几帳面という標識は、気分障害患者の公共的側面に当てはまる標識であっても、私的領域にまで当てはまる標識とは思われない。

これに対し、同調性の概念は、より有力な候補と思われる。ただし、同調性という訳語よりも、ブロイラー[3]の「ジントニー Syntonie」という原語に戻っておくのが望ましい。ジントニーはブロイラーの造語である。

ブロイラーは、この語を作り上げる必要性を説くにあたって、クレッチマー[4]が躁うつ病と親和性のある性格として取り出した「循環気質 Zyklothymie」の語に、二つの問題点があるという指摘から始めている。

まず、循環気質という用語はすでに気分の循環的な変動があるということを含意しているが、そうすると、循環気質が通常の人にまで連続的に浸透している気質概念であるということと相容れなくなる。次に、循環気質は、分裂気質と対をなす概念として提唱されている。その分裂気質の基本特徴としてクレッチマーがあげたのは、分裂気質の人においては、彼らと他者とのあいだが、つねにガラス板一枚によって隔てられているという点だった。これと対をなす循環気質者の特徴は、他者との共鳴性である。しかし循環気質の用語は、この共鳴性を含意する語を含んでいない。

そこで、ブロイラーはジントニーという用語を提案した。そこには、共鳴性ないし同調性という以外に、もうひとつの意味が含まれている。ジントニーの接頭語「ジン Syn」には、「ともに」という意味と「同じ、ひとつの」という意味がある。ジントニーの語の残りの部分、「トニー Tonie」には、「響き Tönung」の意味と「緊張 Tonus」の意味とがかけられている。それぞれの先のほうの意味が合わされば、この語は、「他者と同調する、共鳴する」という意味となる。「同調性」という訳語は、この意味のみを含む。一方、あとの意味が合わさった場合、「ジントニー」は、「その個人の中の緊張が一様である」ということをも意味する語になる（図2-1）。「同調性」という訳語からは、この後者の意味が抜け落ちている。しかし、**本来それを落とすことはできない**。

ジントニー（Syntonie）
- Syn（同じ）＋Tonus（緊張）→ 内部が一様 → 過剰同一性（クラウス）
- Syn（共に）＋Tönung（共鳴）→ 同調性 → 共感的，共生的（テレンバッハ）

図 2-1　ジントニーの二義性

ブロイラーはこの語で、躁うつ病に親和性のある人は、他者と共鳴する性質をもつだけでなく、その人個人の内部（の緊張）が同じで、ひとつであることを述べようとしていた。私見では、ジントニーの人は、内面は悲しいが外見はまったくそうではないように見せるというような振る舞いを容易になしえない人である。心の一部は喜んでいるが他の一部はまったく喜んでいないというような齟齬・矛盾を、自己というひとつのものの中に抱えることもあまりない。また、他者との関係でいえば、単に雰囲気的に共鳴することを好むというだけでは十分ではない。斜交に人と接し**ひねり**をはさんで他者の言葉を真に受けないようにする、洒脱なユーモアの境地を開いて葛藤を乗りきる、などが不得意な人でもある。

クラウス[5]のいう「真正さ Echtheit」、存在体制としての過剰同一性の概念は、このジントニーを受け継いでいる。我が国でもドイツでも、クラウスの概念では、躁うつ病患者における役割同一性の肥大・役割との過剰同一化・過規範性といった概念のほうが、人口に膾炙している。クラウス自身も、そちらのほうを強調して論陣を張っていることが多い。一方、存在体制としての過剰同一性がなぜ役割への過剰な同一化へつながるのかという点については、クラウス自身が十分論じきっていないようにも見える。

しかし、筆者の考えでは、存在体制としての過剰同一性が、内因性の気分障害圏の人のあり方のうちでもっとも基本的である。小川ら[6]によれば、「真正さ」の指標はフランスにおいても通用するという。存在体制として過剰同一性をもつ人が、その存在全体を投げ入れるところを見つければ、**没入性**という特徴が現れてくる。しかし、その没入の先が、つねに仕事としての社会役割であるとはかぎらないであろう。存在レベルの過剰同一性という性質をもつ人が、役割に過剰同一化する人へと紆余曲折なく纏めあげられるということは、はたして自然な成り行きなのかというテーマは、本書の鍵である。

2　論理の違いによって鑑別を行なうこと

第二のテーゼとして取りあげるのが、内因性の存在様式と神経症性の存在様式との差異が、**論理の違いとして浮かびあがってくる**ということである。

われわれが治療者として患者と話を交わしている場合を考えてみる。ある話題に差しかかったとき、患者はそれに対してこのような反応をするだろうとわれわれは予期する。診療が進んできているときには、治療者が患者の発想、「論理」にすでに馴染んでいるために、その予期はあまりはずれない。はずれたときは、いまだ治療者が見通していなかった患者の新たな側面が明らかになってきたことを示す。診療の初期には、予期はしばしばはずれる。そのとき、二つの場合が考えられる。

ひとつは、想定していた診断が誤っていた場合である。診断それ自体は必ずしも診察の目的ではないし、また焦って下すものではないとはいえ、精神科医は、かなり早期からある診断を頭の中に描いているのが通常である。そして、特定の診断カテゴリーの人の振る舞い方や考え方には、それに特有の論理が伴っているという経験知がある。その予期がはずれたときには、初期に想定した診断が誤っていたのではないかと振り返ることになる。

たとえば、本章でのちほど示す中年女性の症例H（→89頁）では、発病状況も、また最初に掴めた症候も、メランコリー型の人の内因性うつ病の発病を思わせるものだった。ところが彼女は、入院後間もない頃から、女性治療者・スタッフどうしの鞘当を焚きつけるような発言を、入院後に病棟でしていることが明らかになった。このことは、この患者の診断を、ヒステリー構造をもつ人のうつ状態に変更すべきことを示す徴候かと思われた。そして、その後の経過と治療過程は、この診断の変更の正当性を支持した。

もうひとつは、狭義の診療からそれた雑談をしているときに、自分が予想していたものと違う答が返ってくるときである。このときには、治療者にとって自然な論理と患者にとっての自然な論理がずれているということが明らかになる。このずれは、鋭敏に、その後の治療に役立つ情報を提供してくれる。いわゆる精神療法家を自称する人はあまり雑談の意義をいわない。中立的な位置に立つ治療者、転移の向かうところの治療者という位置を崩すべきではないと考えているためだろうか。しかし、あくまで治療として患者とかかわっているという範囲の中で、雑談をまじえておくことは重要だと思う。患者の背景、興味の方向などを知ることができるだけではなく、患者の心性がどのような論理で物事を捉えているかを知る上で、重要な情報源となるからである。

それならば、内因性の気分障害圏と気分変動を引き起こしている神経症との、論理の違いとは何であろうか。ここではそれを、特に内因性の人のもつジントニーという特徴と、神経症圏の人の特徴との差異に注目して考えてみる。これは、本章の後半で検討しようと思う。

第３節　内因性の気分障害の病前性格論

1　「ジントニー」という基底への追加議論

前節で、ジントニーが内因性気分障害患者のパーソナリティの基底にあるのではないかということを述べた。そのほかに、基底に想定すべきものはないだろうか。

まず思い当たるのは、生得的な気分の異変性・変動性である。これについては、クレペリン(7)が基礎諸状態として四種類を記述している（抑うつ性素質・躁性素質・刺激性気性・気分循環性素質）。確かに、青年期あたりからすでに、自律神経の失調などを含めて一過性に不調に陥っていたような患者は散見される。しかし、中年期でうつ病になるまではまったく頑健だったと思われる人もいる。

基底に想定されるものは、できることならば、ほとんど生得的特徴であるといってよいものであるべきであろう。筆者は、ジントニーはこの条件を満たすのではないかと考えている。ただし、後年になってはじめて明らかになってくる特徴もないがしろにするわけにはいかない。たとえば、テレンバッハ自身はそう書いてはいないが、飯田(8)やヤンツァリク(9)などの諸家が指摘しているように、メランコリー型の特徴は、中年期、少なくとも成人期以降になってようやく前面に現れてくるものである可能性もある。そうであるにしても、それをうつ病患者の基底的特徴と考えていけないというわけではない。同様に、気分の変動性が発病前にほとんど目立たない例が数少なくないとはいっても、それはやはり基底に想定すべき特徴といえるかもしれない。最近では、クレペリンの四基礎状態に不安になりやすい体質を加えた五基礎状態を、アキスカル[10]が質問紙化している。

基底気分の変動性と関連して想定される特徴に、身体気分・身体状態が身体環境の影響を受けやすいということがあげられる。すなわち、気分障害の患者は、食事の変化・時差・日照時間の変動・温度差・妊娠と出産・更年期といったことが気分状態に容易にはね返りやすい体質をもつ。さらに、身体環境のみならず、感情的なインパクトをもつ出来事や周囲環境の雰囲気が、身体状態に刻印を残しやすいという特徴をつけ加えてもよいであろう。

これも、ある範囲の気分障害患者に見てとれる、かなり基本的な特徴だと思われる。筆者はこれを、生物学的な身体状態と身体的生命感情が一個人の内部で一様に振る舞う傾向として、また、身体状態が環境状態と共鳴しやすい傾向として、やはりジントニーの特徴の中に組み込んでもよいのではないかと考える。身体状態と環境状態に敏感に影響されることなく、それらを超脱して一定の生命感情を保つことに長けていない人というほどの意味である。

このことは、実際の身体の障害・不調によって、物事を「できない Nichtkönnen」ということが生じるという事態が、気分障害患者に大きな意味をもつことを予想させる。うつ病相の中での「できない」は、時間性の障害である「生成抑止 Werdenshemmung」によって、独自の層で生じる「症状」であり[11]（第１章）、物理的に「できない」こととは違う。しかし、実際の身体的ダメージによって引き起こされる「できない」が、うつ病の症状としての「できない」の幕を切って落としてしまう場合も考えられる（症例Ｂ→15頁）。

2　病前性格論の歴史的概観

病前性格論・気質論・発病状況論は，二〇世紀前半～中葉およびそれに続く時期のドイツと日本の躁うつ病論の中心にあり，綿密な議論が積み重ねられた。しかし，膨大な議論を振り返っても木を見て森を見ずということになりかねないので，大掴みに概観することにしたい。現代の病像を考えることにつながるルートを見つけるのが目的である。

歴史的に，これをおおまかに以下のような流れとして捉えておく。

クレペリンの基礎諸状態は，けっして適応がよい同調的な人として躁うつ病患者を描いていない。同調性に富む円満な人はクレッチマーの循環気質の議論に現れ，ブロイラーのジントニー概念によって補足された。

良心的で几帳面かつ強迫的とも表現されうる人の記述は，以前から現れていたが，最終的にテレンバッハのメランコリー型の記述に流れこんだ。下田[12]の執着気質論において執着性格について述べられた部分の描写はこれに重なるところがある。テレンバッハの症例はいずれも入院症例であり，また「共生性」についての言及はあるが，同調性が強調されていない。笠原[13]は，メランコリー型の意味での強迫性と同調性の共存を，外来で薬物療法により治療可能な本邦の内因性の気分障害の範例的な病前性格として提唱した。これは，一時期の本邦の病前性格論の中心となり，現在でもこの病前性格をもつ患者は少なくない（少なくなったように見えることについては，精神科を受診する人の母数が圧倒的に増えたことを斟酌すべきである）。

しかし，今日の臨床家は，良心的で円満で勤勉というような正の標識を与えることが躊躇されるような症例に出会うことも多くなってきた。そのような症例の中で，双極成分の混入が見てとられる症例については，双極Ⅱ

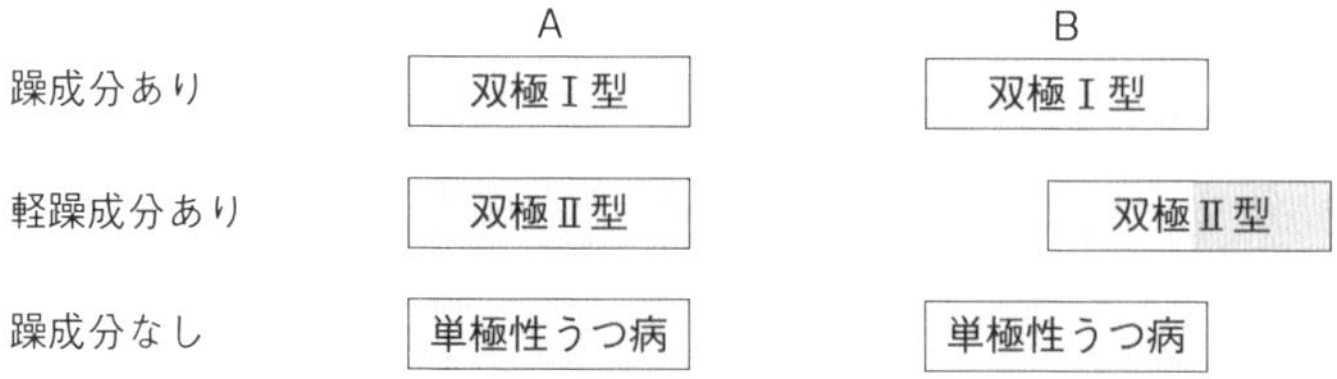

図 2-2　双極Ⅰ型・双極Ⅱ型・単極性うつ病の関係[14]（一部改変）

双極Ⅱ型を単に弱い躁成分がある病態であると考えると，三者の差異は躁成分の量に還元され，Aのように一列に並べられる関係となる．しかし実際はBのように，他の２様態にはない独特の色彩が双極Ⅱ型にはあることが多い．

型と把握し、そのような症例の独特の色調を論じる試みもなされている。双極Ⅱ型を、中核的な単極性うつ病や双極Ⅰ型とは**一色違っているもの**として理解するのでなければ、今日特別にそれを取りあげる意味はない。つまり、双極Ⅱ型は、単に躁成分が軽いものに留まっているというのでは済まない性質を、**パーソナリティの次元**でもっているということである。このことを図示すると図2-2[14]のA系列ではなくて、B系列のように三つの気分障害の型を捉えることになる。

これも理念的シェーマであって、他のタイプの気分障害と色合いの違いをもたず、単に軽躁期があるだけの双極Ⅱ型もある。また、双極Ⅰ型ながら双極Ⅱ型特有の色合いに通じる性質をもつものも存在しよう（第5章の症例Xなどは、そのような印象を与えるだろう→225頁）。

一方、メランコリー型の概念が一世を風靡したことを経験している本邦の精神病理学にとって、「型 Typus」概念は馴染みの深いものとなっていた。そのために、必ずしも社会適応の良好ではない一群についてさまざまな「型」が提唱されるようになった。「逃避型」[15]「未熟型」[16]「現代型」[17]などがそれに当たる。

以上の歴史的概観にいくつかの補足をしておく。

ここでは以上の議論をすべて「病前性格論」として述べたが、各々が捉えようとしているものは微妙に異なり、しかも必ずしも「病前」についての議論ではない。

基礎諸状態としてクレペリンが述べたものは、基本的には、症状が薄められたものとして理解できる。クレペリンは、それを、患者の中間期の様子の観察、患者と遺伝的つながりのある人たちの描写などから作り上げている。それは、ある割合の患者においては発症以前から見られるとされる。しかし、中間期に持続的特徴が見られる症例でさえ、その割合は、千例中の三七％とされているに過ぎない（千例という症例数は驚異的で、これには第1章でも言及した）。

クレペリンでも遺伝は考慮されているが、クレッチマーの循環気質とブロイラーのジントニーは、より遺伝的概念である。しかも、基本的には生得的に変わらない性質として提唱されている。メランコリー型はこの点について明瞭に触れられていない。しかし、循環気質とジントニーよりは後天的に獲得されたものが含まれていると考えてよい根拠はある。

最後に、現代に本邦で提唱された「型」について述べておくと、これは、けっして病前の性格を述べたものとはいえないであろう。また遺伝歴についての言及も乏しい。発病してからの（場合によっては、病相が終わってからの）振る舞い方などを含めた全体像を、ひとつの「型」として提唱したものである。たとえば、「逃避型」の患者がはじめから仕事に逃避的なわけではない。これは、双極Ⅱ型についての議論でもいえることであって、双極Ⅱ型の症例においてパーソナリティにまで浸透しているようなものとして描出される特徴は、必ずしも病前から顕わになっているものではない。病相の最中、さらには中間期も含めた全体像の特徴が問題になっている。

3　病前性格論と発症後の病相

基本的に、病前性格論と発病状況論は、発病後の過程にまで示唆を与えうるわけではない。しかし、発病の瞬間や発病後の病相のことにまったく言及できないわけでもない。

クレペリンの基礎諸状態についての議論は、発病以前から気分の低迷／高揚／変動があるような症例に対して、その振幅が本格的になった状態として病相を捉える視点を提供している。比較的最近では、「閾値下の抑うつ症状 subsyndromal depressive symptom」が、大うつ病障害の前駆症状としても、病相後症状としても、中間期症状としても、かなりの割合で存在していることを、ジュード[18]が示している。

このような形をとるうつ病については、以下の二点をつけ加えておきたい。

第一に、本格的なうつ病相に陥るときには、やはり発病状況ないし誘因がありうる。これに対し、それ以前の気分変動には決定的な状況因を認めないことも多い。より自生的で生得的な、小さな気分変動に重なるように、発病状況が構成されて本格的な病相が現れることが多いといえるかもしれない。

第二に、パーソナリティの問題に起因する、いわば**対象関係因性の病態が、このようないわゆるダブル・デプレッションの形態をとる**ことも多く、それとの鑑別が必要である。幼少時由来の対象関係に問題を抱えていれば、それが普段の生活にも持続的な抑うつ要素をもたらすことが当然考えられる。しかもその対象関係の要を刺激する事態に遭遇すれば、そのような人たちはそこで一段と重い「うつ」へ陥る。このときに生じていることは、「うつ」に陥ったように見えたとしても、その実質は、クライン[19]の概念でいうところの妄想-分裂ポジションへの落下であることが多いと思われる。

診察者の側から見て重要なことは、この対象関係の問題の要が刺激される事態に患者が遭遇しているということを、**患者自身から告げないか、患者自身が気づいていない**ときがあるということである。このようなタイプの、ダブル・デプレッションに見える様態を、薬物のみで治療しようとしてもうまくいかない。私見では、あとで触れるマカロウ[20]の論考と治療は、後者の病態への独自の理解と精神療法的工夫を呈示している。ただし、マカロウ自身は、内因性と非内因性の病態を区別しようとせず、むしろ区別しないことをバイオ・サイコ・ソーシャルな見方として評価しているが、これには賛成できない。

テレンバッハと下田の論考は、発病状況論と病前性格論が連結していて、病前性格からいかに患者が自縄自縛的に気分変調に突入するかを示している。

テレンバッハは、前メランコリー状況からメランコリー（うつ病相）へ突入するところには断絶があると述べ、そこでは、彼のいうエンドン（内なるもの）の変動が生じたとしかいえないとしている。しかし同時に、症例によっては発病の「その瞬間 Jetztsein」（今であること）を特定できることを述べ、それが、いくつかの負荷が積み重なって、最終的に「負い目を示す目盛りが──中略──マイナスの側にまで下った」瞬間であることを述べている。それは、「あたかも糸が切れてしまったよう」と患者が振り返るような瞬間である。

下田も、執着気質という感情興奮の異常な特質から、通常の人では自然と休息に入る疲労状況のところで感情興奮が高まったままとなっていったあげくに、うつ病または躁病に入ると述べている。下田の仮説については、第5節でもう一度振り返りたいと思う。

4 病前性格論の質問紙研究の問題点

病前性格の記述は、実証主義の時代に入って質問紙化され、それが実際に数値として気分障害群に優位に高く出るかという研究がされるようになった。そして、それは曖昧模糊とした結論にしか至らなかった。本邦でなされたメランコリー型についての研究[21][22]でも、ポジティヴ・データとネガティヴ・データが錯綜した。ツェルセン[23]など、伝統的な精神病理学が記述的に取り出した指標を質問紙化し、それを洗練して実証研究に適用することに、学問的労力のほとんどを費やしたように見える。しかし、その研究成果が、普遍的賛同を今日得ているとはいいがたい。

本質把握的な記述に基づく方法を、質問紙による実証という方法に還元するのは、そもそも無理なのではないか。そこにかかわるいくつかの論点を述べておこう。

質問紙の誘導的側面

解釈学的に本質を把握しそれを記述しようとすることと、質問紙法は、その対象の捉え方の手続きが異なる。クレッチマー[24]はすでに次のように書いていた。「よいアナムネーゼをとるためには、特に性格学的な事実を得ようとするときには、なるべく誘導的（suggestiv）な質問を避けることが不可欠である。単純な農婦に、あなたの御兄弟は臆病でしたか、平和主義者でしたか、エネルギッシュでしたかなどと尋ねてみる。すると我々はしばしば曖昧ではっきりしない返答を得るであろう。そうではなくて、彼が子どもの頃、ひとりで暗い乾草置場へ行かなければならなかったとき、どうしましたか？　とか、酒場で日曜日の晩になぐり合いが起こったとき、彼はどのように振る舞いましたか？　などと尋ねると、その農婦は確定的報告をしてくれるだろう」。質問紙の項目がここでクレッチマーがいっている意味での**誘導的なもの**であることは間違いない。

✝記述と質問紙はすでに解離している

記述された特徴が質問紙化されたときに、その質問紙がもとの記述を表すと考えることはできない。記述が内包するものと質問紙の項目は、多くの場合、密度が異なるのはもちろんのこと、内容もずれている。

例として、まずクレペリンの抑うつ素質の記述を、その一部であるが取りあげてみる。

そこには、多面的な記述が見られる。たとえば、達成したことよりも不十分さにばかり目が行くという、現在の言葉を使えば「認知的」ともいえる記述がある。普段からくよくよ反芻思考に陥りやすいことを示す記述がある。出会ってくること、課題のすべてに重荷的側面を感じることが述べられている。自分のことにのみかかずらうために周囲のことにまで気がまわらず公共心がないという、気分に翻弄される人のわがままさを示唆する記述もあれば、外から話しかけられれば快活に振る舞うがひとりになるとまたくよくよし始めるという記述もある。責任を負いきれないと思いながら朝から晩まで仕事をし、几帳面であるという、メランコリー型を思わせる記述もある。自信がなく、自主性がなく、人に頼るという依存性を示す記述も入っている。

アキスカル[25]の質問紙TEMPS-Aはこの記述の多様性によく対応しているが、もちろんTEMPS-Aの抑うつ気質の項目＝クレペリンの抑うつ素質の記述ではない。

クレペリンの記述とアキスカルの質問紙がもっとも解離しているのは、躁性気質である。クレペリンの記述は非常にシニカルである。自分の能力や業績を高く評価するが、自分の才能が不完全なものであることへの理解が欠けている、他の人々に対しては傲慢・独善的で、他人からいじめにあうと粗野になることがあるが、まったく

表2-1　ツェルセンによる硬直性の項目 (23)

1．	徹底的にやろうと思い，ときどき自分でもそれに囚われていると思う
2．	何事があっても，仕事第一というのが，自分の主義である
3．	自分の考えでは，義務を余すところなく果たさなければ，休暇を楽しむべきではないと思う
4．	上司には無条件に信頼を置くべきだと思う
5．	何かを始めると，それをまったく完璧にやろうとする
6．	旅行をする際には，あらかじめきっちりとした日程を計画し，その計画と異なった行動をすることを好まない
7．	たとえ仕事時間を超過しても，仕事場をきれいに片づけたあとに帰宅する
8．	自分の仕事には真剣に取り組むべきだと考えている

表2-2　笠原の質問表 (26)

	元気なときのあなたは
1.	元気なときは働くのが好きだった
2.	やりだしたら徹底的にしないと気がすまない
3.	責任感は強い
4.	義理を重んじる
5.	人に頼まれるとイヤと言えない
6.	人と争うのは苦手
7.	気が小さい
8.	人にどう思われているかを気にする
9.	常識を大事にする
10.	極端なことをしない
11.	目立つことが嫌い
12.	熱しやすいところがある
13.	どちらかというと朗らか
14.	物を片付けるのが好き
15.	きれい好き

平気で受け入れていることもある、決断が飛躍的で何をするかわからない、恒常性がないために成功をおさめることがないといった描写が続く。最後になってこの素質のもっとも軽いものが肯定的に記述される（「輝かしいが、不均衡な天分の、芸術家傾向のある人間である」）。

これに対してTEMPS-Aは、被検者当人に尋ねる質問紙なのだから当然であるが、ほとんどシニカルなところがない。精力的で自信に満ち溢れ、体力的にも充実した人が肯定しそうな項目が並んでいる。TEMPS-Aの躁性気質（高揚性気質 hyperthymic temperament）は、実証研究によれば、エネルギッシュな健康人の指標ということになるが、それは、項目内容を見れば当然である。これを躁成分をもつ人の探知に使うためには、相応の工夫が必要であろう。

表2-1、2-2にはツェルセンによる硬直性の項目と、笠原スケール[26]をあげた。ともにメランコリー型を検出するための実証研究に使うことを意図したものであるが、やはり、テレンバッハの記述の中心にこの質問紙のような内容を読みとるかどうかには、諸論がありうるであろう。特に硬直性の項目は、あまりに杓子定規な人という印象を与え、筆者には、頭の固い強迫的な人の像が浮かんできて、内因性のうつ病の人の像が浮かんでこない。笠原の質問紙には、明らかに、テレンバッハの記述以外に循環気質や執着気質の記述、対人関係への感覚に対するオリジナルな項目が混じっている。日本人の当時の臨床群に合うようにアレンジされているが、それはもはや、もとのメランコリー型の記述からは離れていると考えるべきかもしれない。

†DSMには根拠がなく覇権だけがある

実証研究を行なう際には、その対象を区切る必要がある。そのときにほぼ必ず採用されるのがDSMの診断基準である。しかし、それぞれの病前性格ないし「型」は、DSMの診断基準に適合する対象群に対して考えられたものではない。あるタイプの経過・症状・薬物反応性などをもつ症例をイメージして，それを対象としている。一般にいえば，内因性の気分障害の病前性格論がイメージしているものよりも，ＤＳＭの大うつ病診断のほうが，かなり広い。

病前性格論や「型」の考え方を実証研究にのせようとするならば，対象群の範囲の設定は研究者に委ねられてしかるべきである。しかし実際は，そうはなっていない。そもそもＤＳＭは，きわめて特殊な，治外法権を自らに許す書物なのである。それは，作成時点までの研究を参照して作られているとはいえ，結局のところ，特定の，しかし膨大な数の学者の妥協の産物でしかない。それでも，研究に際して，それを用いて実証主義的パラダイムに立つことを暗に要請するという覇権を行使する。

精神医学にいまだ確固たる理論も診断の境界線もない。ひょっとして今後もないかもしれない。それぞれの時代にエピステーメはあったし，これからもあるだろう。ある治療法がある時点で明らかに別の方法より有用であることが実証されるということもあるであろう。しかし，明瞭に境界づけられ，歴史的に普遍な実体として疾患があるというのは，幻想かもしれない。それならば，なおさらどこかに起点を仮に設定してみる必然性がある。そこでＤＳＭのようなものが現れる。別にそのことを否定しようとしているわけではない。しかし，起点が，グローバルに，精神医学にとって，現在のＤＳＭだけでなければならないという根拠も，ＤＳＭがもっともすぐれたもので，すべての研究に，場合によっては臨床にまで使わなければならないという根拠も，筆者はどう考えてもないと思う。なぜこのような単純な理屈が通らなくなってしまったのか，筆者は理解しえないので，この点についてはこれ以上議論をしないことにしたい。

第４節　社会適応的病前性格論の解体
――発達史および生得的特徴と社会的要請との矛盾を考慮して

1　ヴェルナー・ヤンツァリクと飯田眞の議論

発達史論を考慮することによって、気分障害の社会適応的様態と不適応的様態に橋をかける視点を打ち出したのは、飯田とヤンツァリクである。ここでは、ヤンツァリクの論を先に検討する。

ヤンツァリクの議論は、彼の「構造力動連関」の理論に基づく。それは、テレンバッハのメランコリー型に対するテレ(27)の反論を端緒にしている。テレが見出したうつ病の患者には、敏感性・ヒステリー性・抑うつ性・強迫性・無力性などの患者が多くいた。これに対し、ヤンツァリクは、メランコリー型の意義を否定するでもなく、テレの患者を単にパーソナリティ障害とするでもなく、メランコリー型は育ってくるものであると考えた。ヤンツァリクは、基本的に、社会適応的患者にも不適応的患者にも、「力動面」（ほぼ情動的エネルギー、つまり気分のことと考えてよい）の脆さを見る。不適応的患者は普段からそれが覆われずに現れているのに対し、メランコリー型の堅牢な性格「構造」を獲得した患者は、その構造が本人の力動の脆さ・揺れをある程度抑えると考えた。そのかわりに、その構造に対して過剰な負荷が生じたときには、もっとも典型的なうつ病症状が現れると考えたのである。

飯田(28)の議論は、メランコリー型が幼少期の問題の中から育ってくると考えている点では、これに近い。基本的にその考えは、以下の引用にまとめられていよう。「精神分析でいう口唇期固着がおこり、非現実的な愛情欲求、一体化願望が形成される。この代償的満足をはかるために、―中略―几帳面、秩序愛を特徴とするメランコリー型の発展へと向かう。つまり本能衝動や自然の感情表出を封じ込め、家族の権威的人物と一体化し、それを超自我にとり込んだ良心の要請に応えるべく、強迫的に勤勉、努力を重ねる。そしてこのことを代償に権威へのひそかな依存を獲得する」

飯田の論の利点は、ある性格構造をもった人がどのように社会構造の中に組み込まれうるかという視点が見られることである。メランコリー型の性格構造の獲得は、適応的ではあるにしても、社会的な意味での真の自立ではなく、「自立と依存の危ういバランス」の上にある**仮の自立**という面があるということが強調されている。なお、右に引用した論には、特定の形に成熟した性格構造が力動の脆さを抑えるという観点は表立ってはいない。しかし、躁病を呈した双生児例などを含む集大成[29]には、このような視点も入っている。飯田は、退官後のドイツでこの内容の講演をした際に、ヤンツァリクと討論を交わしている。

なお、一体化願望が向きを変えてメランコリー型への養育を受け入れることは、神経症的防衛機制とはいえないと思われる。飯田ら[30]は、科学者の病跡学的研究から、はっきりと以下のような指摘をしている。

躁うつ病圏の人は、自己と一体化しうる庇護的な空間に依存して葛藤から自己を保護している。クレッチマーは循環気質者の現実同調性を指摘したが、実は彼らは、「葛藤をはらむ現実の中での現実的生活者ではない」。このことのために、躁うつ病圏の科学者の生涯は、統合失調症圏の科学者と同様、「一つの運命が自己を貫徹してゆくという感じ、高潔で超俗的な外見」を与える。飯田らによれば、これに対し、神経症圏の科学者を論じるためには「社会的・科学史的状況論」が必要になる。筆者の卑俗な言葉でいえば、神経症圏の人のほうが、現実に対して両価的感情をもち、泥臭く葛藤しながら生きていくということである。

表2-3　社会適応的な気分障害患者の病前性格の二層構造からみた，社会適応的・非適応的な気分障害患者[31]（一部改変）

①　下部構造　より生得的
・ジントニー（存在レベルでの過剰同一性と同調性）
・共生性，依存対象との一体化願望，没入性，原身体性の欲求
②　上部構造
・社会役割への過剰同一化
・役割期待へ借りを作らず応答し続けること，自我理想の実現への努力

社会適応的な様態では，この二層間の矛盾が覆われている
社会非適応的な様態では，その矛盾は露呈している

2　筆者の見解

†パーソナリティ内部の本来的矛盾

ここからは筆者の論である。

まず，現在の不適応的要素が前面に現れやすい気分障害を考える上で，クレペリンの指摘したような基礎諸状態を考えることは有効と思われる。ヤンツァリク的な意味で性格構造により力動の脆さが抑えられる以前の状態に，われわれは目を向ける必要があるからである。

しかし，それ以上に重要と思われることがある。それは，社会適応的な気分障害のパーソナリティ（たとえばメランコリー型）において，より素質的な下部構造の要素と，適応的で堅牢だが負荷が積み重なれば典型的なうつ病症状を呈する破綻に陥る上部構造の要素とは，**本来的に矛盾を孕んでいる**のではないかという視点である。この矛盾は，特に現在突出してきていると考えてよいのではないか。あるいは，その矛盾がたまたま覆われていた時代が，メランコリー型が気分障害の精神病理学の中心を占めていた時代だったといってもよい（表2-3[31]）。

存在レベルで二重性やひねりに乏しく全体がひとつであるようなパーソナリティ，依存対象への一体化願望，共生的な人間関係を「近さ」のうちに空気の

ように周囲に作り出すところ、ひとたび目標を掴むとそこに没入するところなどは、性格の下部構造であり、より生得的であろう。これに対し、社会的役割に過剰同一化し、そこでの重荷にたえず几帳面に応答しようとするところは、上部構造であり、より後天的に獲得したものといえよう。しかし、この両者にはそもそも矛盾・困難がある。その矛盾・困難は、社会という次元を考慮に入れたとき、必然的に目に入ってくる。たとえば、ひとつの社会役割の中に含まれている矛盾した多様性に対してうまく立ち回るということは、下部構造の特徴である人間内部の一様さという条件のもとでは困難がある。

しかし、気分障害患者は、基本的にこの下部構造をもったまま社会に参入する。それでは、ある程度良好な適応様態を少なくともいったん獲得した人にはどのような場合があるかを考えてみよう。彼らは、彼らが没入できるところのもの、依存できるところのものが社会の中にあると考え、そこで役割を担うことにより適応しているかもしれない。あるいはむしろ、そのような対象を探し求めることをどこかで諦めて、既存の社会役割の中にあたかも過剰に同一化できたかのように、役割負担を義務として引き受け適応しているかもしれない。これらは、社会役割が個人を疎外する構造をもつことを否認している、それを知らない、彼らなりのやり方で乗り越えている、あるいは、あたかもそれを受け入れたかのように無理に振る舞っている、などの上に成り立つ適応である。

このことを、フロイトの自我理想と理想自我との区別に依拠したラガーシュ(32)の議論を参照して補足してみる。彼らにおいては、**自我理想**に対応する社会的要請の背後に、**原身体性**とも呼ぶべき**理想自我**の要求が強く横たわっている。しかし、その両者のあいだには「**分離 Spaltung**」があるといってよいであろう。彼らは、あたかも自我理想が原身体性の要求に一致しうると信じこむがごとくに社会に入るか、あるいは、原身体性を押し殺してひたすら自我理想に従うことによって社会に適応することになる。この分離は、特に双極成分のある場合、躁においては原身体性の要求が、うつにおいては自我理想を満たしていない不全感・罪責感が出てくるという形で、

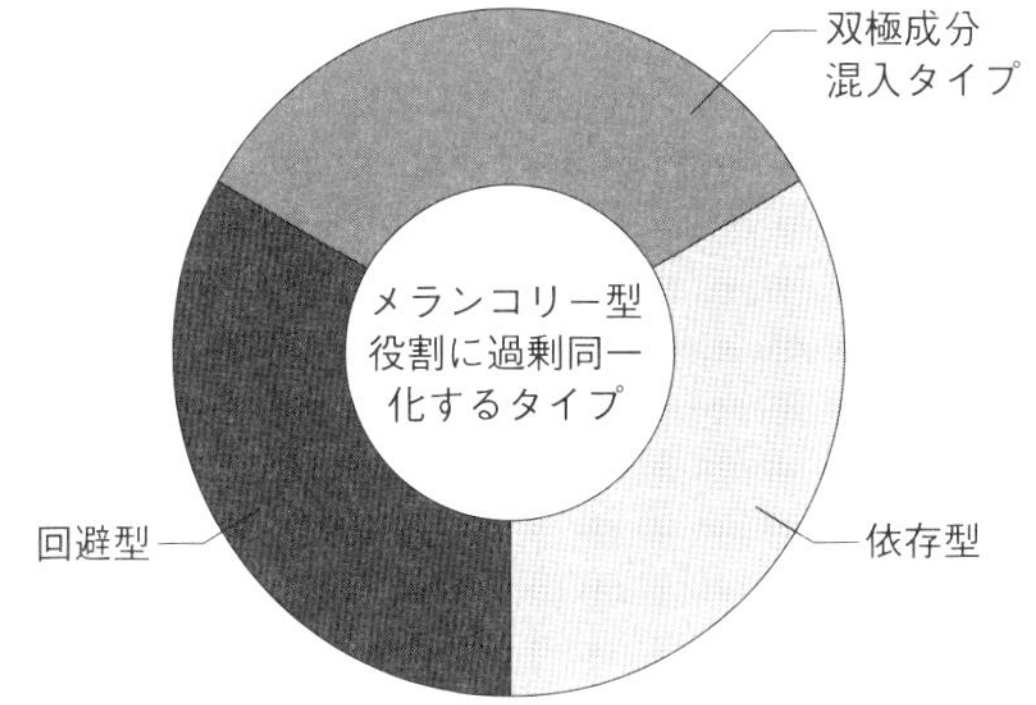

図2-3　内因性気分障害の適応型と適応不全型[33]**（一部改変）**

異なった要素が交代して現れる要因をなしている。彼らは、一方で自我理想に対応する社会的要請と適切な距離を維持し、一方で破綻なく原身体性の満足を得ることが難しい。

不適応の三パターン

ところで、この二極が分離したままとなるのではなく、自己の下部構造と社会的要請との齟齬がつねに前面に出てくるような、人生航路が生じてもおかしくはない。その場合、筆者の考えでは、神経症圏の葛藤に類似するが本質はそれと異なる、持続的な適応の困難が生じてくる。ここでは、そのような様態として、①社会からの要請に**回避的**になる様態、②社会の中に自分を置くためにつねに自己を補助する他者などの支えを必要とする**依存的**様態、③あくまで自分が没入できる場所を社会の中に見出そうとし、その過程で社会の規範と対決することも辞さない、**躁成分の混じった**様態、の三つを考えておく。

この三つの様態は、良好な社会適応を保つメランコリー型を依然として中核とするならば、辺縁に位置することになる（図2-3）[33]。この中核-辺縁という考えには捨てがたいものがある。なぜならば、現在でも、病前性格がこのような中核に属する人は明らかに存在するし、そのような人は、呈する症状もまた中核的であることが多いからである。しかし今日もはや、この中核と辺縁の区別はある程度解体しておくべきであろう。下部構造と上部構造の矛盾を覆う社会文化装置は、もはや有効に働かなくなっているように思われる（第3、4章参照）。したがって、図2-3には、メランコリー型、つまり役割へ過剰に同一化するパーソナリティをいちおう中心部には置いたが、もはや、このタイプが中核であるということはできなくなってきたと考える。

3　パウル・マトゥセック――「私的自己」と「公共的自己」

最後にマトゥセック[34]の議論を参照する。マトゥセックは、精神病理学から出発して一時実証的な研究に従事していたが、継続的に精神病（統合失調症と躁うつ病）の精神分析的精神療法に携わっていた。それだけに、彼の最後の著書での主張には説得力がある。

マトゥセックは、「**私的自己**」と「**公共的自己**」を対立させる。そして、確かに躁うつ病患者は公共的な役割を模範的にこなそうとするのだが、実際に彼らと深くかかわればかかわるほど、彼らの関心の中心にあるのは私的自己のほうであることがわかってくるという。一方、統合失調症患者は私的自己が脆弱で、公共的自己をときには奇矯な形ででも外部に立てて、私的自己を遮蔽し守ろうとする。このことから、うつ病の本質は、本来私的自己が優位な人間が公共の領域で尽力するために、疲労が蓄積することによって生じる疲弊うつ病である、とマトゥセックは考える。しかし、躁うつ病圏の患者は、けっして公共を振り返らずに私的自己の中で悠然としていられるわけではない。やはり周囲の公共世界のことは気になるし、そこへ向かわないと発動性が発揮されない。マトゥセックは、私的自己の領域の中だけにいることは、躁うつ病患者にとって「墓場の静穏」の中にいることになると述べている。

公共に自らを売り渡せば（売り渡すという自覚があるかどうかはともかく）、彼らは疲弊する。しかし私的自己の中にのみいれば、発動性が発揮されない。とするならば彼らは、**意外に刃の上を歩くような生活を強いられている**ことになる。この矛盾は、けっしてテレンバッハの議論のような、秩序性の内部での自家撞着には帰することのできないものである。この点については、第３～５章を、そこで呈示する症例とともに参照されたい。

第５節　執着気質について

ここで、適応不全が目立つ気分障害の形態の問題を離れて、執着気質の概念を考察する。

下田[35]が提唱した、躁うつ病者における執着気質の概念は二つの分節から成る。

第一の側面は、躁うつ病患者の生理学的特性と下田が考えていたと思われる気質である。ひとたび励起した感情がなかなか減衰しない気質とされているが、その感情は、むしろ持続・増強するとも記述されている。この傾向ゆえに、過労事情が、その人を休息に導きえず、うつないし躁へと踏み越えさせると下田は考えた。

第二の側面は、この傾向をもつ人の性格、執着性格の主張である。模範的・確実人と評価されるような人ともなるが、熱中性もあり、正義の主張などにおいて少々やっかいな人にもなりうると記述されている。下田の記述は単極性から双極性の両者にわたるものである。それが双極性の要素にも踏みこんでいることは、感情の増強というエネルギーが充満していく契機を含んでいることにもうかがえる。

1　人間学的かつ生物学的側面

筆者が下田の議論に注目する理由は二点ある。

第一点は、下田の執着気質論――励起した感情が減衰しない――が、気分障害の人は過ぎ去る時間とのモーニングワーク（喪の作業）に問題を抱えている人であるという人間学的視点と重なる点である。彼らは、たとえ一体化願望を役割義務の遂行へと置き換えているにしても、初源の願望を捨て去っているわけではない。また役割義務の遂行の中にいるときにおいても、それを完全に遂行できたはずであった過去を捨て去ることができない。そのために、「取り返しがつくはずだ」と、現在においてその過去の不完全さを取り戻そうとしてつねに努力することになる。テレンバッハにも、「過去に引き戻す正確癖」という表現がある。彼らは、正確さを達成しえなかった過去と容易に別れることができず、そのことがさらに現在の仕事への没入をもたらす。

このような彼らの過去に引き戻される傾向は、空間的な議論にも敷衍できる。人が「近さ」のうちにある共生的空間から、仕事役割を中心とする離散したビジネス空間に移行していかなければならないときでも、彼らはやはり初源の共生的空間の再現を望む[36]。

下田は感情が持続的に緊張すること、それが通常は減衰するのにときに増強しさえすることを、疾病の生理学的基盤と考えている。筆者も、ひとたび亢進した感情のために気持ちを切り替えられないという、少なくとも一部の気分障害患者に顕著に見られる特徴は、生理学的基盤の強いものだと考えている。しかし同時に、この感情の持続的緊張という仮説は、ここに示したように、きわめて人間学的な意味を内包しているものとしても読むことができる。このように、下田の概念は、生物学と人間学を二元論的に捉えることなく横断できる、精神医学の中で稀少な概念である。

2　執着気質とうつ病相

注目すべき第二点は、この概念が、ひょっとしたら発病以前の特徴だけではなく、病相の中の様態までも、その射程に入れることができるかもしれないという点である。

執着性格をもつ患者は、過去に引き戻されながらより完全を目指す活動努力を続けて、現実の外界と接している。しかしながらその無理が極点に達したところで、あるいは、その努力によっても初源の一体化願望も、より現実的な目標も達成されえないという事態が現実に迫ってきたところで、自己の思考と活動を外界につないでいた糸は切れる。「取り返しがつくはずだ」は「取り返しがつかない」に反転する。

日常の活動と尽力の「から回り」は、発病の瞬間のまえからすでに始まっていることが多い。平澤[37]はこのから回りを淡々と描写しているが、これは、尽力によっても目標には到達しえないことが心のどこかから徐々に意識されてきているにもかかわらず、焦慮に駆り立てられてますます活動に前のめりになる、深刻な事態である。

彼らはうつ病相に入ると外界との接触を失う。不可能な過去の取り戻しを求める反芻思考だけが焦慮とともに残るが、それは内界から外に出ない。この状態には、現在の脳科学の所見が対応しているのではないかと、筆者には思われる。

最近の脳科学で「デフォルトモード・ネットワーク default mode network：ＤＭＮ」が注目されている。それは、外界に向かってタスクを行なっているときには抑制され、逆に行なっていないときに働いているネットワーク、自己が自己に関連する思考を行なっているときに働くネットワークなどとされている。シェライン[38]らは、うつ病患者では、健常者に比べて、負の感情を引き起こす絵を見せるタスクを課したときなどにDMNが抑制されないという所見を呈示している。この所見は、シェラインらの論文で、うつ病のとき人は我を忘れて外界に目を向けることができず自己反芻を続けることに相当すると解釈されている。

もっとも、DMNの部位の活動量からこのような解釈を行なうときに、脳科学が、うつ病特有の自己反芻と健常な自己内省との質的な差を考慮できる段階にはないということは留保しておかなければならない。また、DMN非抑制の機制も不明である。ただし、後者については、「神経精神分析学 neuropsychoanalysis」を標榜する研究者らが、一歩踏みこもうとしている。カーハート＝ハリスら[39]は、DMNの一端である「膝下部帯状回 subgenual cingulate, CG 25」の「過剰代謝状態 hypermetabolism」を、フロイト[40]が「喪とメランコリー」で述べた対象（外界）からのリビドー備給の撤収の要に位置づけている。

「取り返しがつく」という形で病前の活動をひそかに特徴づけ、それに実効性を与えていた執着は、発病を経ると外界とのつながりを失い、実効性のない自己反芻にその姿を変える。執着気質の人間学的解釈は、現在の脳科学を導くポテンシャルをもつかもしれない。

なお、ここで、執着気質的没入性が見られる内因性の症例が、現在でも若年者にあることを示すために症例を呈示する。

【症例G】　Gはうつ病発症時二二歳、大学三年生だった男性で、明らかな遺伝負因はない。父は会社員で、毎日家で酒を飲み、そのとき行動が荒れるところをGは快く思っていない。母は美術の講師で、夜通し絵画制作に没頭することもある。Gは母の没頭は自分の性格とよく似ていると考えている。Gは、病院で診断を受けて以降、母に自分の具合や症状などを腹蔵なく打ち明けている。大学生の臨床という観点からいうと、この母子の関係には、神経症圏やひきこもり圏の学生の診療の際にほぼ必ず出会う葛藤ないししこりが見えない。

Ｇは、一浪して大学に入ったあと、暗記から解放されて好きな勉強ができること、以前から愛好してきた音楽をサークルで存分にやれることで、最初の二年間は特に楽しく活動的に過ごした。三年生のとき、通常の人が二、三の演習をとるところで八つの演習をとり、サークルで役職につき、アルバイトもしていた。その冬に祖父が危篤になりさまざまな予定をキャンセルして帰郷、その後の葬式まで、ただ忙しく用事をこなしていたという。

ところが、大学のある地に戻ってみるとからだが動かず、夜は眠れず、ものを食べても砂を噛むよう、好きだった音楽はうるさく感じ、ものは決められないままいらいらしてさまざまな考えが浮かび、悲しくなって死にたくなることもあると、抑うつの症状が出揃っていた。症状の日内変動も明らかだった。そのときから一年九カ月ほど経たところで、Ｇはこのときのことを、いろいろなことで次から次へと走っていたのに、その勢いが葬式で崩された感じだったと語っている。

発症の数カ月後、うつ症状を抱えたまま教育実習に参加、教壇に立ったとたんに霧が晴れたという。この職は自分に適していると感じたらしい。しかし実習を終えると、急速に深い「うつ」に戻った。本格的に症状が改善してきたのは、発症後半年以上が過ぎてからだが、その後も回復過程は徐々にしか進んでいない。その間にいくつかの波があり、パターンは、発病時、教育実習のときに重なる。回復してくるうちに次の目標へ足を踏み出すようになり、卒論の中間発表や教員採用試験などの日が近づくにつれ、感情が励起される。そして当日が終わるまでうつの自覚症状は軽減したままなのだが、その日が過ぎると症状がぶり返す。

この症例では、次の点を確認しておこう。Gは、自分が熱中できるものに没入していく。そのときの感情の緊張は、実習・発表・試験など「本番の舞台」が近づくにつれ増強していき、**当該の期間が終わるまで維持される**。しかしその後うつ症状のぶり返しに襲われる。最初の発病状況は、Gの回顧をそのまま受けとるならば、励起し増強していく感情のままに目標に突き進むことが外的な条件によって阻まれたことにある。執着気質者の特質ゆえ、このような状況で、一時的に目標追求から撤退するのでは済まなかったのだと思われる。

学生相談で多く出会う、強迫性とひきこもり傾向を併せもつ学生は、しばしば、自分の発表や試験などが近づいてくると、**その日が実際にやってくるまえにぱたりと前進が停止する**。この症例はそれとは異なり、当日が終わるまで感情の励起状態を持続・増強させ、それが終わってから抑うつ症状が舞い戻っていることにも注目しておきたい。この点は、気分障害と神経症圏、ひきこもり、ステューデント・アパシー[41]圏との病理の差を考える上で重要である。Gは、現実の中に自分が是が非でも達成しなければならない目標の地点があるとひとまず信じ、そこまでは無理がかかっても緊張を維持するのである。

第６節　神経症性・対象関係因性の抑うつ——内因性との対比において

1　考察の前提、回顧と注釈

✝神経症性抑うつ論における錯綜

精神病理学の立場から神経症性の抑うつを論じたものはあるが、どうしてもその記述は薄くなる。したがって、その領域に深く足を踏み入れるためには精神分析・精神療法の陣営に向かう必要がある。しかし今度は、そちらの領域の論考では、なぜか、臨床上不可欠と思われる内因性と非内因性の区別をしていないという疑念が払拭できない。この錯綜した状況はなかなか解決を見ない。

もうひとつの錯綜は、患者の性格の価値づけに対して生じる。社会適応的な病前性格を内因性うつ病の中核に考えてきた精神病理学の叙述は、神経症性の抑うつのほうに、未熟な性格といったネガティヴな記述を与える。一方で、精神分析は、神経症から精神病までを連続して考える。そして、内因性ないし精神病性の様態のほうが、当然根は深いのである。ここでも両者は足並みを揃えていない。筆者は最近ようやく、牛島[42]の論文に、この錯綜が精神分析的精神療法の陣営から止揚される可能性を見出した。

考察の準備として、第一に、神経症性抑うつの範囲について確認しておく。ジントニーという性質の下部構造と社会からの要請とのあいだに生じる矛盾が露呈したままになっている患者群は、普段の生活から不安定さがあり、葛藤も生じやすい。しかし筆者の見解では、この患者群は内因性である。神経症性の領域はこの患者群のさらに外側にある。

第二に用語の問題に触れておく。

ここでは「神経症性」の語を、「軽症」の意味に使うことも、「葛藤が多い」ことの意味に使うこともしない。ある程度理念的分類に留まるかもしれないが、内因性の患者に対置されるある生き方の**論理**を示す語として用いる。焦点は内因性の人間のあり方と神経症性の人間のあり方を対比することにある。ただし、存在のあり方というとき、内因性の様態はそのヴァリエーションが少ないが、神経症性のほうは多いので、その叙述がより拡散せざるを得ない。

神経症性の近縁に、パーソナリティ障害に起因する抑うつがあるが、この両者は明瞭に区別できない。ここでは、完全に生得的な異常性格に基づく非内因性の抑うつ（そのようなものがあるかどうかは措くとして）ではなく、対象関係の問題が想定できる抑うつということで、両者に対して「対象関係因性の抑うつ」という用語も用いる。

✝精神病理学と神経症性抑うつ

第三に、簡潔に、精神病理学がこの領域をどのように取り扱ってきたかを振り返っておく。ここでも、代表的なもののみに触れる。最近では、精神病理学からも、ましてや大学精神医学一般からもこの領域への貢献は少ない。神経症概念をＤＳＭが消去してしまったのであるから当然といえば当然である。最近ガミー[43]は、神経症性抑うつを復活させる必要を感じたようで、診断基準の試案まで出しているが、内容に見るべき深化はない。

表2-4[44]は、笠原・木村分類の第Ⅲ型で、内因性の第Ⅰ型に対比されたものである。

表2-4　笠原・木村分類のⅢ型(44)

病像	Ⅰ型〔筆者註：メランコリー型の単極性うつ病〕のように一連の症状を完備せず，ときに依存性，誇張性大．その他の神経症症状併存．自責傾向少なし．他責的傾向あり．
性格	未熟，秩序愛ならびに他者への配慮性少なし
発病状況	過大な負担，性格的弱点にふれるような困難，対人葛藤，成熟危機
治療への反応	抗うつ剤ほとんど無効．本格的精神療法を要す
経過	慢性化遷延化の傾向つよし
年齢	二つあり，一つは10代後半から20代，今一つは40代，50代
体型	特徴なし
生活史	すでにうつ病発病前から神経症症状もしくは性格神経症的傾向を示す

この二つのタイプの関係について、木村[45]は以下のように述べている。

このような人〔註：神経症性抑うつの人〕が抑鬱状態に陥るのは、彼らに少なくとも幻想的な次元で安心感と自己実現を許してきた対象（他者、社会的活動、周囲からの評価など）が奪われたときである。「喪失」が抑鬱の引き金となる点でメランコリー型鬱病と類似しているように見えるけれども、喪失の対象を彼らはもともと幻想的にしか所有していなかった――つまり周囲の人たちとの間主観的共有財になっていなかった――という点で、メランコリー型における喪失と異なっている。とはいうものの、自己実現の場が主観的幻想であるか間主観的現実であるかの違いも、つきつめて考えれば相対的なものにすぎない。

ここまでのところでいくつか筆者なりの注釈をしておく。

まず、笠原・木村分類については、やはりⅠ型が自責的でⅢ型が未熟・他責的という対比がひっかかる。本書のところどころで言及するように、内因性の人の罪意識というのは仕事的役割に限定され

表 2-5　アキスカル[46]による慢性抑うつのサブタイプ比較の一部

	性格スペクトラム障害	準感情病性気分変調症
発症	子どもあるいは思春期	25 歳以前
経過	間歇的	持続的または間歇的
パーソナリティ	依存的　ヒステリー的　社会病質的	シュナイダーの抑うつ人格
発達史	両親との離別　両親の離婚	特記すべきことなし
家族歴	アルコール依存　同類結婚（assortative mating）	正常
ＲＥＭ潜時	正常	短縮

た範囲でそれを果たしていないという形で現れるか、病相の中で症状として現れることが多い。人間の実存が根源的に罪と結びついている、具体的な因果関係がなくとも他者の不幸の責任に根源的に自分がかかわっているというような罪意識は、むしろ筆者の経験では、内因性の圏内の人には希薄で、神経症圏の人に現れることが多い。内因性のうつ病患者の標識にテレンバッハが掲げた「他者のための存在」は誤解を招くということには、本書の諸処で触れてある。テレンバッハにも、彼らの配慮を「自己中心的な対人配慮」といいきっているところがある。

　木村は正当にも、この両者の型を「喪失」という観点から区別するにしても、それは確実にできるものではないことを述べている。内因性の患者にも喪失体験が見られることはもちろんある。彼らが失ったものが、それまで安定して保持してきた役割だった場合、確かに、それはいったん社会の中で間主観的に承認されてきたものである。しかし、たとえば、身近な対人関係において、ほとんど共生的に通じ合っていたと思われる関係性の中に**そうでない面が見え始めた**というようなことも、内因性の発病契機となりうる。したがって、内因性の患者の場合にも、幻想でしかないかもしれないものを支えにしてきて、それを失ったために発病するということはあるともいえるのである。一方、神経症性の患者が発病時に喪失するものが何であるかとなると、これにはまた多様な答を用意しなければならない。いずれにせよ、所有していると信じていたものの幻想性／現実性が、容易に両者の鑑別の標識になるとは思われない。

表2-5には、慢性うつ病領域のアキスカル[46]による鑑別の要点をあげた。本書の用語ではほぼ、性格スペクトラム障害のほうが対象関係因性で、準感情病性のほうが内因性となる。この表で興味深い点は、単純化されすぎている嫌いはあるものの、**その患者の育った環境や文化的風土（エートス）が浮かびあがる**ところである（アキスカルは性格スペクトラム障害のほうに崩壊家庭などが多く見られることを述べている）。ＤＳＭが普及して症候の質が勘案されなくなり、単純なストレス→発病モデルが流布するにつれ、苛酷な環境に置かれている、あるいは苛酷な環境で育った人ほどうつ病の発症率が高いというようなデータを見るようになった。しかし現在でも、うつ病を内因性に限定するかぎり、このようなデータを無批判に信じることはできない。内因性の気分障害を醸成するような環境と、対象関係因性の抑うつを醸成するような環境に、違いがないのかということは考えてみる必要があるだろう。

2 内因性と、神経症性・対象関係因性の鑑別

次に、筆者が内因性の気分変動を生じている人と神経症性・対象関係因性の気分変動を生じている人を、その存在レベルから鑑別するのに寄与するところがあると考えている視点を五つあげる。

†直観診断

これは、根拠として頼りなく、分析は困難で描写しかしようがないものであるが、筆者の中ではある程度のウェイトを占めている。

神経症圏の人の診察が続く部屋に内因性の人が現れると，人としての印象面でかなりはっきりと区別されることがある。特に，純粋な循環気質と執着気質の人が現れたときにこの印象が強い。プレコックス感にならって，**内因性感**とでも呼びたいところである。

この感覚の中味はやはり「**ジントニー Syntonie**」，すなわち，目の前の人全体が特に感情面において「ひとつである」感じ，人間全体の中に「**ひねり**」が入っていない感じである。何をするにも単純すぎると思われるほど「まっすぐ」であるともいえる。

この「ひねり」がないという感覚は，筆者には何か素朴でなつかしい感じを引き起こすところがある。しかし，このような人たちに，「子ども」「社会性がない」，あるいは生真面目に熱中するタイプの場合は「重い」などの形容が下されることは少なくない。この「ひねり」のなさそのものが，どこか品格を欠くものと映ることがあるようである。このことを筆者は，治療関係でも，患者と家族の関係でも，日常生活でも，しばしば目の当りにしてきた。ジントニーという特徴と巧みな社会性とは実は相容れないところがあることを，意外に通常人が敏感に察知するのかもしれない。

これに対し，神経症圏の人，対象関係因性の抑うつの人では，はじめは単純で一様なパーソナリティ構造をしているように見えても，必ずこの「ひねり」が，容易にほどけない結び目のように現れてくる。そして，それが彼らの人生の展開をある地点で停滞させていることが明らかになってくる。

✝両価性

この「ひねり」がないということは，内因性の患者が両価的要素をその内部に保持しないことと関係があると思われる。

これまでに少なからぬ精神分析的議論が、「うつ」の患者における強い両価性を主張してきた。しかしこれが、つねに内因性の患者の分析経験から得られた結論であるかどうかには、疑いがある。この領域の嚆矢であるアブラハム(47)の論考も、**両価性**に注目しているが、躁うつ病患者の「**前両価性 Vorambivalenz**」を指摘してもいる。自分の感情につねに相反する要素が現れること、あるいは他者からのメッセージの中につねに相反する要素を受け取ることを両価性の特徴とするならば、内因性の患者にはむしろ、両価的な感情とパースペクティヴを保持する能力の欠如があると考えるべきではないか。

クラウス(48)は、内因性躁うつ病について、「両義性許容不能 Ambiguitätsintoleranz」の観点から、両価性に重きを置く分析的解釈に反対している。クラウスの「存在レベルでの過剰同一性」の概念から必然的に導出される。クラウスによれば、躁うつ病患者の感情・態度は、一義的であると同時に真正であって、自己全体と調和している。したがって、彼らの性質は、自らの内部に同時に相反する要素を抱えづらいし、両義的なメッセージに対応しにくい。

確かに、躁うつ病患者は、あるときにはある人に対して攻撃的・否定的であり、別のときにはその逆であったりする。この変化は、躁うつの気分の変動と連動して生じることも多いが、それだけではない。その場その場の状況によってもこのような変化が生じることがある。彼らには、もともと理想的評価と否定的評価の両極に傾きやすいところがあり、それが同一の人物に向けられることもある。これらのことは、彼らに強い両価性を指摘する根拠となりがちである。しかし彼らは、そのときどきの感情・認知においてはひとつの統一体である。この意味で、彼らの感情・認知が黒白に分かれがちな傾向を強い両価性に帰すことはできないであろう。

一方で、対象関係因性のうつ状態を呈する人の場合、両価性を保持する能力は維持されている。しかし、両価的な感情や認知によってたえず揺れ動いている自己評価もしくは他者評価の秤が、ある限界点を超えて否定的方向へ傾くと、自己が打撃を蒙ったり、被害的傾向が出てきたり、怒りが噴出したりするということが生じているように思われる。対象関係因性の抑うつ患者において特に問題になるのは、対象に対するある感情・認知の背後に、同時に**それと相反する感情・認知が忍び寄る**点である。臨床的に顕在化するときには、そのことに伴う揺れがそのまま自己の状態全体の揺れにつながっている。

対象関係因性の領域には、ある独立や成功の地点へと促されていながら、その地点に差しかかるとブレーキがかかって先に進まなくなり、抑うつ的になるような患者が多い。対照的に、内因性の症例G（↓72頁）の考察において、患者が、本番の発表の舞台などまでは精神の緊張を維持し、それが終わるとうつ病の症状がぶり返すことを述べておいた。このとき、目標の地点が過ぎると荷降ろしと疲労のために目標志向的な緊張[49]が維持できなくなるということが生じていると考えられる。一方、大学生や大学院生の神経症圏の症例を扱っていると、重要な本番の直前で立ち止まってしまったり、極端な場合はそこでひきこもってしまったりする例に頻繁に遭遇する。おそらく、本人の意識にのぼらない何かが、その地点を通過することを妨げるのである。

†関係の一重性と二重性、あるいは対人関係論と対象関係論

さらに、内因例では、周囲の現実環境と本人とのあいだによい循環関係が成立しているかどうかということを、そのまま問題の中心として診療で取り扱うことが有効である。これは、本人と周囲の他者との関係が一重であることに対応する。

もちろん内因性の患者に、幼少期から、社会的に仕事を達成し成功することを要請する「支配的他者 dominant other[50]」が現れ、取り入れられている場合は多い。その他者に対して本人は、おそらく生得的な同調性ゆえに、まっすぐに応えようとする。後年になってようやく、このような支配的他者との関係に疑念や攻撃的な気持

ちを抱くようなことが出てくる。特に、実際にうつ病を経験することをきっかけにして、そのような意識がのぼってくることがあるようである。

しかし、現実の他者の姿の手前にこの支配的他者のイメージが存在し、そのイメージ、あるいはそのイメージが転移されたものを取り扱うことが治療に役立つということが、筆者の経験ではあまりない。治療でも、患者と他者、患者と治療者の関係は一重であると考え、そこに内在している問題を取り扱ったほうが有益な印象がある。

これに対して、神経症圏の抑うつの場合、自己と環境との関係には二重性が存在していると見たほうがよさそうである。彼らと周囲状況の関係を直接見ていただけでは、彼らに生じていることを見通すことはできない。どこからか、何らかの影が落ちてきて、それが彼らを抑うつに陥れたり、彼らの人生の前進を妨げたり、治療者を含めた周囲の他人に心を打ち明けることを阻んだりする。その影の材料はやはり現実の中にあるとしても、その影が現れるおおもとの原因は、おそらく原初的な対象関係にある。そして、影が作る世界と現実は、二重になって存在している。以前から存在している対象関係の問題が、現実の環境の中から自身を開花させる養分を吸い上げてくるといってもよい。したがって、この影のほうを取り扱わないと治療は展開しない。

たとえば、ときおり大学生の診療で見られる例として、大学院で教育学を専攻する学生がなぜかそこで足踏みを始め、抑うつ的となって留年を続けるというような場合がある。このような学生では、しばしば、年長者が年少者に対してある引き上げ方をするという教育の本質・理想への期待と、その裏に両価的に併存している現実の教育への幻滅が、抑うつ状態の発現以前から内面で綱引きをしていたのを見出すことができることが多い。本人に内在する課題ゆえに教育学という学科が専攻されたのであるが、その同じ課題が、専門の専攻環境という教育の場で、精神的問題が顕在化するのを準備していたのである。このような場合、研究室での仕事と本人の関係、実際の交友関係などの直接的なつながりのみを一重に検討したのでは、何も見えてこないし、抗うつ薬もほぼ効果をあげることがない。

この、一重性と二重性は、それぞれの病態に対応して発展した理論の性格に反映していると考えられる。ほとんどの精神分析理論の内部で、内因性と非内因性の区別がなされていない。それでも、その中に、以下の区別は存在していた。内因性のうつ病を対象にした人間学的・現象学的うつ病論と同様の方向へ発展してきたのはコーエンらとフロム＝ライヒマン[51]、アリエティ[52]などに代表される対人関係学派であった。この学派は精神分析に属しているが、実際には、現実の対人関係の力動を現象学的に扱ってきた。これに対して、神経症的・パーソナリティ障害的な病態に対応して発展してきたのは対象関係論だった。こちらのほうは、現実の対人関係よりはるかに優位に、内界の対象関係が他者の中に広がっていく局面、あるいはそれが精神分析の転移空間の中に広がっていく局面を取り扱ってきた。

これと関連して、対象関係因性の病態にもそれに特有の**自閉性**があることを指摘しておこう。

内因性の自閉は、同調性のために自分と地続きの他者を想定してしまい、根底から自分と異なる他者を尊重するということが苦手なこと、役割関係の中に埋没した自己が主体的他者を尊重しないことなどに基づく。そこに、内因性患者は関心の対象が自己に狭窄しがちであることも加わる。

一方、対象関係因性の患者は、ここに述べたような二重性の中に生きている。彼らの心的空間の中にある他者は、内因性の患者にとっての他者よりもはるかに他者性を帯びているといえるかもしれない。しかし、彼らの心的内界が投影されている層が現実の層と一致しているわけではない。まったくずれていることも多い。そのときには、彼らは、彼らの内界が投影された層で**自閉的に独り相撲**をとっているように見える。この独り相撲的な認知のあり方は、マカロウの議論に触れるところで振り返りたいと思う。

✝身体性

対象関係因性の領域では、身体状態への精神分析的な解釈にはそれなりの意義がある。たとえば、自己の中へ取り入れられた対象への攻撃性が身体症状として現れるといった見方は、ひとつの解釈に過ぎないにしても、その解釈の妥当性が徐々に治療の中で示され、患者の側にも受け入れられていく場合がある。このような解釈は、身体症状と心理的働きとの関係において、心理から身体へという方向でなされている。

一方、このような解釈を、内因性の領域で身体に現れる「**状態性** Befindlichkeit」の理解にまで敷衍することには疑問がある。内因性の領域に存在するのは、身体と精神が渾然一体となった領域であり、それがうつ病では停滞する。シュナイダー[53]が「生気的 vital」という用語で何を意味しようとしていたのか、今ひとつはっきりしないにしても、それはこの領域のことであると考えて差し支えないのではないか。内因性の状態像の把握は、基本的に、この心身が渾然一体となった領域の内部で行なわれるべきであると思われる。

✝生成抑止と自己形成

うつ病の内因性を決定的に示す症候を明らかにすることはできないにしても、時間性はその有力な候補である。この点は、ゲープザッテルら[54]が詳細に論じた。

われわれには、意識の手前で、絶え間なく未来の中へ流れこむ生命の本質がある。このことを語ったのはシェーラーである。ゲープザッテルは、うつ病で生じているのはこのレベルで生じる「生成抑止 Werdenshemmung」であり、「**生命内在的な** lebensimmanent」時間的生起の障害であると考えた（第1章）。

ところで、ゲープザッテルはもうひとつの生成抑止について語っている。これは、パスカル、キルケゴールに由来し、生命論よりは系譜上**実存主義**に流れこむ。パスカル[55]は次のように語っていた（断章一七二）。「われわれは現在に留まっているということがない。そうではなくて、われわれは、先取りするように、未来に手を伸ばす。その未来はゆっくりとやってくるように見え、その到来をわれわれは速めたいと思う」「われわれはけっして生きてはいないが、生きようと希望はする」

パスカルは、ここで人間は未来に跳躍し、そこに「気晴らし le divertissement」を求めようとするとした。現在は空っぽである。人は未来に、気晴らしを求め、結果・名声・力・金を求める。そのうちに暗い悲しみ・苦しみ・絶望が頭をもたげてくる。キルケゴールでは、さらに「**沈鬱**さ Schvermut」が高まっている。

パスカルにとってもキルケゴールにとっても、ここで決断による自己形成という問題が現れる。キルケゴールにとっては、それは、「世界 Welt」での自己形成の道を選ぶか、神の国での自己形成の道を選ぶかの選択である。ハイデガーでいうならば、死への存在である人間が「本来的 eigentlich（この語には「固有の」という意味もある）」生を選ぶか、「人 das Man」として頽落した生を選ぶかである。このような決断にかかわる時間を、ゲープザッテルは反省された時間と呼んだ。

私見では、この**生命内在的時間と反省された時間の対比**は、うつ病とひきこもりの関係を今日考える上で決定的に重要である。生命内在的時間とうつ病の関係については第1章で触れたので、ここでは、ひきこもりと反省された時間との関係について触れようと思う。ひきこもりの人がひきこもっているのは、空っぽの現在である。彼らはその中で時間が過ぎ去っていくという感覚さえ失っていることが多い。そこから彼らは跳躍できない。つまり外へ出ないし、出ようともしないように見える。なぜならば跳躍の先は、まさに頽落した世界、気晴らしの世界、結果を求める世界だからである。しかしそこで跳躍しないことには、現実の社会生活が成り立たない。神の国に生きることも、本来的に生きることも、理念として存在しうるに過ぎないからである。中世のアシーディア（第1章）は、このことの不安が背後から襲いかかる様態の系譜の源に位置するものだったのではないか。

気晴らしの世界、結果を求める世界に向かって跳躍することは、自己の「**固有性 Eigentlichkeit**」を失うこと、世間に生きること、いわば「普通のおじさん・おばさん」になることにほかならない。彼らは自分の固有性が世間に汚染されることを避け、いわば塹壕を掘って閉じこもる。[56] ひきこもりは、神の死んだ時代において本来的・固有的であるとはどういうことかという実存の問題とかかわっているように筆者には思われる。

ひきこもりの人が外部から抑うつ的に見えようとも、またいかに彼らが自分のことを抑うつ的と表現しようとも、以上の意味で、ひきこもりの人は本書の文脈における内因性のうつ病ではない。

3　マカロウの慢性うつ病について

マカロウ[57]は、予後の悪い慢性うつ病の改善のための精神療法を開発することを目的とし、ＣＢＡＳＰ（Cognitive Behavioral Analysis System of Psychotherapy）を開発した。これは実行するまでにかなりのトレーニングを要する方法であり、筆者の知る範囲では、それほど本邦に普及していない。しかしマカロウの主張するところには、ここでの主題にも関係する興味深い論点が含まれている。

マカロウはまず、コミュニティで得られるサンプルについて、気分変調症の自然予後がよくないことを調べている。対象とされているのはＤＳＭの気分変調症である。しかし、筆者には、マカロウのいわんとしていることがよく当てはまるのは、内因性ないし準感情病性の気分変調症ではなく、対象関係因性ないし性格スペクトラム障害にある気分変調症であると思われる。

次にマカロウは、慢性うつに陥っている人に特徴的な現象として、彼らの対人認知にかかわる思考が、通常の

表2-6　マカロウ(22)が取りあげたタイプの慢性うつの患者の特徴（要約）

1.	「前操作的」思考のもとに読唇術的に他人の思惑を読み取り，自己否定的な結論を出す
2.	不変の確信となっている特別な認知の枠組・世界観をひそかに保持している 人間はエゴによって他人を傷つけ合いながら生きているものだ， すべての良好にいっていることは必ず不幸に反転する， 生殖にかかわることは不幸に不幸を重ねるだけだ，など
3.	上記の確信に触れる出来事が前面に出てくると，思考が前操作的になり抑うつに陥るという変動性
4.	上記の確信が実際に実現するように，自己あるいは他人に対して，意識しないうちに圧力をかけていること

因果的系列を構成せず、ピアジェの意味での前操作的段階に留まっていることを主張した。たとえば、彼らはしばしば読唇術的に他人の思惑を勝手に読みとり、客観的視点から対人関係について得られる結論からはかけ離れた、自分が特別に否定されるべき存在だというような結論を導き出す。

彼らのこのような前操作的論理と関連しているのが、彼らに特有な認知の枠組みである。筆者の経験でも、マカロウが対象としたような人たちにある程度深く立ち入ると、普通の人は抱かないであろう、**岩盤のように固い確信**に触れることがある。その内容は、たとえば、人はエゴによりつねにお互いを傷つけ合って生活している、世の中は不幸な出来事の集積である、良好に進んでいることはすべて早晩不幸な結果に陥る、生殖行為は新たな不幸の再生産にほかならない、といった種類のものである。彼らはしばしばこのような認知の枠組みを、つねにそれを通して世界を見る**すりガラス**のように、頑迷に保持している。その結果、世界の中の出来事は、結局彼らには、このすりガラスの正しさを裏づけるものとして立ち現れることになる。それどころか、彼らは、実際の対人関係がこのすりガラスを裏づけることになるように、つまりすべてが不幸に終わるように、自己と他者にひそかに圧力を加えてさえいる（表2-6）。

筆者は先に、対象関係因性の患者の二重性を述べ、一方を影と形容した。この影はここでいうところのすりガラスに映る。また、すりガラスのもととなっている対象関係によって形成されるのが彼らの岩盤のような信念である。そして読唇術的に結論を引き出し、自己と他者に圧力をかけているところが、対象関係因性の自閉、独り相撲である。服部と筆者[58]は、テネシー・ウィリアムズの代表作『欲望という名の電車』のヒロイン、ブランチを例にして、このような振る舞い、つまり「独り相撲」を論じ、自らが自らの悲劇的結末をわざわざ作り出すさまを描き出そうとしたことがある。

このような患者は精神分析的精神療法の対象と思われるが、マカロウは、前操作的な思考を「こうすればああなる」という論理的な思考へ変えるモチベーションを与えて、認知行動療法的な方法に導入する工夫をしている。

4　非内因性の症例の実際

必ずしもここにあげてきた神経症性・対象関係因性の抑うつのパターンに当てはまっていないかもしれないが、この群に属する症例をいくつかあげて検討する。

【症例H】　ある中年の既婚女性Hは、強い悲哀感と抑うつ感で入院してきた。入院時の診察で男性医師に述べた発病状況は、当時その患者が働いていた職場での責任を果たそうと奔走したあげくに力尽きたというものだった。症候からも発病状況からも通常のうつ病を疑うのは正当なことと思われた。もっとも振り返ってみれば、診察室で流された涙の中にアピール的要素がなかったとはいえないかもしれない。

入院してしばらくすると、女性医師や看護師たちのあいだから、Hのうつ病の診断に疑義があがるようになった。どうもこの女性患者は、公式の面接の場ではそのような姿を見せないものの、病棟生活では、すでに入院の当初から、同年齢の若い女性医師、看護師などの態度を天秤にかけ、どの人の態度が職業人としてふさわしい態度であるかといったことをあげつらったり、けしかけるように、あるスタッフに対して別のスタッフの問題点を告げたりしていたようだった。女性専門職を巻き込んで、女性間の鞘当を引き起こすような言動を取っていたらしい。ただ、この姿は男性医師には見せなかった。

その後の経過も、精神療法過程も、薬物療法への反応性も、この症例の非内因性を示唆した。Hは、薬物療法へ反応しないまま、しかし抑うつ状態からは数カ月の単位で脱出した。その後はときおり家族への心理的不満を爆発させ、そのときに大量のむだな買い物を行ない、過食気味になるということが続いた。家族の観察では、そのようなとき、Hはあたかも意識が朦朧としているような状態に陥るとのことだった。このような状態になってからは、家族全体が彼女に振り回されるようになった。

治療では、彼女が入院以前に就いていた仕事が、葬儀の際に家族の茶席を用意するという象徴的な意味をもつ仕事であったことに意味がありそうだった。Hはその仕事に特別の意味を見出し、身内を失った家族を饗応する役に自らをわざわざ置いていた。同時にHは、混乱した職場にも、満足のいかない家庭にも、それを首尾よく統率しうる主《あるじ》が現れてしかるべきであるという考えをひそかに抱いているようだった。家庭については、夫がそのような役を果たしていないという憤懣を強く述べた。Hは寡言だが芯のある息子にその役を託していたふしもあったが、女性的で影のある息子を完全に頼りにしているわけでもないようだった。

Hは、職場についてもその運営に憤懣を抱いていたが、結局自分が率先してわが身を粉にし、混乱した職場を収拾する役を担おうとしたあげくに、抑うつに陥っていた。なお、この症例は数年にわたる支持的な精神療法でほぼ問題のない状態となった。

Hの場合、職務で最後まで力をふりしぼったあとに抑うつ状態に陥っている点が、内因性のうつ病の発病状況を考えさせた。このことについては、この患者に見られる**ヒステリー構造**への理解が必要になる。

ヒステリーの女性は、身の回りの社会構造をとりまとめる特別にパワーのある男性、「主《あるじ》」が存在することを要求する。そして、その男性から自分に（場合によっては特別な）何かが与えられてしかるべきだと、ひそかに考えるところがある。ところが多くの場合、この何かは与えられない。すると、そのときには、今度は自分がこの主の役割を肩代わりしようとし始める。しかしそれは、周囲への身を粉にしての献身となるが、孤軍奮闘のすえ、矢折れ、倒れることが多い。そこからは、自分の症状によって、むしろ頼りにならないような周囲の人を振り回し始めることがしばしばである。

【症例Ｉ】　高度な専門技能を有し、事務所に所属して働いている中年期の男性。Ｉの主訴は抑うつで、幾種類かの抗うつ薬も試されていたが、効果ははっきりしなかった。自分の専門書を規則に従ってきれいに並べておかなければ気が済まないというところは、几帳面の現れと思われなくもなかった。しかしその几帳面さは、仕事において借りを作らないというほうへ向いてはおらず、この習慣は、むしろ個人的で審美的な強迫性を表していると考えたほうがよさそうだった。

Ｉの場合、抑うつの影につねに人生の虚無感の訴えがつきまとうことが特徴で、そのことが治療を困難にしていた。それでも、長いあいだ純粋なうつ病も鑑別診断の候補にあがってはいた。あるとき、Ｉは、病気で若くして友人が死んだときのエピソードを語った。この友人は稀な奇病のために研究機関で治療を受けていた。病気の性質上、何度も担当主治医たちの論文の材料となり、それで学位を得た医師もいたという。しかし、回復はかなわなかった。Ｉはこの話を、憤るでもなく、世の中はそのようなものだというように淡々と語った。Iの語り口は、Iがこのエピソードから感情的に距離をとって離れていることを示唆し、諧謔を含んでいた。この人を担当する治療者は、いっそう、この人の病理は内因性のうつ病ではないという見解に傾いた。

おそらくこの症例で問題となっていたのは、本章で論じられなかった**スキゾイド心性**である。有能で熱心な仕事師であることと、整理整頓に几帳面であること（しかしこれは審美的な色彩が強い）を、メランコリー型の特徴と見間違うと誤った方向に診断が迷いこむ。気質は、明らかに、状況に没入するのではなく、状況から諧謔的にデタッチする（離れる）方向に向いている。スキゾイド的な生き方は、それで安定しているならば臨床化しないであろう。この症例の場合は、虚無感を伴う抑うつで臨床化した。

この症例H、Iは、特に初期には一見内因性のうつ病に見えてしまうかもしれない例として呈示した。同様の可能性がある場合として、ここには例示できないが、能力の高い自己愛性パーソナリティの人の破綻がある。もともとエネルギッシュな気質の人が本格的にうつ病になった場合との鑑別が困難なことが多い。

【症例J】　ある女子大学院生Jは、特定の資格を取ることが学生の共通の目標であるような学部に在籍していた。また、その資格を取ることを特に父親に期待されてもいた。しかし、Jは、自分の自覚の中ではそのことに対する反抗心が明瞭に頭をもたげているわけではないにもかかわらず、なぜかこの資格のことは宙づりにして進路を未決定にし続けた。その間に、失恋、指導者との不倫関係の行き詰まりなど、いくつかの苦しい場面で抑うつ状態となり、ある精神科クリニックで薬物療法を受け始めた。われわれのもとでその後継続した面接では、父親の二面性に対しJが極端に対照的な印象をもっていることが、次第に明らかになってきた。学者としての父には特別に高潔な印象を保持しているが、その一方で、その父が世俗的なことに気をまわし始めると、そのたびに彼女はそのような父親にたいそう落胆していた。

Ｊの対象関係は、治療の転移関係に反映しているように思われた。たとえば、ときおり繰り返される不自然な面接への欠席や遅刻は、患者が治療者に高潔そうな面を見ながら、その俗物的な面をかぎとったか、あるいは父親に期待されている目標に近づくと自分の進展がとまってしまうというのと同じように、治療が進もうとするとそれがとまってしまうという意味があるのではないかと思われた。またここに詳述できないが、この父の本人への期待の源泉を探っていくと、この父が単に一般的な意味でよい学業結果を期待する父であるというだけでは済まなかった。父自身の具体的・個別的な生活史と社会背景を取り扱うことの意味が現れてきた。

内因圏の場合と比較して、神経症圏で周囲事情として問題となってくる事柄は、より**個別性の高い**生活史や歴史社会的背景条件である。この対比は、飯田がつとに指摘している。神経症圏の症例検討会では、親類縁者の経済的状況・学閥・諍い、それぞれの人の出身地の土地柄・風土などまでが事細かに話題になり、世事に疎い筆者は閉口してしまうこともあるのだが、確かに、この圏内の治療にはそのような知識が役に立つところがある。

【症例Ｋ】　ある男子大学生Ｋは、急激に生じた混乱状態の中で診察を申し込んできた。Ｋは、中学時代の外傷的ないじめられ体験と、けっしてはっきりとは語らない父親との確執のために、高校時代以降は心を開かず勉学の中に閉じこもるという人生をたどった。学業成績はその中で維持されたようであるが、Ｋは、大学に入ってからも同級生との会話の中になかなか入れなかった。診察が進むにつれて、その理由が、人間どうしが話をしていると、自ずとお互いやその場にいない他人への寸評や悪意が混じることに、本人が堪えられないためであることがわかってきた。Kは、テレビのバラエティ番組などは、その手の会話を冗談や芸に作り変えてできあがっているだけのように思え、嫌悪感のため見ることができない。父へのしこりがあるのにもかかわらずそれを診察室で語らないのも、診察の場を父というそこにいない第三者を非難する会話の場とすることをKが忌避するためだった。

Kは、サークルやアルバイトなどの場で安心できるよい人間関係を徐々に体験していったのをきっかけにして、さまざまなところで本心を打ち明ける方向へ人生の舵を切ったのであるが、そのときに失恋を経験して混乱状態となり受診した。その後Kは、再びそれらの人間関係を断ち、自分を他人から閉ざすようになり、抑うつ的になった。しかしその後、所属した研究室での人間関係に恵まれることなどによって、自然に自分のことを表出できる方向へやや進展しつつある。

この症例の患者の内界には、おそらくいくつかの生育史上の出来事に起因して、固定化した世界像ができあがっている。それはひとことでいえば、人間は会話によって他者を傷つけながら生活しているという世界像であると考えてよいであろう。これは、マカロウに言及したときに述べた、患者の中にある**岩盤のように固い信念**である。診察室での不自然な寡黙さは、そこでの会話もまた他人（具体的には自分がよく思っていない自分の父）を傷つける会話となることへの、かたくなな防衛だったと思われる。

【症例L】　初診時二〇歳大学一年の男性。同胞は弟がふたりいて、Lは長男である。弟ふたりは本人のような神経質さはもち合わせておらず、またふたりとも勉強には向かないと早くから思っていた。このふたりは順調に学校生活を送っている。Ｌは、体型は闘士型であるが話し方は同性愛的、父母は現在まで共働きで仕事熱心である。幼少時の学校の送り迎えは父方の祖父母だった。

特に教育熱心だったのは祖父で、会社でかなり高い地位まで昇ったあと、Ｌの幼少時にはすでに退職していた。Ｌはこの祖父に、今勉強しておいたほうがいい、サラリーマンの家庭だから勉強しておかないと安定して豊かな生活はできないよといわれて育ったらしい。他の親戚は、祖父の教えを真に受けたらいけないとまでＬに忠告したそうであるが、本人は祖父のいうことがいちばん正しいと思ってきたと話す。

幼少時のことを語ってもらうと、本人から、寝小便をしていた、弟といっしょにカレンダーに寝小便をした日にマルをつけていて、弟にトイレット・トレーニングで負けたという記憶があるというエピソードが出てきた。中学までは勉強が完璧にできて部活もしていたが、高校時代にはすでに後頭部痛があったという。現役のときには某一流大学を受けて不合格。一浪目はややランクを落としたものの、試験のまえに過換気症候群が出て不合格。二浪目はうつ状態となり、心療内科に通院しながらの予備校通いだったが、一浪目に受験したのと同じレベルの大学に合格した。

しかし、大学入学後、強迫症状と抑うつ症状が強く出るようになった。自分の身の回りのものを清潔にしておくという強迫行為のほか、すべての教科について、一から完璧に非常に時間をかけて勉強していき、少しでも穴があいたらそこですべてやめてしまうので、定期試験を受けるところまで到達しない状態が続いている。そうなると、家で一日一八時間くらい横になっていてからだがだるくて動けないという。読んだ本、自分のものにした知識に対して、神聖なものとして貯めておきたいという意識があるとも打ち明ける。

Lは、大学一年目のときにあるクリニックから出された薬を大量に飲み、地元の病院に入院した。そこでの同年代の人との交流を通して、祖父の価値観がすべてではないということに気がついたという。しかしそのことが話題になったあとの面接では、祖父と抱き合っている夢を見たと語っていた。なお、すでにほとんどあらゆる種類・量の薬物療法が試され、効果をあげていない。

この症例は、祖父のいうことを、兄弟の中で唯一真に受けたという点では、うつ病圏の人のあり方を思い起こさせるかもしれない。しかし、Lに家族との対象関係が病因的に働いているあり方は、内因性の人には見られない、少なくともそれとは質の違うものであると思われる。特別に患者にとって重要な位置を占めた祖父に対して、Lは、その価値観にのみ従うことに疑問を呈することはできているが、心の奥底では「抱き合う」という形で夢に出てきたような特別な愛情関係の支配下にある。また、知識などを貯めこんで神聖視するという方向の症状と、幼少の頃の寝小便を続けるという排泄の方向のエピソードが対をなしている。これらは、まさに両価性の問題が症例全体を支配していることを示している。抑うつ症状は、からだがだるくて動けないという形で現れるが、外界との疎隔も、抑制のような時間性の変化の感覚も伴わない。症状は試験のような「本番の舞台」の**手前**で本人の活動を停止させるように現れ、この点も症例G（→72頁）と対照的である。

大前[59]は最近、語の使用の歴史を詳細に遡り、デプレッションをストレス反応とし、重症症例に起源をもつうつ病（メランコリー）と対比させた。これは、現在の圧倒的な操作主義の中から内因症例（メランコリー）を救い出そうとする粘り強い努力である。しかし、非内因性の抑うつに、**容易に対処しがたい重篤なものがありうる**ことは指摘し落としているように思われる。また、そのような非内因性の抑うつが、通常の感情と連続しているといってよいかも定かでない。薬物の有効でない非内因性の抑うつ症例の中にも，当然，難治・重症例が潜んでいる。うつ病の専門家の中には，「生物学的に本当のうつ病を見分ける必要がある」というのはよいにしても，それ以外のものを，何か軽いもの，場合によっては医療の真正の対象ではないもののようにいう人がいる。しかし，そのようなことはとうてい軽々しくいえるものではない。

このような症例の治療に精神分析が突破口をもたらすものとして再度浮上するであろうか。精神分析を実践している医師の数は非常に少なく，その考え方・技法・訓練が万人に向けられていないことも事実である。一方，あたかも切り札のように最近いつももちだされる認知行動療法が，本当にこのような症例に太刀打ちできるのかも疑問である。この点についての治療的討議は今後の課題としたい。

なお，マカロウの図式が当てはまる対象関係因性の症例と，ひきこもりの症例については，ここでの説明によく適合する症例があるが，残念ながら呈示することができない。読者には，周囲を見渡してみることをお勧めしたい。そのようなタイプの人の治療をいとわない治療者であれば，ここに示したタイプの人に出会っているはずである。

第3章　患者の語りを聴くこと
――気分障害患者の発達史論と経過論から

第1節　患者の語りを聴く意味

本章の試みは、精神療法技法を呈示しようというものではないし、今日ナラティヴセラピーと呼ばれているものが期待するように、患者が語るということそのものに、治療的展開の可能性をことさら再発見しようとしているわけでもない。認知行動療法・精神分析療法・対人関係療法など特定の技法が、明瞭な効果を示す薬物療法と同等に、内因性気分障害の中核に有効であると主張するものでもない。

そうではなくて、われわれは、患者の語りからその患者のことについて教えられる立場にあるのだが、**その患者の行くすえに害を及ぼすことなくそれを聴き、受け取ることができる場面がある**ということを示すことが本章の目的である。また、**疾病経過のある時期にある種類の語りが出てくる**ことに注目し、これには何らかの意味があり、**経過のメルクマールともなるらしい**ということも示す。

ただし、非特異的な精神療法的関係の基盤の構築と介入の可能性については、示唆を述べておきたい。また、病理を考える基盤となる気分障害患者の発達史論については、多少詳細に試論を展開する。

表 3-1　うつ病相下に現れるものと、その取り扱い

クレッチマー：うつ病相では水位（エネルギー）が下がることにより，河床の石（葛藤）が現れる
シュナイダー：うつ病で現れる三大妄想（貧困・罪責・心気）は人間一般の原不安が露呈したもの
⇕
・うつ病下に現れるものが，人間誰しもが普通にもつ，疾病の本質とは関係のない不安・葛藤であるかは疑問
・しかし，これらを性急に扱わず，水位（エネルギー）の回復により消え去るのを待つ態度は重要

そもそも、内因性の気分障害の治療において、非薬物療法が決定的な役割を果たす局面はそうは訪れないように思われる。それでも、そのような局面に差しかかっていないところで適切な治療関係を作っておくことが重要なので、基盤となる治療関係の構築についての覚書を次節に記す。

そのまえに、「なぜ患者の行くすえに害を及ぼさずに」という一句を挿入したかについて触れておこう。

周知のように、クレッチマーは、うつ病相において現れる患者の葛藤を、水位の下がったときに河床に現れる石にたとえた。このことには、次の二点が含意されているだろう（表3-1）。

第一は、この現れる石（葛藤）は何ら疾患と関係なく誰もがもつものであるということである。これは、うつ病相で現れる三大妄想について述べたシュナイダーの立場[1]に類似している。シュナイダーによれば――筆者にはそれが必ずしも正当とは思われないのだが――妄想の主題が心気・貧困・罪業に集約されるのは、それらが人間一般のもつ「原不安 Urangst」だからであり、それがうつ病によって露呈するというのである。筆者はしかし、河床に現れる「石（葛藤）」のすべてが、疾病と直接は関係しない、人間誰しもがもつ日常の葛藤や不安であるとは考えない。ときにそれには、疾病の特異的本質にかかわるものが混じていると考えている。

第二は、この石は水位が回復されれば再び覆われるものであるから、そこに不用意な加工を治療の名のもとに加えるべきではないということである。不用意な加工の中には、単にその内容を聴き過ぎること、そこに精神分析的解釈を加えて患者に返すことなどが含まれると考えることができる。この点には筆者も賛成する。木村にも、不用意な深層心理的接近への警鐘がある。実際には、薬物療法が見出されてからの時代にも、「不用意」であるどころか、まったく的はずれ、サディスティックで、益になるところのない分析的解釈が広く行なわれていた可能性が高い。サザーランド（自らうつ病に罹患した心理学者）の手記には、病いが始まった頃に彼がかかった精神分析医の対応が揶揄されているが、そこには、うつ病の初期のもっともつらいときに、ひたすら分析医のもとを遍歴しながらそのような解釈に曝されていたという苦渋が滲みでている。

精神の病いには、どうして人間がそのような病いにかかるような抵抗減弱部位[*]をもたなければならないのかという、人間の条件にかかわる語りを患者から導き出すところがある。結局のところ、精神病理学は、**患者の語りから出発し、病いのもつ真理開示性を頼みとしているの**である。しかし、決定的な意味をもつ語りを治療の中で受け取ることのできる機会がそう頻繁にあるわけではない。

* 身体疾患の場合、たとえば免疫系の異常は感染症や自己免疫疾患への抵抗減弱部位となっていると考える。

第2節　基盤となる治療関係──空間の提供

1 「他者のための存在」か？ ──気分障害患者にまつわる幻想

さて、一般的な治療関係の構築は、さしあたって適切な薬物療法を必要な期間継続するために不可欠である。それを築くにあたって身構える必要はないが、適切に構築することがまったく容易であるというわけでもない。定期的に病院・クリニックに通うことは、そもそも、どのような人にとっても難儀である。日常の心理としても、具合が悪いときには病院にまでたどりつく気力・体力がなく、具合のよいときには病院通いに割かなければならない時間がいとわしい。このような心理は、気分障害患者の場合、より強く現れはしても、けっして弱められはしないと思われる。

精神科医のあいだには、定型的な気分障害の人は、律儀で約束を守り、医療的指示に従うというコンセンサスがあるようである。私見に過ぎないかもしれず、やや誇張した言い方であるかもしれないが、それは精神科医が共有する幻想ではないかと思われる。確かに気分障害圏の人には、奇矯な、エクセントリックな、予測不能な振る舞いを続け、それを平然と診察室の中にまでもちこむところはない。境界例水準の人とのあいだで生じるように、今日は時間どおりに来てくれるかと思っていたらまたもやすっぽかされ救急時間帯に受診されるということも生じない。統合失調症患者の場合のように、外来治療が軌道に乗っているように思われながら急に自殺が遂行されるということもそれほどないだろう。これらのことから、彼らが安定した紐帯で医療とつながっているように見えるが、はたしてそうだろうか。

気分障害圏の人の医療とのつながり具合を描くと、以下のようなものではないだろうか。

症状の重いときは、自分の内界から出ていく気がしない。自分を外の世界に開いてみようという一歩が可能性から排除される。重要なのは、**症状が重いからそうなるのではなく、そのこと自体が症状である**ということである。フロイト[4]が述べたように、病相に入っていくにつれて外界へのリビドーの備給が撤収されるということもできるだろう。独特の自閉が現れるといってもよいだろう。気分障害患者では基底気分と自分の身体とのつながりがとりわけ直接的であることもこの傾向を強めるであろう。

次に、外来通院の継続が可能な状態になったときにそれを持続させているものは何であろうかと考えてみる。現在の趨勢では、それは「心理教育」の成果、つまり医学情報として本人が通院の継続の必要性を理解したからということになるのかもしれない。しかしこれも、事態の一面しか捉えていないと思われる。そもそも、医療や教育などの力をもって、こちらの思う方向へ他人を動かすということはそう容易にできるものではない。このことは、もつれて容易にほどけなくなった心理的結び目を有する神経症圏の患者には特に目立って現れるもので、ある方向へその患者を動かそうとすると、かたくなにその反対へ患者が動こうとすることがままある。気分障害圏の患者は、そのような意味での天の邪鬼では通常ない。そのかわりに、意外に中核的部分では自分中心である。その自分中心性がある程度許容されていないと調子の崩れる人も少なくない。なるべく面倒な通院はご免蒙りたいと思っている人が実は多いと思われる。

「他者のために存在している Sein für Andere」というテレンバッハ[5]の標式を文字どおりに受け取るならば、またその他者に医師という「個人」も含めるならば、ここに述べてきたことはそれと相容れないだろう。躁うつ病圏の人は、他人のために行動し、照らし返されるように喜ばれることによって自分が活気づけられるというところが大きいことは事実である。それでも、「他者のための存在」という標識は誤解を招くし、日本人の美意識と奇妙に共鳴して独り歩きをしたと、筆者は考えている。具体的な他者に対してであれ超越的他者に対してであれ、献身という語が気分障害患者の本態を突いているとは筆者には考えがたい。少なくとも、幼少時から家族の騒乱を背負い、それを調停してきたような成育史をもつ人が、そのあとも自分を消尽するような献身を生きがいとする場合と、躁うつ病圏の人が他者への援助に自ら携わる場合とが異なるのではないかという観点は、それが類似のものとして見えることも多いだけに、保持しておくべきであると思われる。

ただし、躁うつ病圏の人の多くは、ひとたび公共的場面、たとえば診療の約束のような場面に向かえば、やはり律儀である。これは、マトゥセック[6]が、私的自己と公共的自己を対置し、躁うつ病患者においては実は私的自己のほうに強い備給がなされているのだが、それでも彼らは公共的自己において完全であろうとすると述べたことの一例となっている。彼らは借りを作ったままでいることをよしとはしない。

2　気分障害患者に提供すべき空間とは

いずれにせよ、彼らは通院にひきとめられている。そこには、それを可能にするプラスアルファがあるはずである。それはおそらく、その治療者が作り出している**空間性**であろう。それは、そこに出向いてけっして居心地悪くはないという程度の空間性であれば十分機能する。空間獲得の意義を述べたのはシュルテ[7]であり、シュルテはそれを、さまざまな疾患の精神療法一般について余人が到達できない深さで述べた。シュルテは空間について、その庇護性を述べるとともに、空間が有限で永遠のものではありえないという宿命を受け入れることの重要性もいいそえている。躁うつ病圏の患者は、この両義性を生きることが難しいタイプの人たちであろう。それでも、適切な空間性の提供は気分障害患者への接近の第一歩である。

神経症の治療ならば、それが神経症性の抑うつの治療であっても、治療者と患者が作る雰囲気と過程は異なってくる。多くのヴァリエーションが考えられるが、あるタイプの治療過程を想定して述べてみる。診察の中で患者の背後で患者を動かしているものが現れてくるが、それが何であるかは、はじめは朧《おぼろ》であり、また本人はそれにどう対処してよいかがわからない。この「何か」にどう対処したらよいのかを患者は治療者に問うが、完全な解答はいつも得られないままとなる。したがって患者は宙づりに置かれたまま次回の面接にやってくる。そのうち、患者が、その朧だが自分が背負った運命と関係しているらしいものに対して、何らかの行動を、診察室の外で自分から起こし始めるという展開が生じてくる。このようなプロセスを可能にするのも診察室の空間性であるといえるかもしれない。しかしそれははじめから、その外部との緊張関係に置かれている。この緊張関係は、気分障害圏の患者の治療には現れない種類のものである。

気分障害の治療を、アルコール依存の治療と比較してみることも意義がありそうである。ある先輩医師は、自分が死屍累々のアルコール依存症の治療を続けられたのは、その何割かが、患者の自己が非常に大きな他なるものに生かされているという意識をもつ方向に**劇的に変容**して治癒するのを見てきたからだと筆者に教えてくれた。そして、この変容したあとの意識は、つねに「**自力更生**」を考えるメランコリー型や執着気質の人の意識の対極なのだという。

執着気質の記述は、気分障害の患者の自力更生的側面を端的に表したものと解釈できる。筆者は、下田によるこの気質の記述を、過ぎ去ろうとしているものを取り戻そうとする契機がつねに働いているような気質と解釈することを試みた（第2章参照）。しかし、発病した患者では、その自力更生の契機はいったん空転し、本人はメランコリーの暗黒の中に転がり落ちたのである。このことは、空転に至るほどに更生（取り戻し）の努力が増強していく必要のないような空間が新たに作られる必要があるということを示唆している。

躁うつ病圏の人というのは、①屈託のない空間を周囲に獲得することと、②その空間が社会性を帯び始めたときにそこで責任に答えることという二つの契機が、その人の中で前景に立ちやすい人であるように筆者には思われる。その空間は、狭くてつましい対人空間であることも、大規模の空間であることもあるだろう。責任に答えよという要求は、断じて応じなければならないものとして当人に感じられることもあれば、できれば放置しておきたいやっかいなものとしか感じられない場合もあろう。それでも、この二つの契機のそれぞれに、彼らが座礁する危険が孕まれており、さらにこの**二つの契機の連結点**が彼らに危機をもたらす。この二つの契機の関係は込みいっているのだが、そこに気分障害論の妙味がある。そのような文脈の中で病前性格論を振り返る価値があることは、第2章で論じたつもりであるし、次章以降でも繰り返される。

いずれにせよ結論としては、われわれは、躁うつ病患者に対して馴染みやすい空間であるとともに、彼らとわれわれが治療契約に応じていく場所である空間を提供することでまずは十分であると考える。

第３節　空間の提供のみではうまくいかない場合

1　依存による遷延化と、躁要素を含む場合

しかし、このような空間の提供で容易に事がうまくいかない場合も考えなければならない。すぐに思い浮かぶのは、この空間があまりに依存対象となりすぎて、患者がそこでまどろむかそこにしがみつくかすることにより、うつ病が遷延してしまう場合である。それを避けるためには、患者が元来もつ目標志向的な緊張が維持されるように、病相が終わる時期に、患者を公共的な場へ押し戻すことが必要になる。

とるべきバランスは、個別ケースによって、状況によって、さまざまである。前治療者への信頼が厚かったために、それを引き継いで、非常に遠方から来院する比較的高齢のうつ病婦人を診ていたことがある。筆者は、特別な依存関係が生じる危惧からこのような治療設定を避ける方針でいた。しかし、この婦人が語ってくれたことから、このケースでは、遠方通院に隠れたよさのあることがわかった。彼女にとって自宅は、夫のために家事をしなくてはならない、狭隘化した、面倒な義務を伴う場であった。彼女は、月に一度そこから解放されて遠方の女友達と存分にしゃべるために、この通院を利用していたのである。

こちらの差し出す治療空間に患者の側が寄り添わない場合もある。自らの経験を振り返ると、やはり躁病要素の強い患者の場合が多い。特に若年の人である。躁病要素の程度をいうとき、必ずしも病相内の症候としての躁

の強さのみを考えているわけではない。その人の性格に組み込まれた躁的部分のことも考えている。そのような部分を強くもつ人は、責務を要請する空間に拘束されることを嫌悪・忌避する。あるいはそもそもその要請を感じさえしないかもしれない。病識なく躁病のために入院を余儀なくされた若者が、その後通院をしたがらないのは無理からぬことだろう。しかし、本人にとって苦しいはずのうつ病相が続く場合でも、容易に治療空間の中におさまらないことがままある。彼（彼女）らは、しばしば、うつの時期にはそのまま自室にこもっている。まだしも躁の要素が混じているときのほうが病院にやって来たりする。躁成分のある人の場合、うつ病相のあいだ多眠であることが多く、単極性のうつ病相で真っ先に自覚される不眠の苦しみが主訴として浮上せず、焦燥の目立たないことも多いことが、このことに与っているかもしれない。定職に就いていなくて多眠であることの不都合が実感されなければ、漫然と家で横になっているということになる。第１章に述べたような詳細な自己の状態に対する違和感が形を結ばない。

【症例Ｍ】　初診時二四歳の女性。受診時は活発で華やか。元気なときにはさぞ周囲を陽気な雰囲気にするだろうと思われる。しかし、Ｍの話し方は、若い年齢を考慮しても、ややストレートに過ぎるかという感じがある。思春期より、男性とのつき合いは途切れたことがない。

父親は職工で、母親は学校の先生である。Ｍは、母親から勉強を強制されていて、小さい頃からお母さんの期待に応えなくてはと思っていた。中学の途中までは成績はよかったが、勉強は嫌いだった。母親は嫌いではなかったが、母親の方針で、コーラを飲むこともマクドナルドに行くこともなく、習い事も随分していて、ストレス満載だったという。

中学の途中で「ぷちんと切れて」遊び歩くようになった。結局中学卒で高校へは行っていない。一八歳のときに結婚してふたりの子どもがいる。もっと若いときから気分の波はあったと思うが、二〇歳を過ぎたあたりからそれがひどくなった。気分の高いときは子どもを実家に預けてクラブに遊びに行ってしまったり、男性とたくさんつき合ったりする。今の夫はもう好きではないが別れていない。別の男性と現在つき合っている。食事の量が減ったり過食になったりして、体重が一時二〇キログラムくらい変動した。しかし、吐いたり、極端にやせ願望が出てくるようなことはない。

現在の実家は自分に甘い。父は自分のことをわかってくれないが、特に母親がすぐ子どもを預かってくれるし、足りないお金をくれる。気分は、落ちると夕方になっていて、天井を見ていたり、部屋をうろうろしていたりする。リストカットをしたりとか、消えたいと思ったりするなどがあるようだが、訴えに切迫感がない。Mは結局のところ、気分がもちあがってくると、生活リズムを働けるところまで戻そう、治療しようなどの意欲が出てくるようで、病院にもくるが、気分が落ちてしまうと家にこもってしまう。

やや異なる場合として、治療に組み込まれると、自然と自分が治療者に依存していると意識させられて嫌だと語った人を経験したこともある。

【症例N】　初診時二四歳の男性。Nの人あたりの具合は、通常の気分障害圏の人のそれよりもやや複雑だった。少々「ひねり」が入っていたといってもよいかもよい。生活史は複雑で、そのことが彼のややひねくれた人生態度、治療者への態度に反映していた可能性がある。

症候とその薬物反応性からは、内因性の気分障害圏と考えられた。抑うつ的になると日内周期が徐々に夜型にずれていくのだが、抑うつ気分とそのずれが抗うつ薬できれいにとまる。それにもかかわらず持続して受診しない理由を尋ねたときに打ち明けてくれたのが、先の思いである。

Nの場合、症候も単純ではなく、パニック発作様の症状、対人的に過敏で被害的になるところ、反復するいらいら、それにもかかわらずたえず愉快に友人と飲み明かしたいと思っているところなどが共存していた。ひとつのところに職を得ると徐々にその仕事がばかばかしいものに見えてくるというところがあり、しかも、この尊大な印象を与えること必至の内容を臆面もなく語った。したがってパーソナリティの問題であるという意見もありえようが、双極Ⅱ型ないしは「刺激性気質 irritable temperament」[8][9]の人の多彩な症状と性格傾向として全体を理解することもできると思われた。この人は一時転院していったが、結局また戻ってきて、しばらくのあいだ治療関係が続くことになった。

この事例は、**患者の自主性・尊厳が傷つかない形**で治療空間を提供することの重要性を教訓として残した。

躁病要素の強い患者に対する空間の提供の仕方は、うつ病のみの患者に対するそれよりはるかに難しく、さまざまな波乱が生じる。うつ病に対する精神療法の著述は近年にわかに増えたが、躁病に対する精神療法の記述は乏しい。躁を人格水準の解体の程度の高いものと考えるならば、そもそも精神療法のかかわる余地のないものとして躁が扱われることになる可能性もある。

躁病（双極Ⅰ型の躁病相）に対する精神療法的態度としては、躁病患者の語りを聴いているとこちら側にこらえ性がなくなってしまうが、やはり十分ゆっくりと耳を傾けてみるべきだと、テレ[10]は述べている。これは、入院を要するほどの躁病患者への接触において、ひとつの指針とも、挑戦してみる価値のある課題ともいえるだろうが、その後の治療の展開に生かされてくるような形でこのことを実行するのは容易ではない。

2　躁要素をもつ患者と境界例患者の対比

✝態度の急転

躁病で入院にまで至るような双極性の患者との関係一般については、いろいろな場合を経験した。

まず、二回の躁病相を含む期間は良好な関係にあった二〇代の女性患者が、三回目の病相期をきっかけに怒りのみをぶつけてくるようになった手痛い経験が思い浮かぶ。爽快な躁病から易怒的な躁病へという定型的な症状変遷が生じたためではない。治療者に対する態度そのものが正反対に振れた。境界例の患者に見られる理想化からこきおろしへの変転と類似していたが、境界例患者のそれよりもさらに決定的な治療者に対する価値づけの変化だった。その頃の面接で彼女が語っていたことから考えると、こちらにそのつもりはなかったにしても、治療者の姿勢がぐらついたように患者には映ったらしい。容易に患者に動かされない姿勢は、躁病患者の治療において、境界例患者の治療における場合と同様に重要なようである。

境界例患者の場合と躁うつ病患者の場合とで異なるところをあげるとすると、**患者の側がわざわざ治療者のほうを揺り動かそうとしているところがあるかないか**、ということになるであろう。無意識的であるにしろ意識的であるにしろ、境界例の患者には、治療者をそのように弄び、不動の治療者を期待しながら、その弄びによって治療者が揺り動かされると、それをひそかに楽しんだり、揺り動かされた治療者を嘲笑していたりしているところがあるように思われる。躁うつ病の患者の振る舞いに対してそのような複雑な心理の襞《ひだ》を読みとることは、深読みに過ぎることになると思う。

この症例では、何よりも、この転回点以前の治療者患者間の距離が、関係が良好であることに甘んじて近くなりすぎていたことが問題であったようである。話しがいのまったくないような対応をする治療者にそもそも双極性の患者は近づかないというところがある。しかし、長期にわたって波乱の多い時期を乗り越える関係をもたなければならないことを考えると、双極性の患者に対しては、多少遠い距離を意識的にとり、容易に揺り動かされない姿勢を示し続けることが必要なのかもしれない。

†性　愛　化

躁病要素をもつ患者とのあいだには、以上の問題とは別に、関係の性愛化の問題がある。異性の双極性患者との関係では、境界例患者との関係とは異なった性愛化が起こる。境界例水準の人には、医療を含めた社会的枠組みが課す限界（＝境界）の存在を告発するという形で関係性を築こうとするところがある。(11)性愛化はその延長にあるように思われる。また、性愛化の背後に安心して依存できる対象が欲しいという本音があるという重層構造も、比較的たやすく見てとることができると思う。今日では、境界例というべきかヒステリー圏と呼ぶべきか微妙なところに位置する女性患者で、性関係がなく自分を安心させてくれる異性を傍らに確保しながら、別のところで多彩な性関係をもっているような人に出会うこともままある。

これに対して、躁病における性愛化は、その背後に何か別のものがあってそれが性愛化として現れているというような重層構造を見ることが適当であるように筆者には思われない。それは、その量において、また噴出の仕方において病相中では病理的な現れ方をするが、その人の「**なまのもの**」が出てきたという印象を受ける。クラウス(12)が呈示した「真正さ」という指標はここでも揺るがない。

筆者自身の体験に戻ると、むろん数少ないことであるが、症状の落ち着いている状態で、治療に設定された枠という限界を知りながら治療者に向けて愛情関係を築くことを堂々と希望し、それをはっきりと表明した女性患者は、双極性の気分障害圏の患者で、神経症圏・パーソナリティ障害圏の患者ではなかった。躁状態に生じたことではない。彼女たちは、その要求を治療者が退けたときに、悪びれも恥ずかしがりもせず、治療関係はそのまま維持された。

第４節　発達史論と双極Ⅱ型への精神療法

双極Ⅱ型や気分循環性のパーソナリティといった、軽度の躁要素をもつ患者に対する精神療法の記述となると、本邦のものを国際的にも嚆矢とすべきかもしれない。

1　発達史論について

それらについての検討を加えるまえに、まず、躁うつ病患者一般についての古典的なコーエンら[13]の発達史論を振り返っておく。そこでは、将来躁うつ病になる素質をもった人の典型的な生育史として、以下のようなものが考えられている。

彼らは幼少期には存分に母親との共生的な時期を享受するが、この原初の至福をもたらす環境は、あまりに突如として、世俗的に一角の人物にならなくてはならないという「教育」環境に転換する。それを作り出しているのは、その人が「誰であるか」よりも「何であるか」が優先される社会土壌であり、それを取り入れている家庭の雰囲気である。ここからその子どもは、課された努力を続けることによってのみ原初の至福が回復される可能性があるという条件を受け入れた人生を歩むことになる。子どもをそのような方向に誘導する他者は、のちにアリエティ[14]が「支配的他者 dominant other」と呼んだ他者に相当する。

このような生活史上で何が生じるかを今少し追究してみたい。

まず、彼らへの教育が社会の中で「何であるか」という没個性的な役割を目指して行なわれているということは、この教育から、他人は個性をもった自分と異なる存在であるという意味での、他者の本来的な**他者性が排除されがち**であることを示唆している。

一方、このような子どもは、通常、この「教育」に対して**疑念を抱かず**、直観的・生理的に反抗することもしない。ここにも、前躁うつ病者の「真正さ」が覗いている。彼らは、他人の言葉を真に受けて、その影の部分を見抜くことが不得意なのであろう。彼らには、主体他者の他者性を視界に入れながら、その中で他者とは異なる自己を確立することに弱点があるといってよいかもしれない。

この「教育」に疑念が出てくるとすると、それは通常気分障害を発病して**から**である。そのときには同時に、この教育に引き入れた他者を頼りにしなければならない自己の自立性の脆弱さが意識されてくることもある。これは、病相中に出てくる葛藤には疾病に本質的なものが含まれている可能性があると、先に述べたことの一例に当たる。アリエティ[15]は、このような葛藤は精神療法の対象となるものと考えていたと思われ、その構想は現在の対人関係療法[16]に引き継がれている。

まず世俗的努力が実践されなければならない。その結果至福が取り戻されるかもしれないが、それを先に期待してはならない。この態度がこの人たちの自力更生的側面を構成する。彼らは、彼らが受けた「教育」に導かれていてそれから脱却できていないという点で「**他律的**」であるが、彼らに課されることになったのは不断の「**自**

力更生」である。「世俗内禁欲（マックス・ヴェーバー）[17]」の原理といってもよいであろう。彼らがその努力に見合うものをあからさまに期待しているわけではないだろうが，遅延して贈り返されるものがあることをひそかに期待してはいるだろう。こうして，目標志向的な緊張[18]が，彼らの活動を鼓舞し，誘導する。シュルテはこの緊張が回復されることを，うつ病回復の重要な契機として注目した。

報われ得られるものが天国的な至福であるとはいえないにせよ，「遅延」を介して努力が報われるという期待は，本邦で経済が成長過程にあるとき，現実的だった。職業生活に関していえば，若年のあいだの滅私奉公的な努力が，遅ればせながらのちに報われるという時代があった。また禁欲的に尽力するという姿勢は，日本の世俗倫理と相性がよかった。

現在ではこのような期待が非現実的であることが，時代の空気として若年の人に浸透している。城[19]は，『若者はなぜ3年でやめるのか』という著書で，旧態依然の企業の社風・倫理と現実との齟齬を強調し，この事象に取り組んでいる。今日，今の努力に見合った報酬は今受けないと損であり，その報酬を実際に要求する能力も必要とされる。努力はするがあとは受け身で主張をしない態度は，通用しがたい。また，今日の企業の内部は，ただ比較的単純な労働を安価に提供する身分が不安定な労働者と，非人間的な量の企業への献身を要求される上層部とに，分割されてしまった。企業が，その中で一つ一つ階段を上ることで人間的な理想像にも近づいていくようなイマージを提供することは，もはやないかもしれない。

古典的な前躁うつ病患者の発達史論に戻ると，彼らは，このような「教育」に従って社会に入っているので，自力更生を支柱にしているとはいっても，主体的に社会化されているわけではない。公的な社会で借りを作ってはいけない，そこで不断の努力を続けなければならない，という倫理を自分のものにしているということによって社会化されている。ただし，その社会化は，その人の**表面**に過ぎない。「公共的自己」での振る舞いに過ぎないといってもよい。公共的側面においても彼らの行動が「真正」であることに変わりはないが、それでも、**表面下では異なったものが蠢いている**。あるいは佇んでいる。それは、彼らにおいて、「教育」に売り渡されてはいない部分である。メランコリー型は、テレンバッハ自身はそのように描いていないにせよ、表面の側、公共に現れた側面に注目したときに見てとられる指標であるか、あるいは表面下の動きが完全に抑えられた患者に現れる指標であると思われる。

2　発達史論と「私的自己」、「公共的自己」の関係

この「教育」に売り渡されていない部分は、「公共的自己」と「私的自己」の区分に従えば、「私的自己」に当たる。しかし、その部分の現れはさまざまなものでありうる。口唇的欲求や自己身体に拘泥している自己であるかもしれない。公共的に認められる活動をするという目標を失って何をするでもなくなっている自己であるかもしれない。こじんまりした少人数のあいだに共生的な関係を維持しようとする自己であるかもしれない。離れつつある近くの人を自分のペースに巻き込もうとする、あるいはそのような人への依存関係をなんとか維持しようとしがみつく自己であるかもしれない。拡散的に多数の人へエロス的接近を続ける自己であるかもしれない。ときに、作品の創造に邁進する自己であるかもしれない。

創造性が発露する場合や、桃源郷的共生環境に身を委ねている場合は措くことにしよう。すると、そのほかの要素は、うつ病の遷延や躁病の混入を構成するさまざまな要素でもあることがわかる。うつ病相の遷延の一要素としては、自閉状態・目標の喪失・心気的な残遺症状・他者への持続的なしがみつき、躁病要素としては他者の巻き込みと性的関係の拡散・拡大などである。

表 3-2　統合失調症圏の人とうつ病圏の人との比較における「私的自己」と「公共的自己」[20]

	私的自己	公共的自己
うつ病	・自己を規定する上で優先する ・自己愛的に高められている	・負荷であり，過剰要求である
統合失調症	・秘密であり，遮蔽されている	・自己を規定する上で優先する ・自己愛的に高められている

マトゥセックが「私的自己」への備給優位の現れとして考慮していたものは、この中で、患者が自己の関心に没入しているような状態のみであったと思われる。そもそも、マトゥセック[20]は、この二つの自己の対比を、統合失調症患者とうつ病患者との比較の中で構築した（表３-２）。これまでの精神病理学の常識――統合失調症患者は自閉的で、躁うつ病患者は共世界的である――の逆を行くようなこの主張の含蓄は深いのだが、そのことにここでこれ以上触れることはできない。統合失調症の側での議論の意義については、統合失調症と「社会」との関係という文脈でマトゥセックの「本質属性」を論じることを介して、拙著[21]で論じておいた。

ここでは、「私的自己」を、先に述べた範囲にまで広げて考えることにしたい。また、うつ病圏だけでなく議論を躁うつ病圏まで広げておくことにしたい。マトゥセックは、本来「私的自己」への備給が優位なうつ病患者は「公共的自己」で完全であろうとして疲弊するが、しかし、公共的場に出ていかないとき、彼らには「墓場の静穏」しかないと述べた。この指摘は重要である（マトゥセックはそこまで踏みこんでいるわけではないけれども）。躁うつ病圏の人は、公共的な場で責任を果たすことのみにかかわると、元来優先されている私的自己への備給がそこにすべて吸い上げられて自己全体が枯渇してしまい、私的自己にのみかかわっていると、公共に通じる活動へ自己が駆動されないという矛盾の中にあると考えてみてよいだろう（図３-１）。その際、私的自己の領域を拡大して、公共的自己の外あるいは表面下に存在している自己は、必ずしも墓場の静穏の中にうずくまった自己だけではないと考えてよい。このことか

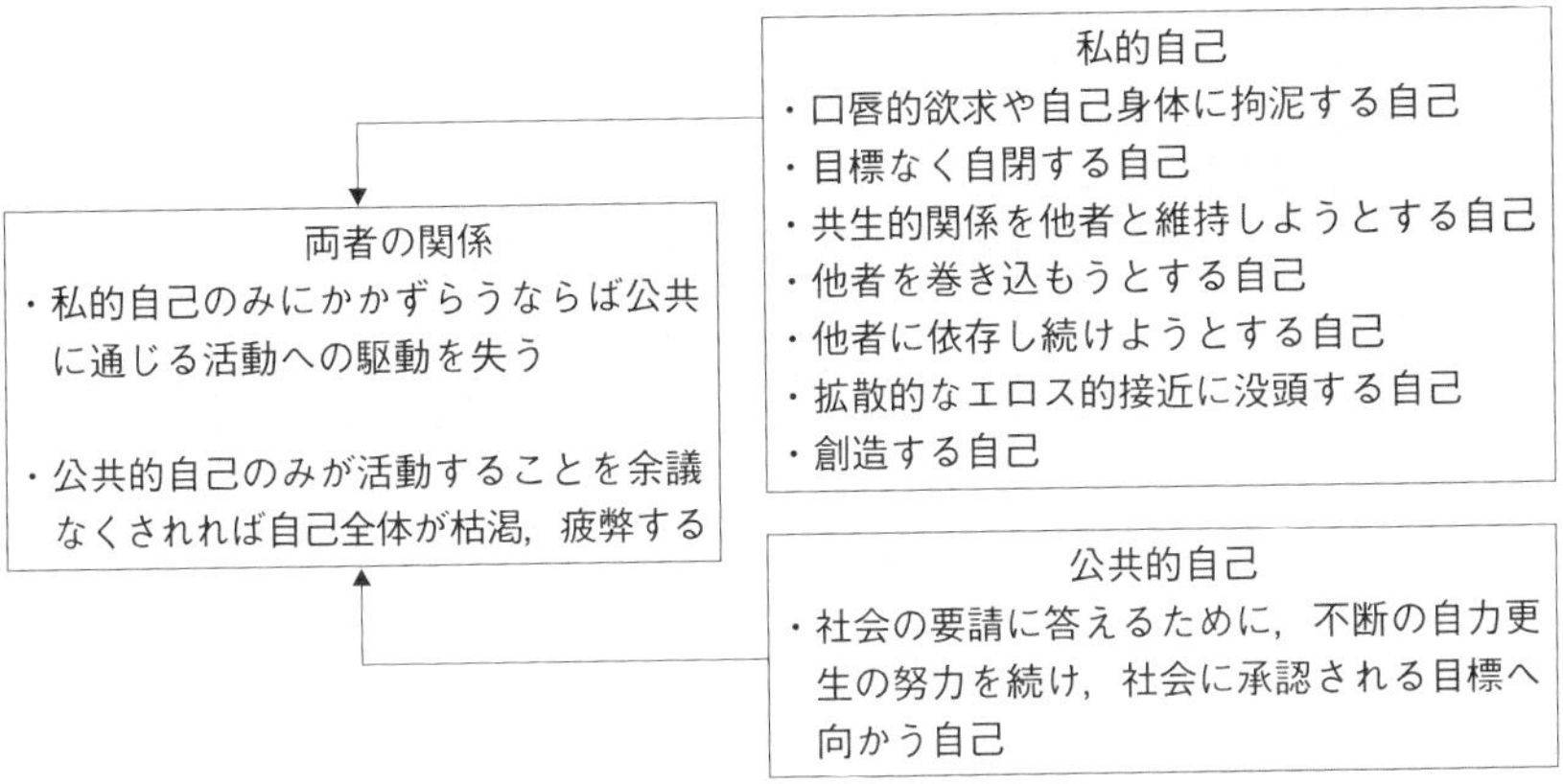
私的自己
・口唇的欲求や自己身体に拘泥する自己
・目標なく自閉する自己
・共生的関係を他者と維持しようとする自己
・他者を巻き込もうとする自己
・他者に依存し続けようとする自己
・拡散的なエロス的接近に没頭する自己
・創造する自己
両者の関係
・私的自己のみにかかずらうならば公共に通じる活動への駆動を失う
・公共的自己のみが活動することを余議なくされれば自己全体が枯渇，疲弊する
公共的自己
・社会の要請に答えるために，不断の自力更生の努力を続け，社会に承認される目標へ向かう自己

図 3-1　躁うつ病圏の人における「私的自己」と「公共的自己」

ら、彼らの失調は基本的に病相期のみに生じるとはいえ、彼らは普段でも、誇張していうならば、刃の上を渡るように生活していることになる。それでも、病相の外ではその困難を彼らは調停できている、つまり、なんとかやっていけているのである。

3　発達史と性格のヴァリエーション

以上を念頭において、発達史と性格にどのようなヴァリエーションがありうるかを、臨床経験を参照しながら考えてみる。

†「公共的自己」の禁欲によるメランコリー型への発展

まず、ここに述べた発達史の到達点として、表面の「公共的自己」がそのほとんどを占めるようになった性格類型が考えられる。これがテレンバッハのいう「メランコリー型」と考えてよいであろう。彼らは、その性格を形成した「教育」に疑念を向けることがなく、不断の努力を続けることで社会の中にある。その姿は禁欲的ではあるが、現実の場面で周囲社会と柔軟な交渉をする力や、距離をとって自分と周囲のことを俯瞰できるような余裕・洒脱を欠く。父母のうちもっとも本人の性格形成に影響を与えた者は、本人に対して自力更生を要請するきびしさをもっていることが多い。

そのような類型から発病する場合の誘発因子、前メランコリー状況については、分厚い精神病理学的発病状況論の伝統があるので、ここでは触れない。単に負荷・ストレスがかかったからうつ病を発症したという常識心理学的単線モデルは適切でないことを確認しておきたい。この類型の場合、いったんうつ病を発症しても、典型的な症状を経過したあとにもとの状態へ回復することが多い。それでもその過程で、自分が受けた「**教育**」**への疑念**が頭をもたげることはありうる。また、その過程で、ここで「私的自己」に含めた要素のどれもが噴出する可能性がある。そのため、不用意な「あばき療法」は事態を混迷させる。しかし、そのような疑念が出てきて私的自己が反乱を始めることがありうるということは、覚悟してかかるべきである。

このような人たちは、自分が社会へ取り入れられることを、厳格な「教育」に導かれたまま不断の努力をすることに置き換えている人であるともいえる。

†援助者を傍に置き「私的自己」への承認を得続ける場合

しかし、類似の素質をもつ人が「甘い」親に育てられることもありうる。それには二つの場合が考えられる。

第一は、本人に禁欲的努力が不可欠であることが刻印されることなく、本人は原初の至福の記憶を引きずりながら生き続け、自己と社会との連結部分で必要となる自立的社会性はひそかに親に**肩代わり**し続けてもらう場合である。この場合、本人の教育の中心となる親は、本人と同一の素質、すなわち共生的同調性への親和性をもちながら、ある程度十分な社会性を身につけていることが多い。本人は依存的な性格へ発達することになるが、元来の人あたりのよさもあって、やはり依存対象となってくれる配偶者を見つけ、そのまま結婚生活に入っていく場合も少なくない。そのようにして安定した結婚生活を続けていたとしてもうつ病を発症することがあるということについては、家庭外の生活領域からかかる何らかの負荷や、素質的気分変動性なども考慮しなければならないであろう。

　このようなタイプの人がうつ病に罹患する場合、病相内と病相外の区切りがはっきりしないことがある。抑うつ的になると依存性が目立ってきて公共的社会からは回避的となり、好調になるともともとの朗らかな同調性が回復してくる。このタイプの人は、前半生で得られていた依存対象を後半生で失うなどして、「しがみつくような clinging」抑うつの遷延状態に陥ることもある。アリエティが一九五〇年代すでにアメリカで指摘していたのは、このしがみつきタイプのうつ病が目立ってきたという印象だった。

　第二の場合は、本人が才能なり独特の輝きをもっていて、「教育」が、その才能を伸ばして社会に認められるために努力が必要であることを自覚させることには向けられても、実社会に入るための**自立性**を獲得することには向けられない場合である。この場合も、本人と社会との接点で必要とされる困難な交渉などについて、親が**先んじて**本人を援助していることがある。このような人たちは、一見活発であるが、自力で社会との軋轢を乗りきる能力にしばしば欠ける。このような「教育」が行なわれる背景には、本人が生来的にもつ輝きに親が魅惑されてそれを照らし返すという面があるかもしれない。このタイプは、軽いものであったとしても躁病成分をもつようになることが多い。

　躁病をもつ患者については、一九六〇年代にヘフナー[22]が、本人の音楽的才能に共鳴する母および母方の祖母と、秩序に厳格で本人の価値を認めない父からなる家庭に育った躁病男性患者を詳細に分析している。この患者では、父が代表する秩序への反撥が人生のモチーフになっている。一方、一九八〇年代にグラスナーら[23]が、アメリカでコーエンらの結果を追認すると同時に、輝きを秘めた本人の才能が庇護されるが、本人が社会性を身につける機会のない家族を見出している。

このタイプの適応形態も壁にぶつかるときが訪れる可能性が高い。それは、誰の援助も得られず自分の力で社会的に独立することを求められるときであり、彼らの輝きを照らし返しながら彼らが社会へ組み入れられることを援助する他者がいなくなるときである。強迫的で冷徹に秩序を固守しようとする無味乾燥な上司・同僚に囲まれたようなときなどにも危機は訪れるであろう。親と同様の援助役割を配偶者に期待し、まったくあてがはずれる場合も危機となる可能性がある。もっとも、そこで臨床的に発病することなく、そのことによってはじめて、自己の延長の上にはない他者というものを本人が実感できるようになるならば、それは、そのことによって本人が「進歩」「変化」したといえるかもしれない。なお、このタイプの人が発病した場合も、その遷延状態で、「私的自己」の範疇にあげておいた要素が失調態として現れることが考えられる。

†同調性の充足が早期から得られない場合

最後に、本人が同調性の素質をもつにもかかわらず、幼少期の共生的な満足を十分に経験しないような場合がある。単に親が育児に無関心だった、家庭の事情が複雑であったという場合もある。しかし、親が本人と同じ素質・気質をもっていて、すでに顕在発症していたという場合もある。たとえば、子育ての重要な時期に母親がすでにうつ病で子どもに関心を向けられなかったとか、父親が軽躁病ないし躁病を発症していて、あるいは躁的要素が父親の性格に組み込まれていて、そのため子どもに非常に高圧的な態度をとり続けていた、とかいうような場合である。

このタイプを見る上で**鑑別診断**が重要である。親に不調があったり、家庭環境が悪かったりすると、一般に子どもは、その環境要因によって気分安定性が脆弱になる。動物実験で見出されているエピジェネティクス（後天的環境要因による遺伝子発現の変化）による感情制御の脆弱性は、このタイプの脆弱性であると思われる。最近では、特定の遺伝子をもつ人は幼少期の外傷体験に抵抗がなく、感情制御が脆弱になってうつ病になりやすいともいわれている。しかし、そのような脆弱性が、ここで内因性と述べているうつ病のモデルとなるとは考えられない。この点についてのより中立で詳細な議論には、黒木[24]の総説がある。

いずれにせよ、ここで扱っているのは、もともと子どもにも内因性の気分障害の素質、特に他者との同調を求める素質があって、それにもかかわらず、家族内でその要求が満たされなかった場合である。截然と分けることはできないにせよ、そのような場合と、単に不遇な環境で育ったために不安定な状態の人を区別することもやはり試みるべきであると考える。現在、劣悪な家庭や社会環境で育って不遇な状況に置かれた人が、ときにはうつ病であるという自己診断をすでにもって、病院やクリニックにやってくる。このような人たちへの治療は、不安・不眠・孤独感・衝動性などに対して非特異的な薬物療法も必要になるし、長期にわたる労の多い精神療法を要する。ただし、彼らの大部分は内因性の気分障害ではなく、アキスカルの分類に従えば、性格スペクトラム障害の範疇の慢性抑うつに当たることが多い。

元来が同調性の素質をもっているのに何らかの家庭の事情でそれが満たされなかった場合、本人にやや特徴的な意識が生じてくる。筆者が経験したのは、どのように社会で生きていけばよいのかわからない、自分がどういう存在なのかはっきりしないというような、**自我同一性の拡散や自明性の喪失のような意識**だった。だからといって、彼（彼女）らが、今日の社会的ひきこもりの人たちのように、社会に出ずに自分が築いた強固な塹壕に閉じこもるわけではなかった。彼（彼女）らは、それでもたいていの場合、何らかの手掛かりによって社会に入らなければならない、そのような方策を見つけなければならないという意識を有し、それを実行していた。

4　本邦における双極Ⅱ型への精神療法論（牛島・芝・内海による）の検討

ここで、最近の本邦の双極Ⅱ型への精神療法の論考を検討してみる。メランコリー型の方向へ教育されながら、躁性の要素とともにそれへの反撥が現れてくるようなタイプの症例は、依然としてかなりの数が存在していると思われるが、あまり中心テーマとして取りあげられていない。甘い庇護を与える親をもつ症例への対処法も重要と思われるが、これも、逃避型を提唱した広瀬が言及しているに留まっているように見える。

それらよりも、劣悪な養育環境で育っているが同調性は保持している人を対象とした考察が目立つ。

牛島[25]は、体質的に同調性をもちながら、暴虐な父やキレやすい母親などに育てられた症例に注目している。このような患者は、子どものときに健康な共生的体験をもちえず、破壊的な悪い両親像を保持している。循環気質圏でありながら家族環境のために最早期に原初的幸福を経験していないような症例である。悪い両親像は、のちの社会生活の中でもさまざまな場面で姿を変えて現れ、衝動行為・暴力などに患者を導く。性関係依存や自傷行為なども現れる。牛島はここで、ふたりでいながらひとりでいるような一体感、自我オーガズムを獲得しなおすことが転回点になりうると述べている。健康な同調性をもった循環気質の方向へ本人を向かわせるために、その基盤を獲得することを促しているといってよいかと思われる。

興味深いのは、このような患者が、ときに、両親の一方と自分の血が同じであると語っていることである。これまでに、共生性にまで高まる同調性やメランコリー型が、「遺伝 nature」と「養育 nurture」の相乗効果によって世代間で伝達される可能性が指摘されてきた。テレンバッハが、メランコリー型の母親が将来メランコリー型になる素質をもった娘を自然と選び出してメランコリー型にまで育て上げることがあるといっているのは、その例である。牛島の論は、同調性を基底にもちながら激しい怒りを秘めた、あるいはそれをときに爆発させるような性格が、やはり世代間で、遺伝に養育が乗ずる形で伝達されることがあるかもしれないことを考えさせる。このような相乗効果は、生物-心理学的次元にあり、バイオ・サイコ・ソーシャルモデルを浅薄なスローガンとしてではなく考慮する一助となる。

芝[26]も、原初の一体感を経験していない女性患者について述べているが、体質的・遺伝的側面より、対象関係的側面が重視されている。すなわち、暴君的父親に虐げられた母親が患者本人を母親に同一化させるという家族背景が強調されている。ここで注目されるのは、患者の性格特性である。それは、意識的自己同一性がはっきりしないような性格であると記述されている。「同調性」であるともされているが、自分がなく、つねに他人に合わせた自己しか現れないような性格を指しているようである。

芝は、この性格を、自他が未分化な状態であり、ブロイラーの意味での同調性、異常な同調性であって、クレッチマー[27]の循環性格とは区別されるとしている。筆者は、ブロイラーの記述をそのように読み解くのは難しいと感じるので、むしろそこでは、これまでいわれているものと**質を異にした「同調性」**が呈示されていると考えたほうがよいのではないかと思う。本書では、ブロイラーの「ジントニー（同調性と訳されがちである）」をむしろクラウスの「過剰同一性[28]」の先駆概念として扱っている（第2章参照）。しかし、芝が描くような症例群は確かにあるのであろう。

芝のとった治療戦略は、他者との距離と、人間の行為はその行為自体とその行為に対する他人からの見返りから成り立っているということを、治療の中で、むしろ積極的に患者と認め合うことである。それにより、自他未分化なまま他者と気分に翻弄される状態から、メランコリー型の性格のほうへ、徐々に患者を誘導することが試みられている。

内海[29]の議論は、もう少し古典的な症例をもとに考えることができる。

内海は、「悪への通路」を塞がないことの重要性をうつ病の精神療法の中で述べる。ここでなぜ「悪」の語が使われているのかは微妙な問題を孕むが、そのことはひとまず措いておくことにしよう。ここでいわれている「悪への通路」は、まず、気分障害の治療の中で「善のループ」のうちに閉じこめられ安住してしまった治療者にとってブラインドになるものを指している。「善のループ」は、治療者が治療の努力をするのに応じて、患者が、「病んでいる人が果たすべき役割 sick role」を遂行することで、「善い」患者となることにより成立する。

筆者は、先に、このループの中にある患者の「公共的自己」は、患者の「表面」であり、当人にとってより重要な「私的自己」はその奥にあるということを述べた。このことに照らし合わせると、内海の論では、「私的自己」が現れる通り道が「悪への通路」とされていることになる。筆者は、奥に控えていて過剰に備給されている「私的自己」を「悪」と考えているわけではないが、そのことで内海の議論と決定的齟齬が生じるわけではない。患者にとっては、「公共的自己」が社会的に承認されるというループの中に入っていることがすなわちその人の社会化であり、そこで、患者に「善」の評価を与えられる。その社会化の外にあるものという観点から見れば、表面の奥で佇んでいる、あるいはときに噴出してくる「私的自己」に「悪」の呼称が与えられるのには無理からぬところがある。

内海の議論は、臨床の現実に対応して、この「悪」をめぐって揺れているように見える。内海はこの「悪への通路」を治療の中で塞ぐべきではないと述べながら、特に若年の患者に対して、ある種の「断念」が必要になることに繰り返し立ち戻っている。断念されるべきものとは、躁うつ病患者において、「公共的自己」の形で社会化されることのないまま、彼らの人生全体にせり出してくるものである。これに対して、「悪」は、いったんは「公共的自己」の社会化の形ができあがりながら、そこには収まらずはみ出すものとして考えられているようである。いったん形ができあがるまえのカオスは大人になるときに克服されなければならないが、形がいったんできあがれば、そこからはみ出すところを「遊び」としてとりあえず確保してよいということであろうか。精神療法的には、前者は、断念される瞬間が到来するのを待つべきものであり、後者は、性急に抑えるのではなく、行くすえを見守るべきものとされているように読みとれる。そうはいっても、究極的には、**断念されるべきものと「悪」とのあいだには深い類縁関係があるはずである**。筆者は、それらがともに、「公共的自己」に比べてはるかに強く備給されている「私的自己」に起源をもつものであると考えている。

躁うつ病圏の患者の「私的自己」と「公共的自己」は、危うい人間学的均衡の上にあるが、そこは、ときに介入のしどころとなる。たとえば、うつ病の遷延状態で職場恐怖が長く続く人、たえず職場が重荷になっている人に、薬物療法の工夫だけではなく、思いきった人生の転換を勧めることもある。もちろんこのようなことは、けっして成功する保証があるとはいえない「**賭け**」であるし、どのように機が熟したときにどのようにその話をもちだすかにも工夫を要する。

第5節　さまざまな発達史のあいだの関係と移行――症例を通して

1　多様な発達史の定式化の試み

これまでにいくつかの発達史を述べてきたが、これらをもって、内因性の気分障害が分離されたパターンに類別されると考えているわけではない。どの症例がどのパターンに属するかという硬直した考え方には意味がない。ひとりの患者の中にも、経過の中でいろいろな側面が現れてくる。

図3‐2は、ここに述べてきた発達史を系統樹の形で示したものであるが、必ずしも、発達史のある場面で分岐・停止が生じることにより、それ以後のその人のタイプが決定されると考えているわけではない。いったんある枝の先端に達したようでも、内因・環境・治療などのさまざまな影響によって、症例はさらに別の位置に移動しうる。

図3‐3は、飯田[30]が双生児研究を総括して示したものである。これが、一卵性双生児の生活史を比較するという厳密な方法論から得られているのに対し、本章は、ランダムに拾いあげた自験例と文献的考察から成り立っているに過ぎない。それでも、この二つの図に対応関係を読みとることはでき、そのことは、本章に示した見方の正当性をある程度裏づけてくれるであろう。なお図3‐2には神経症傾向が取りあげられていない。神経症の問題については、本書の他のさまざまな箇所で触れてある。

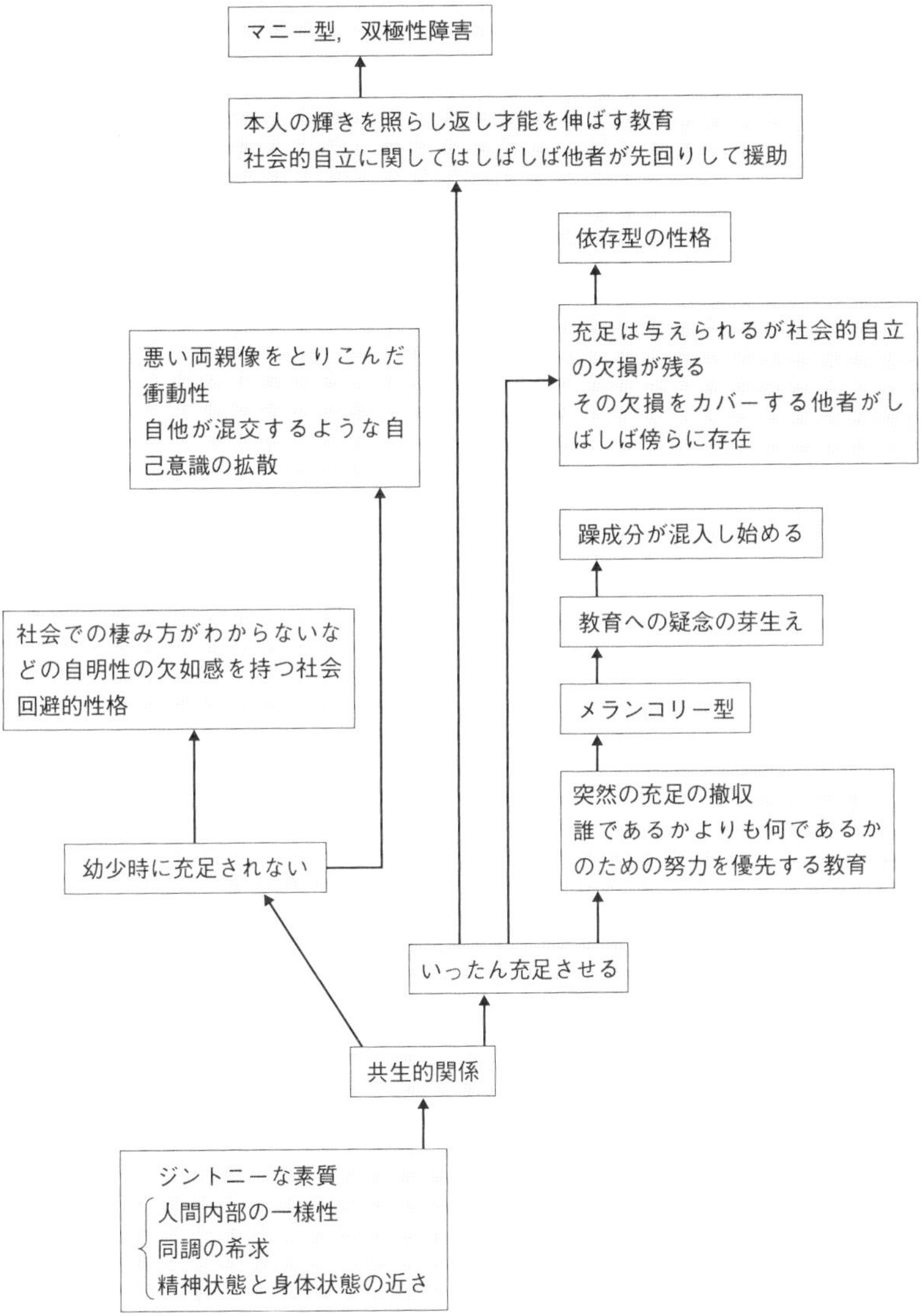
マニー型，双極性障害
本人の輝きを照らし返し才能を伸ばす教育
社会的自立に関してはしばしば他者が先回りして援助
依存型の性格
充足は与えられるが社会的自立の欠損が残る
その欠損をカバーする他者がしばしば傍らに存在
悪い両親像をとりこんだ衝動性
自他が混交するような自己意識の拡散
躁成分が混入し始める
教育への疑念の芽生え
社会での棲み方がわからないなどの自明性の欠如感を持つ社会回避的性格
メランコリー型
突然の充足の撤収
誰であるかよりも何であるかのための努力を優先する教育
幼少時に充足されない
いったん充足させる
共生的関係
ジントニーな素質
人間内部の一様性
同調の希求
精神状態と身体状態の近さ

図 3-2　躁うつ病の発達史のヴァリエーションを示す系統樹

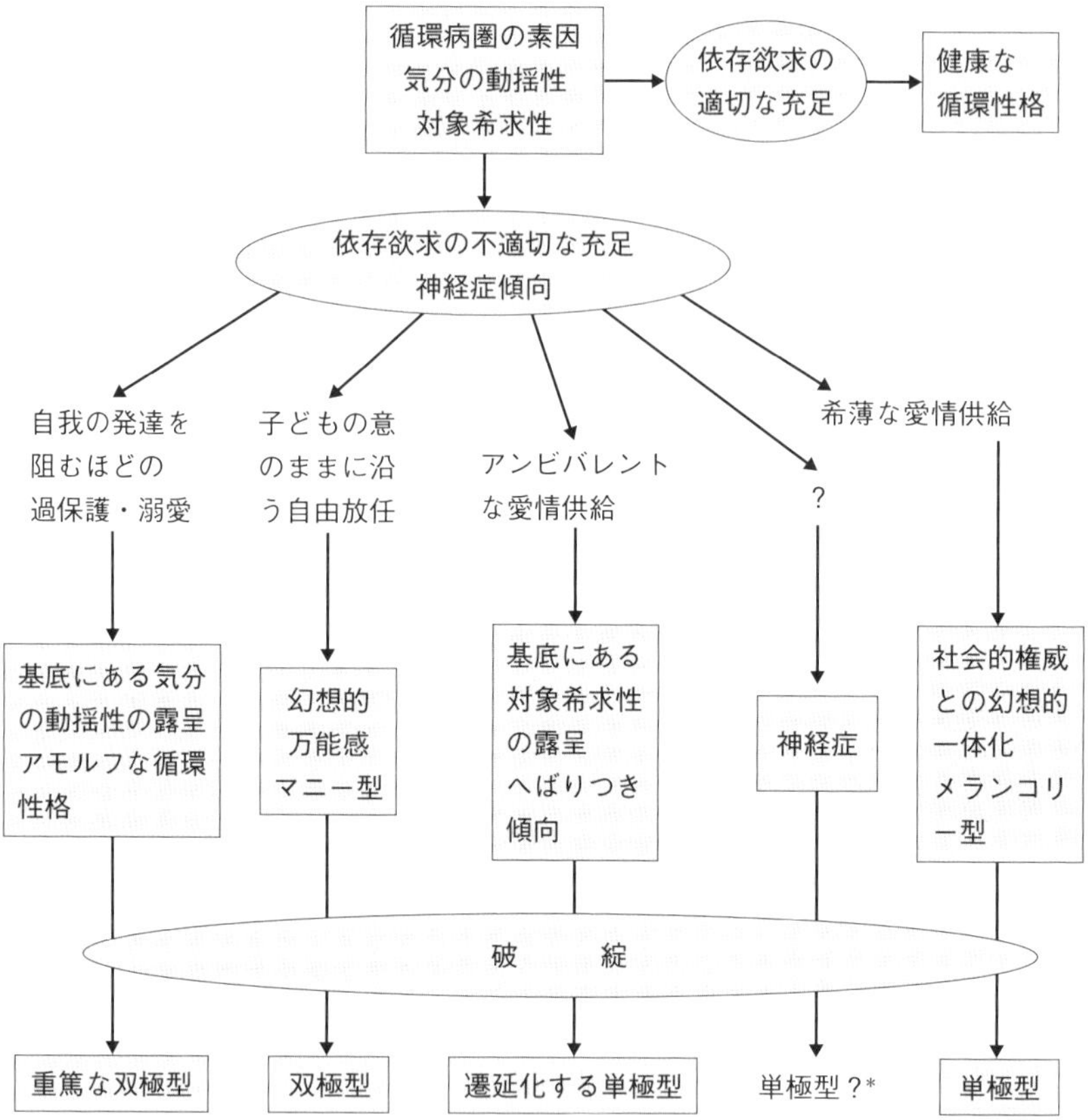

図 3-3　躁うつ病の発症モデル(30)

＊：このコースは我々の経験した双生児症例がないので仮に想定した．そのため，？を付した．しかし，近年の家系研究，重複罹患研究はこの存在を強く示唆している．

ここで取りあげたパターンが固定的に捉えられるべきものではないということを示すため、長期にわたる経過を知り得ている症例を呈示しておきたい（これは、別のところ[31]ですでに取りあげたものである）。

2　発達史のあいだの連続性――症例と考察

【症例O】　中年期に長期にかかわった女性。双極性障害と考えられる。この症例を診ていた時期には社交不安障害の概念は普及していなかったが、現在では、社交不安障害から双極性障害へ移行した例ということになるかもしれない。

Oは三人兄弟の第二子で、同胞はみな男性である。同胞の社会適応は良好であるが、弟のほうには気分に波があるらしい。家族の中心は母であったようである。Oの長男も、Oが気分障害を発病してからOの母（長男の祖母）がよく患者の相談に乗っていたと話している。しかし、患者によれば、患者の母は無口で黙々と働く男のような性格で、しんみり話をした経験はないと感じている。一方、父は子どもであるOに、朝方「仕事に行きたくない、人生は淋しい」ともらすことがあったらしい。自分の素質は父のほうだろうとOは感じている。この父は比較的早くに死去している。

Oは、高校在学時、対人恐怖的な悩みをもち、短大時代にも交友関係を築けないことで悩んでいた。その頃には、自分に自信がないというだけではなく、自分は変わっているのではないか、社会に出ていくことができない特別な人間なのではないかという思いがあったらしい。このことの原因をOは、自分の母の性質に帰すときがある。女性の生き方や基本的なたしなみを母から教えられそこなったという。また、患者は何でも話すことのできる女性の兄弟が欲しかったということをよく口にする。のちの入院時には、同じ気分障害で年上の女性患者と世間話や苦労話を語り合っていた。このときの様子からは、対人交流をもつことにさほど困難を感じ続けている気配はなかった。

自信のない性格ながら社会に出るためにはとにかく働いてみなければと、某店舗に勤め、そこでは几帳面でそつのない仕事ぶりだったが、内気で交友の苦手な性格は変わらなかったらしい。

Oは、二七歳で見合い結婚をした。夫は父母を早く亡くし、苦学して学問をおさめた人だった。母が勧めたままに結婚をしたという。自分は人との社会的なつき合い方がわからなかったので、両親の死去しているような人との結婚でないと務まらないのではないかと思って結婚したと述懐している。

二八歳時から雨の日などに気持ちが沈むことがあったというが、滞りなくふたりの男子を出産している。この頃は、普通の地味で几帳面な主婦で、家族の仲にもさほど問題を感じていなかったと思われる。ただし、発病してからのDは、夫の性格をときにかなり難詰するようになった。夫は職場では人望が厚いとか有能だとか自分でいっているが、家庭では人情のない人である、Oに教養を身につけることを強要したり、主婦としての心構えを諭したりするようなところもあって、そのような態度がOの不満の種となるという。その頃Oにはすでに、それほど重篤ではない躁症状がときに出現していたのだが、確かに夫には、自分の妻のことを、躁になるとまったく狂気だといい放つようなところがあった。

事例化はしていないが気分に波のある人が親兄弟にあることから、Oには気分障害の素因があるものと思われ、それは、二八歳のときすでに軽く現れていた可能性もある。しかし明らかな顕在発症は、三七歳のときで、これにはきっかけがあった。

活発な長男はOの寵愛の対象であったが、この頃、夫が長男の成績の悪さを咎めてスパルタ的に勉強を教え始めた。Oは、このとき夫への怒りをはじめて顕わにし、夫の態度を難詰したが、そのあとに初回のうつ病相が二カ月ほど続いた。その三年後、今度は長男の帰宅が遅いことを夫が咎めたときに夫に反撥したが、それに引き続いてうつ病相に入り、このうつは遷延した。なお、Oの次男はクールで、Oとはお互いにかなり距離があった。

その後のOは、中等度のうつ病相を反復し、何度か入院治療も行った。長男が結婚し、独立して家を出た五〇歳頃から躁病相が混じるようになり、その頻度も徐々に増大した。この頃、躁状態が続いていたときに、長男の妻に対する攻撃的・圧制的態度が常態化した。これが長男の妻の外傷体験となり、長男の妻はOに近づかなくなった。長男も、積極的に母に会いに来ていたがそれ以上のことはできなくなった。

躁うつの波が繰り返されるときに訴えられる内容の変化のパターンは決まっていた。Oは、うつのときには、家事ができないことへの罪責感、人生の寂寥感を訴える。うつ状態から脱する頃には、幼少からの自分の生活環境への不満、自分の人生はひとり我慢するばかりの人生だったといった恨みが語られる。躁になると、はじめは朗らかであるが、最後には夫への不満が爆発し、その後、かなり急速にうつに陥る。

ある事情によりOは、五〇歳台で筆者らの手を離れたのであるが、八年後に書類の関係で予後を知ることができた。Oは、筆者らのもとで治療を受けていたときとほぼ同様の気分安定薬の投与を受けていたが、躁うつの変動の振幅はかなり減じていた。夫はすでに死去していた。長男の妻はこれまでどおりOを避け続けていたが、本人と距離のあった次男が結婚後もOと同居することになっていた。Oが、次男の妻のことを、自分を立ててくれるできた人だと語っていたのが印象に残っている。

Oは、気分障害の素因をもち、共生的同調を強く希求する素質も抱えていた。それは、幼少期に満たされるところとはならなかった。別に、客観的に見て劣悪な環境に置かれていたわけではないだろう。十分に機能していたと思われる母は、それでも、本人にとっては割り切った即物的対応しかしない母であったのだろう。また素因を共有していた父はすでに潜在的に発病していたといってよく、Dを受けとめる父ではなく、自分の寂寥感をDに訴える父だった。Dは、他人とのつき合い方がわからない、社会の中でどう振る舞ってよいのかわからないという感覚を抱いたまま、成人となる時期を過ごした。この時期はまだ気分変動はなかったが、社交回避的な対人不安状態があった。社会の中で生活するとはどういうことかが自明でないという感覚をもっていたようである。この状態を「神経症的」といってもよいかと思われるが、本書では、「神経症的」であることと、カテゴリーとして「神経症」であることとを区別している。この点については、本章以外のところでも随時触れている。

母の勧めるままに結婚し、平凡な主婦となったOは、その仕事を几帳面にこなす役割に徹していた。同調性が充足される経験がないまま、メランコリー型の適応を身につけるようになったものと思われる。自信の欠如の感覚は底に沈み、自己の社会的な形はとにかく作られた。

その中で、共生的な関係をもつことのできそうな対象が現れた。長男である。この長男への愛情に支えられる自己は、ここでの区分に従えば「私的自己」に属する。一方、家庭内で夫へ向けて役割を果たす自己のほうはむしろ「公共的自己」に属する。この時期になってOがようやく獲得した、感情的に満たされた長男との関係に対して、長男への教育という形で夫が介入してきたことは、明らかに発病の契機となっている。これに従うことは、Oにとって、ようやく手に入れた「私的自己」の充実を売り渡して、「公共的自己」に課されているものに、それも彼女としては不当に課されていると感じているものに、従うことを意味したはずである。それに対してOは反旗を掲げた。前うつ病期の感情の高揚状態である。しかし、反旗を掲げた自己を、Oは自ら支えることができなかった。彼女はその後、本格的なうつ病相に突入した。

このような経過は、気分障害でときに見られる。**当然抱えていて不思議はない葛藤が表に出てきたときにはすでに躁であったり、葛藤が出てきたあとすぐに引き続いてうつに陥ったりするということが起こる。**内因性の症例に対人関係療法を実践してみようというようなときには、客観的に正当と思われる葛藤が彼らの中に現れてきたとき、彼らが自分を支えることができないまま気分変動を悪化させる可能性がありうることを斟酌しておかなければならない。「私的自己」に現れた感情を公共的な対話の場に引き上げ、そこで対人葛藤を抱きながら現実的解決を見つけ出していくまえに、内因的な変動に見舞われてしまう。もちろん、内因的な変動を抑えつつそのような解決を自立的に行なうことができるようになるまで見守ることができれば、対人関係療法的手法は、内因性の症例に対しても有効に働く可能性があるだろう。

Ｏの治療は難儀をきわめることも予想されたが、最終的に躁うつの振幅は減じた。この状態をもたらすのに一役かったと思われる環境の変化は、示唆に富む。われわれの治療下にあるときは、長男への愛着と、夫に対して主婦の役割を果たさなければいけないという責務が、本人の中でせめぎ合ってきた。「私的自己」への執着と「公共的自己」へ課せられる過大な負担の相克は、極大になっていたと思われる。最終的にＯに出会ったとき、彼女は、もっとも愛着をもっていた長男とではなく、次男と同居していた。長男への強い愛着を自覚する機会は、自然にほどほどのものとなっていたはずである。一方、公共的に果たさなければならない役割は、受容的な次男の妻のいる家庭のもとでよいおばあちゃんであれば問題なく果たされる。それは、夫と暮らしていたときよりもはるかに、Ｏにとって負荷ではなくなっていたであろう。

以上が示すように、気分障害を見るとき、**「私的自己」と「公共的自己」が踵を接するところに注目すること**が重要であると筆者は考えている。

3　呈示症例における病型間の移動

この症例は、本章で論じてきたさまざまなタイプの気分障害のあいだの移動を考える上でも重要である。

Oは、幼児期に同調性が満足されず、自分には社会に入るための基礎を欠くという不全感をもち、社会的契機と真っ向から出会うことを避けていた（両親のいないような人とでないと自分は結婚できないと思い、母の勧めるままに結婚した）。このような社会回避的な性格がOの出発点である。

社会との出会いを避けたまま主婦という公共的役割の中に入る中で、Oはメランコリー型の性格を身につけ「仮の自立」[32]を果たす。

しかし、長男を得るに従い、このメランコリー型の鋳型の中にいること、長男への愛着という「私的自己」の要請を抑えられることに徐々に反撥が芽生えてくる。症候的にはうつ病の形をとって発病しているが、人間学的にはマニー（躁）へ向かう契機が芽生えつつあったと考えられる。実際に躁成分が優勢になるにつれ、長男の妻に接するにあたっては、これを支配下に置こうとするというような、マニー型性格の行動特徴も現れてきている。長男への愛着という「私的自己」と責務を課される「公共的自己」との軋轢が軽減することによって症状が和らいだことは、すでに述べたとおりである。

図示すると、症例Oの状態は、図3-4内の矢印が示すように動いたことになる。それは、「公共的自己」と「私的自己」とのあいだの関係に齟齬・不調和が生じている中での移動である。最終地点を中央に置いたのは、「公共的自己」と「私的自己」の関係の問題が止揚されたからではない。その齟齬が先鋭化しない状態に身を落ち着けることができたことを示すためである。

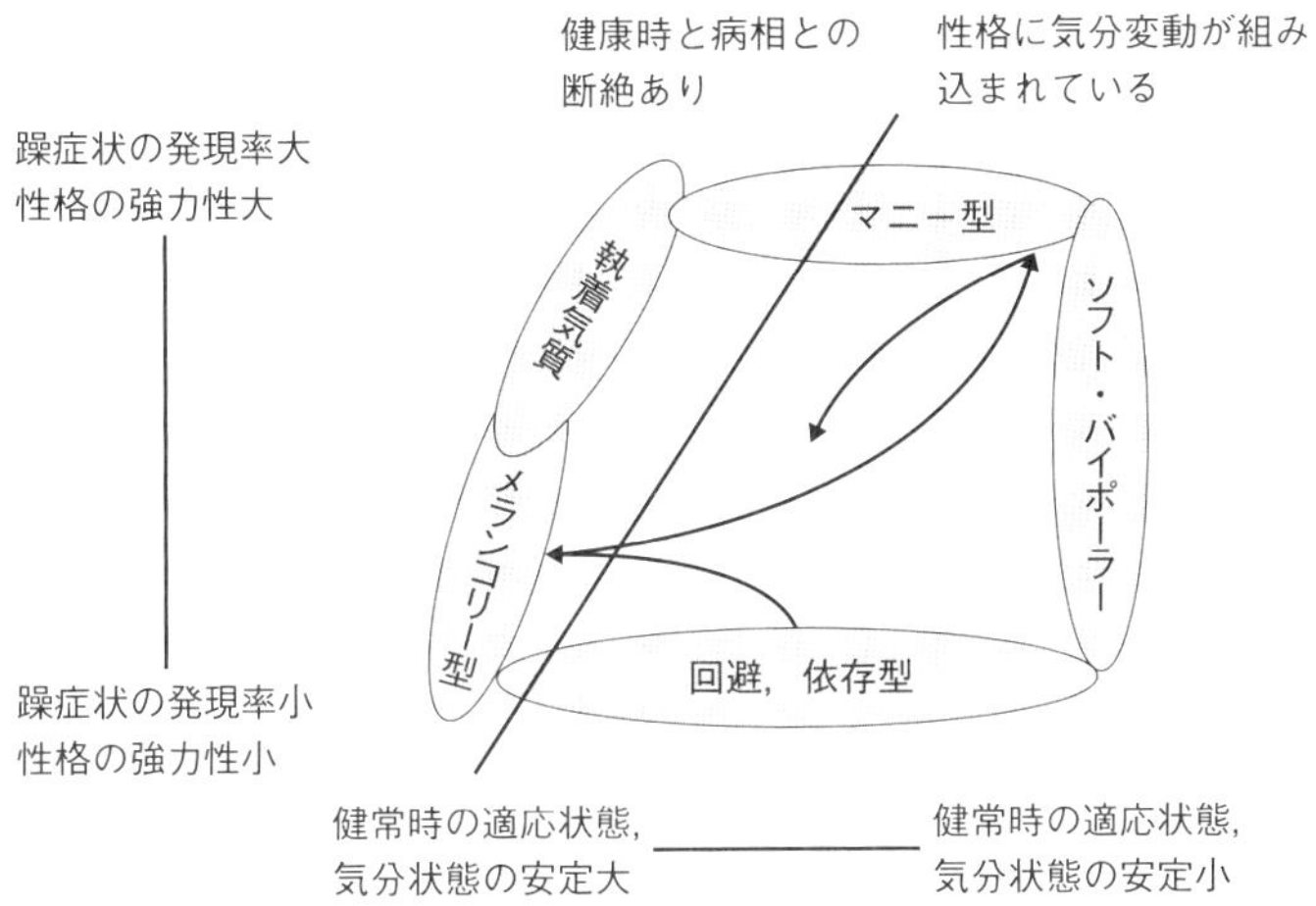

図 3-4　いくつかの病型の位置づけと、その中での症例 O の移動 [31]（一部改変）

図３-４のシェーマについて説明する。

これまでに、メランコリー型が形成されることにも、性格に躁病成分が含まれてくるかどうか、あるいは実際に躁病が発現するかどうかということにも、教育が影響しているのではないかということを述べた。これは、もちろん素因を否定するものではない。個人と環境とのあいだに生起するものは、両者の相即の産物である。ある種類の素質をもった個人に相即して、環境のある側面が寄りつく。その結果、その個人がどのような方向へ導かれるかが決まってくる。ある個人が躁への方向性をどの程度もつかも、こうして決まってくるであろう。図３-４では、その方向性の度合いを縦軸にとった。一方、横軸には、輪郭のはっきりした病相をもつか、病相がはっきりせず日常的に気分の変動性が目立つかという極性をとった。そして、五つの病型を、縦軸と横軸が作る平面の中に置いた。

「メランコリー型」は、単極性のうつ病を生じやすい病前性格である。しかし病相外では気分変動性の少ない、堅牢な構造をもった性格である。その「性格」の特徴は、**抑うつの「症状」と共通性をもたない**（うつ病相に入ると、より几帳面になるというわけではなく、几帳面な状態を維持できなくなる）。メランコリー型は以上の観点からもっとも左下に位置するものと考える。しかし、メランコリー型がうつ病相を経過したあとに、依存的な性格や社会回避的側面が露わになってくることがある。したがって、メランコリー型を「回避依存型」と接するように置いている。一方、回避的・依存的な性格からメランコリー型への発展は、「成熟 Reifung」[33]として記載されている。それによってより性格が安定し、社会的独立性が一段高まる場合もあるだろう。しかし、大きなうつ病相への破綻の可能性も孕んだ発展である可能性も否定できない。

「執着気質」は、メランコリー型よりも熱中性を含んでいる。病相外における気分の不安定性が目立つ性格ではないが、躁病相との結びつきはより密接である。それゆえメランコリー型の上部に配置した。

「マニー型」ないし「気分高揚性の性格 hyperthymic personality」は、メランコリー型ほどは、病相外に安定した形で見られる特徴を有するタイプとして記述することはできない。メランコリー型とのもっとも大きな違いは、メランコリー型の指標がうつ病の症状と異なるのに対し（テレンバッハは、メランコリー型の指標と、うつ病相の中で生じている状態とのあいだには、むしろ反転関係があると主張した）、**マニー型の指標は躁病の症状と重なる**点にある。たとえば、躁病相にある患者は、他者を自分の近くに感じ始める。しかも自分のペースに巻き込んで何ら問題のないもののように感じ始める。俗に「親分肌」といわれるようなマニー型の人は、これと類似した感覚で行動する。

メランコリー型とマニー型は対極にあるように見えるが、けっして、そこにつながりがないわけではない。「執着気質」の特徴はこの二つを連結する一要素である。もうひとつの連結要素は、メランコリー型的な鋳型にはめられている人にときに芽生える**疑念**である。確かに、メランコリー型は、公共の論理と教育に自らを譲りわたし、その鎧がその人そのものになってしまったような型である。しかし、そのことへの疑念が本人に湧き出てくる可能性がある。そこで生じる葛藤が気分の変動を伴うことなく心の中で展開していくこともあろうが、そのときに、躁病の混じる病態への移行が開始される場合もある。

「**ソフト・バイポーラー soft bipolar**」は、「気分循環症 cyclothymia」とほぼ同義で、ここで考えているソフト・バイポーラーは、やはり内因性の性格のものである。このタイプの人は、通常は、抑うつ期には、身体的にも不活発で、心理的にも、狭い世界で、「公共的自己」に課されているものと抵触せずに暮らそうとする。対人的に過敏で、自己評価も低い方向に揺らぐ。しかし、軽躁的になると、そのような自己や狭隘化した周囲状況への反撥が頭をもたげ、「私的自己」からの要請を貫こうとする勢いが強くなってくる。衝動的な対人希求・性愛感情の高まり・自我感情と身体感情の拡大が、生じる。実際には、抑うつ性の成分と軽躁性の成分が混じて日常生活の中に存在していることも多いので、軽微な混合状態のように生活全体がなっていることも少なくない。

ソフト・バイポーラーに明らかなうつ病相が重畳すれば、双極Ⅱ型の診断となる。これは、普段は堅牢な性格構造を有していて、そこから輪郭の明瞭なうつ病相に陥り、その前後などに一時期軽躁期が出てくるような双極Ⅱ型とは異なった色彩の双極Ⅱ型である。このような双極Ⅱ型のために、アキスカルらは、**気分循環症＋双極Ⅱ型**[33]という型を立てている。アキスカルは、そこに気分というものの「**暗黒面 dark side**」がもっとも現れると述べている。「暗黒面」と対置されているのは「**陽性面 sunny side**」であり、こちらは朗らかな軽躁的気分を表している。暗黒面は、具体的には、危険な行為を冒すこと、感覚が過敏になったり、思考が充満・疾走するようになったりすることなどを指している。照りつく太陽の傍らには死に近接した闇があるということであろう。

図の左側のほうが日常的状態と病相との断絶がはっきりしていて、右側に行くとその断絶が不鮮明になる。その境界を、仮に、やや傾きをもった直線で示しておいた。

第６節　内因性の気分変動と語りの変化、介入の実際

さて、薬物療法的な介入に際して、明らかな症状が残っているときは、人生についての重要な選択をしないように伝えることでよいであろう。また、症状そのものは消退しかかっているが、社会復帰が万全でないときには、「私的自己」と「公共的自己」の関係のところに介入する可能性がある。介入が重要なさらにもうひとつの時期はもちろん、うつ病の始まりの時期、あるいは、何らかの時期に初期の重篤な状態が回帰してきた場合である。治療を開始するように、あるいは継続するように介入しなければならない（第１章）。

このうつ病の始まりの時期の患者は、しばしば**自閉状態**である。ここでは、自閉状態という言葉で、患者が外部に対して自分について何を語ることもできない状態を意味している。そのとき、けっして内界が空疎なわけではない。内界は、抑制のために思考が先へ進まない状態であるかもしれないが、それでも思考は空転し渦を巻いている。それは形にならず、外部へ出ない。本人は非常に苦しい状態に置かれている。客観的にも重症な患者は、せいぜいぽつりぽつりと、もうこの状態は改善しない、自分は消えてしまいたいといったことをもらす程度で、あとは押し黙っている。一見しっかり話しているような患者でも、思考は**内閉ループ**に陥っている場合がある。

グリージンガー(34)は、

心的抑うつ状態という表現によって、われわれは、この状態を基礎づけている本質が心的あるいは脳的過程が不活発で、弱く、抑えられている状態であるといおうとしているわけではない。非常に強い脳の刺激状態と心的過程の興奮がしばしばこのような状態の原因になっていると仮定するには十分な根拠がある。この心的・脳的状態の最終結果が、気分に関するかぎり、抑うつ状態、心的苦痛となるのである。

と述べている。この観察は正鵠を射ており、現在でもその価値を失っていない。そして、シュルテが述べたように、このときの患者に対して、治療者は、この患者の苦しみが了解できるものではないことを自覚しながら傍らに居続けることが重要である。まさに「内因の壁」によって接触をはね返される地点にわれわれはいるのだが、このことを知っていることは、患者を見捨てることにはならない。**むしろ逆である**。

しかも、幸いにもわれわれは、現在薬物療法という手段をもっており、電気痙攣療法を使える施設も多いのである。患者に、たとえ今何も将来の可能性が見えなくても、それ自体が病気の症状なのであるから、身体療法が有効に働き出すまでの期間をまず待つように伝えることができる。そう伝えたところで、この状態にある患者がそれを信じられるかどうかはもちろん疑問である。それでも、そのようにいって傍にいてくれる治療者がいるかいないかは大きく違う。

心理的了解を伝えようとすることは、空を切る。状態像をなぞって言葉にし、上に述べたようなことを伝えたほうがはるかによいと筆者は思う。了解を述べることは、たとえそれが患者の苦労をねぎらう誠意から発していたとしても、有効に働くか疑問である。たとえば、病気の遷延中に、あるいは再発のあげくに、最初期の状態に再び陥った患者が「もう治らない」と呟いたりすると、今までの経緯から、そのように感じるのも尤もなことだと了解して、「こんなに長いこと苦労されて、しかも悪化したので、今の状態が続くと思っていらっしゃるのですね」と了解的文脈で言葉をかけてしまう可能性がある。しかし、そのような了解的平面にこちらが入った瞬間に、長患いに負けないようにと励まされている感覚を患者がもたないとも限らない。今は先の希望がもてないという症状の只中にあることを伝えることのほうが、はるかに害がないように思う。これに、「症状になるべく抵抗しないように」くらいのことをつけ加えてもいいであろう。

以上の議論は、入院を要するような重症のうつ病症例を基本的に想定していると思われるかもしれない。しかし、ある時期に患者が自閉の殻の中に入り、患者の側から実質的な言葉が出てこなくなるということは、外来レベルの比較的軽症の症例にも生じることである。次の症例を示す目的は、患者からどのように語りが出てくるかが薬物療法に修飾された気分変動といかに連動しているかを見せること、それでもそこで出てくる語りの内容には患者の存在様態と密接に結びついた意味があること、そして、長期的な進路への介入に治療的意味があると考えられることを示すことである。

【症例Ｐ】　Ｐは診察時理工系の大学院生だった女性。素朴でまじめな印象を与える。三人兄弟の第三子で上ふたりは男性。長兄は一流大学をすでに卒業している。次兄も一流大学の大学院に在籍中。Ｐの在籍している大学も一流である。両親はかなり世間体を気にするところがあり、まっとうな人生を歩むべしといったプレッシャーが家庭内に流れているという。長兄、次兄ともこの雰囲気に対してそれぞれの葛藤をもっている。Ｐがもっともこの「教育」に素直に従ってきたようであるが、そのＰにも、うつ病を発症し、病相の底を脱出してからは、それへの葛藤が出てきている。

しかし、最初にＰが受診したときは、「落ちている」「消えたい」といったことをぼそぼそと述べるのみであった。それでも、Ｐは講義や研究にだいたい出ていたし、アルバイトも続けていた。治療者は彼女の沈黙になんとか分け入って症状を掴もうとした。主観的な抑制はあまりないこと、意欲の低下が強く何事にもはじめの一歩が出ないこと、対人的に過敏で、自分から話しかける自信がなく、相手が不機嫌そうにしているとすぐ自分が駄目な人間なのではないかと考えることなどを聞き出した。日内変動が明らかに存在した。若年症例ながら、薬の有効な内因性のうつ病であるという感覚をもったので、服薬を勧めた。Ｐはなかなか応じなかった。しかし、とにかく服薬を開始した。

するると、二週間ほどしてかなり明るくなり、一時は、さまざまな悩みが霧散したかのような印象を与えた。しかし、そのあとに易疲労性がぶり返した。この頃からいろいろな葛藤を語るようになった。先に述べたように、自分の家庭がプレッシャーのかかる家庭であること、母は、何か子どもたちが困ったことを抱えると、それ見たことか、自分がいったとおりにしなかったからだ、努力や準備を怠ったからだという応答をする人であることも語られた。

Ｐはつねに服薬に消極的だった。母が服薬に否定的で、本人の努力が足りないから調子が悪くなったといわれていたらしい。Ｐはこの母に抵抗できず、また母の意見を真に受けてもいるらしかった。

もうひとつ明らかになったのが、大学院での研究への不安である。Ｐは、専門としている学科を主体的に選択したのだが、そこでの現在の研究に今ひとつ積極的になることができないという。このことは、抑うつ状態での意欲低下によるものとはいえなさそうだった。回復するにつれて、Ｐはますます、この専門領域にいるのではなく、もっと人とかかわる仕事がしたいということをはっきり述べるようになった。Ｐ自身は、初診時から一貫して、うつ病発症のきっかけはわからないと述べていたが、専門領域で十分展望がもてないことは、多少なりとも発症にも影響しているのではないかと思われた。そこで、この点には治療者の側からも積極的に介入した。たとえこの専門分野で持続的に努力することが、本人の受けた「教育」にもっともてっとり早く適うことであったにせよ，「私的自己」の興味がそれに対して実質失われているならば症状が遷延するであろう。ここは「私的自己」と「公共的自己」が踵を接しているところであり，介入のしどころと思われた。現在の専門と無関係な職種に就職する可能性も多々開かれていることを伝え，マッチングのための機関も紹介した。

自閉状態を脱出すると，Pは，自分のコミュニケーションのことも，かなり話題にできるようになった。大学院での指導を受けるために，Pは，自分からすんなりと質問に出向くことができなかった。Pによれば，無理に質問をしに行っても，拒絶されたようになり，自分の心の傷口が開いたままになるという恐怖があった。ところが，質問を受ける教授の側にすれば，あたかもPは，必ずあらかじめPが納得するような答を求めて質問をしに来るように見えたらしい。教授は，そのようなPの質問態度の問題点をPに直接告げていた。このことの話題が面接に出てきたとき，自分が期待していたとおりの答を受け取ることがなくても，拒絶されたと感じる必要はないし，実際拒絶されているわけでもないということを話題にすることができた。

ところが，その後Pの希望もあって徐々に抗うつ薬を減量，中止したところ，再び言葉が出てこなくなり，卒業のための論文の準備も進まない状態に陥ってしまった。このときもPは，薬を再開することになかなか同意しなかった。かといって，薬なしでやってみたいということができたわけではない。しかし薬を飲んで気分を回復させ論文を仕上げるという展望ももてなかった。再び，何もいうことができず，頭の中を形をなさない思考が渦巻いているような具合となったようだった。

それでもPは服薬を再開した。就職は，大学の専門とは直接関係のない有名企業に決まった。家族全体が世間体のよいところへの就職を望むのみならず，P自身にそういう名の通ったところを望む気持ち

郵便はがき

料金受取人払郵便

小石川局承認

6872

差出有効期間
平成27年2月
15日まで

（期間以降は
切手をお貼
りください）

112-8790

133

（受 取 人）

東京都文京区大塚3－20－6

㈱ 誠信書房 行

電話 03-3946-5666／FAX.03-3945-8880

http://www.seishinshobo.co.jp/

●ご購入ありがとうございます。今後の出版企画の参考にさせていただきます。
ご記入の上，ご投函くださいますようお願いいたします。

フリガナ ご氏名	男・女 歳
ご住所 〒	
メールアドレス 電話 （　　　）	
職業または学校名	

新刊案内（無料）	a. 現在送付を受けている（継続希望） b. 新規希望 c. 不要	総合図書目録（無料）	a. 希望 b. 不要

＊ご記入いただきました個人情報につきましては、小社からの案内以外の用途には使用致しません。

書　名（お買い上げの本のタイトル）

1　本書を何でお知りになりましたか

①書店の店頭で（　　　　　　　　　　　　　　書店）

②新聞・雑誌広告（紙・誌名　　　　　　　　　　）

③書評・紹介（紙・誌名　　　　　　　　　　　　）

④小社の新刊案内・ホームページ・図書目録

⑤人にすすめられて　⑥インターネット

⑦その他（　　　　　　　　　　　　　　　　　　）

2　定期購読新聞・雑誌を教えて下さい（いくつでも）

- 新聞（朝日・読売・毎日・日経・産経・その他）
- 週刊誌（　　　　　　）　・月刊誌（　　　　　　）

3　本書に対するご意見をお聞かせ下さい

1. 装丁について	良い	普通	悪い
2. 価格について	安い	普通	高い
3. 内容について	良い	普通	悪い

4　復刊希望の書籍があれば教えて下さい

5　本書についてのご感想，読んでみたいテーマや人についてお聞かせ下さい

があるとのことだった。Ｐによれば、案の定母はこの就職の成果を評価せず、もっとよいところがあるのにといっていたらしい。一方から見れば、「でもいちばんうまくやったわけではない」とつけ加えずにはいられない親がいる。もう一方から見れば、自分のやることをそのまま親が認めることをあてにしている子どもがいるということになる。

なんとか論文が形になり卒業が決まったところで、就職の地の機関に紹介状を書いて筆者の治療は終結した。

この症例からは、葛藤の出方それ自体が、いかに基底にある気分と薬物療法の影響を受けているかがわかる。出てきた葛藤には、うつ病患者に本質的な要素がかなり含まれていたといってよいであろう。「世間体のよい何者か」にならなければならないという「教育」をもっとも真に受けたのはＰである。この症例の場合、その「教育」は、子どもに支配的に振る舞う母によって担われている。そのことへの葛藤は、発病を経てから徐々に明瞭に意識に現れてくる。この症例では、この葛藤に怒りが混じりながら躁病に移行していくというようなことは生じていない。しかし、この葛藤を当の親とのあいだに保持しつつ生活していくことが、Ｐにとって困難な課題であることには変わりはない。本人は親のまえで自分の状態と悩みを語ることはできず、一方で親の価値観はそのまま自分に取り入れている。

家族以外とのコミュニケーションでは、そこにうつ病患者独特の依存性が入りこんでいることを、担当教授に見抜かれている。Ｐは、質問へ向かうはじめの一歩が出ないという。しかし、このＰの躊躇がすでに、周囲の人に、Ｐが傷つかないような応答をするように暗に圧迫をかけているのである。この関係性が、「コーアーション coercion」というタームで呼ばれるものである（この語は、日常的には、圧迫・強制・無理強いといった意味）。教授はそのことをはっきりと指摘した。それによって本人は傷ついたが、このエピソードは面接の題材となった。それは、面接がもっとも深まった瞬間だった。

これらがどれほどうつ病患者の心性と深く関係しているにせよ、そもそも、このようなことを語るということが初診時のＰには不可能だった。何も語らない自閉状態→薬物が奏功し、ふわりと宙に浮いてすべての悩みが解消したような時期→葛藤の吐露と易疲労性が続いた時期→再び何も語ることができなくなった時期→就職のまえの比較的安定した時期、という経過は、何よりも**薬物療法の影響下にある内因変動によって決められている**。その変動が、語りの内容と出現様式に大きな影響を与えていた。

第７節　経過のある時期に語りが現れることの意味——三つのパターン

Ｐの場合、自閉状態を脱出して、あたかも悩みが消え去ったかのような一時期を過ぎてからは、面接で葛藤の表出が続いた。その中では、精神療法的意義があると思われるやりとりが行なわれ、Ｐにとって意味のある内省も生じたと思われた。

しかし、これはむしろ例外的な場合であって、通常は、より淡白な状態像の確認で診察が終わることが多いであろう。また、淡白な診療を心がけたほうが予後がよいということもあろう。それでも、節々で決定的な意味をもつ患者の語りに出会うことがある。ここでは簡潔に五つの例を示し、その意味を考えたい。

この五例を三つのパターンに分ける。

第一は、決定的な意味をもつ患者の語りが現れたというよりは、患者の語りから、患者が自己の状態を**何も認知していない**ことが見てとれる場合である（症例Ｑ）。このような患者は、「病み終えていない」ことが多く、また、病み終えるための地盤が周囲に十分用意されていない場合が多いように思われる。どちらかというと、双極性の病相が継続しているときに見られやすい印象がある。

第二は、何らかの**断念**が生じたことが患者の語りからうかがわれ、そのことが病み終えることに連動していると思われる場合である（症例Ｒ、Ｓ）。この断念はつらいものであったと推測されるが、また、病み終えるためには不可欠なものであったと思われるものである。若年の気分障害の症例のあるタイプについて、成人になるための「断念」が必要になると内海が述べていることに触れたが、断念は、目立たないながら、成人のうつ病相の中でも生じているように思われる。宮本[35]は病いが「締め括られる」ということに注目した。断念と締め括られることには、何らかの関係がありそうである。

第三は、病相の終結とほぼ機を同じくして、自分の性格に対する**洞察**が出てくる場合である（症例Ｔ、Ｕ）。この場合は、病み終えるというだけでなく、患者が自己のある本質的問題に触れたという感じを与える。

1　自己認識の欠如

まず、第一の場合をあげる。

【症例Ｑ】　Ｑは、中年期にかなり長期にわたって、躁うつ両方の病相により入院を余儀なくされていた婦人である。それはときに、急速躁うつ交代型（ラピッドサイクラー）といえるほどの頻回な波にもなった。外見は素朴すぎるといえるほど素朴であり、さらに、長期にわたる罹患のためか疲労が滲みでていて、その印象は躁病期にも解消されなかった。Ｑの病棟担当医は、なぜか、このＱに、自分のいちばん幸福だった時期はいつですかと尋ねるくせがあった。Ｑは、それに対して新婚の数年間ですと胸を張って答えるのが印象的だった。Ｑのこの語りには、何もアピールの意味があるようには見えなかった。Ｑはまた、その新婚生活もかなり過去のものとなった現在の状況について、内実のある葛藤を述べるでもなかった。Ｑは、あたかも家庭の現状にまったく目が向いていないようだった。現実には夫は、娘とともに病棟への面会などをそつなくこなしていたものの、Ｑに行き先を告げることなく、遠隔の地に出かけてしまうことも多かった。夫が自分の家族、特に妻への関心をきわめて限定していたことは、傍目にも明らかだった。

この例は容易に病相の終結を見ず、筆者も行くすえを見届けることができなかった。この患者の家族の現状への盲目は、少なくとも観察下にあった期間中に変わることはなかった。

2　断　念

第二の場合として二例をあげる。

【症例Ｒ】　Ｒは、やはり中年期の婦人であるが、更年期に典型的な内因性の病像を生じた。その回復期に、夫に対する不満を述べ始めた。夫がこんなにもマイペースで自分のいうことに耳を傾けない人であったことがようやくわかったという。発病のまえには、そのことに気づいていなかったということらしかった。このような述懐の中に怒りの感情が一寸垣間見えたが、それは一時期だけで、その後の面接では、むしろ何かふっきれたようなあっさりした感じの発言が徐々に増えていった。Ｒは深刻な葛藤に入りこむことなく、夫にある側面があり、それに自分が気づくようになったということを受け入れ、以前と基本的には変わらない形の家庭生活を続ける決心をつけたようだった。

すでに述べたように、他者認知の面で、自分のイメージの延長上に他者を置いた幻想的な認知から、より現実的な他者認知への変化が、うつ病の発症の頃に生じている可能性がある。Ｒは、その認知の変化を最終的に受け入れている。それは対象（ここでは夫）に対するある断念を伴うことであったろう。このことは、Ｒの病相が締め括られることと平行して生じているように思われる。

次の症例では、娘の性格について現実を突きつけられたこと、その現実をなんとか受け入れたことが、病相の前後を含む期間にわたって生じたことがうかがわれる。

【症例Ｓ】　Ｓは初老期の気品ある婦人で、夫とおもに来院した。夫は柔和な人である。外来で治療可能な中等症の内因性うつ病だった。Ｓが発病後しばらくしてから打ち明けたところによると、彼女は、思いもかけない形で娘の行動に翻弄されていた。Ｓはこれまで、夫とともに、娘夫婦のためによかれと思っていたことにいろいろと心を砕いてきた。特に自分の敷地内に娘一家の住居を用意することには力を尽くした。ところが、娘は、そのことに対して喜びや感謝の気持ちを表すでもなく、それどころか、その住居に入る予定を次々と変更し、ときには住居自体が不要だといい、いざそこに引っ越すとなるとさらなる高額の出費を要する改築案を唐突に容赦なく親に突きつけた。夫はこの娘の要求にも飄々としていたようだが、S自身としては、この娘の態度は驚きで、一方的に平然と要求を連発する娘に、自分の子どもながら恐怖を感じるようになっていった。Sは、治療開始後八カ月ほどしてほぼ完全に寛解した頃に、趣味の日本画を再開し、ある程度の大きさの画を作る活力が戻ったことを報告した。彼女は、その画を写真にしたカードを治療者にプレゼントした。それはまだあどけない年頃の少女の正面像で、背景に細かい文様が丹念に描かれていた。「この背景に特に力を注ぎ、それが完成できたことで自分の病気の回復に自信がもてた」とSは述べた。その頃、自分は娘の性格をよく知らないままに、自分の側から親切にすれば娘もそれに応じてくれるという思い込みの中で生きてきたという内省が生じた。この発言には、同時に、そうは行動しない娘の性格を現実として受け入れていくほかないという諦念が感じられた。

ここでも、それまでは、幻想的に自己が思い描いていた他者（この場合は自分の娘）の中から、リアルな性格像が現れてくるということが、発病とともに生じている。それが現れざるを得なかったことが発病を準備したともいえるであろう。発病のまえのSには、おそらくそのことがわかりかかっていたのであるが、気分障害圏の人の通例として、前うつ病期には「自力更生」の努力で事態は回復されると思っていたのであろう。具体的には、こちらから親切な行動をとれば娘はそれに応えてくれるはずだ、という信念に基づいて行動をし続けたのだと思われる。それはから回りに終わった。

発病に至った頃には、対象への認知を変えなければならないという要請は決定的なものになっている。病いの締め括りは、この、自己が思い描いていたものとはまったく違う対象の現実をある程度諦めて受け入れたことと、一致して生じているように思われる。病いが締め括られるとき、Sの心の中にあった娘は画面の中に描かれ、そこに封じこめられており、もともとの自力更生的で几帳面な部分は、丹念に文様を仕上げていくことが力のある作品に結実するという形で、再び力を得ている。

3　自己内省

最後に二例、病相が終わる頃に新たな内省、特に自己への内省が現れてくる例を呈示する。

【症例T】　三十代の女性で、まだ幼少の子どもがふたりいる。年齢よりやや幼く見える、円満で同調的な性格の女性。病気の経過中に、二度ほど本人の父母が面接に同席した。特に、すでに引退している父がT本人に対して非常に優しかったのが、印象に残っている。

Tの症状は、外来で治療可能な軽症から中等症の内因性のうつ病であり、四カ月程度で完治した。受診時には、発病のきっかけは転居であるとTは述べていた。その語りは、引っ越しうつ病の専門的論文で書かれていることをそのまま引き写したような内容だった。新しいところに引っ越せるのを楽しみにしていたのだが、いざ引っ越ししてみると、どうも馴染みが悪い。そうこうしているうちに、何もやる気が起きなくなってきたというのである。

ところが、ほぼ治療も終わって服薬も終了していいかというときになって、やや長目の面接を本人から求めてきた。Tがこのときいうには、実は、問題は、新しい家をめぐる夫の実家と自分の実家とのいざこざに原因があったというのである。この住居を決めるときに、やや自分の実家のほうに近い位置に場所を決めた。このことで両家が揉めた。自分はこういう確執になるようなことが駄目らしいと、Tは述べていた。しかし、この確執も片がついたらしく、回復したあとは、健康に新居で生活することができた。

外来で治療可能な患者の場合、むしろ、このように初診の頃から、公共的自己に関する前メランコリー状況については言語化できることが多い。ところが、一段その奥にある私的自己、あるいは私的自己と公共的自己の関係に関する葛藤は、もうしばらく経ってから、**場合によっては、病相を終えるときに**、自分で結論を見出したかのように語られることが多いというのが、筆者の印象である。

【症例U】　老年期のUは、夫を癌で亡くしてしばらくしてから、抑うつ状態で来院した。うつ病の一般的な症状が明瞭に出揃っており、それは約1年間にわたり、抗うつ薬（マプロチリン）が明らかに有効で、それはときに、華美にならない程度にではあるが、化粧の強さなどの客観的表出にも影響した。これを、単なる引き延ばされた喪ではなく、内因性のうつ病であったとしてよいものと思われる。

Uは、「こういうふうに夫を亡くして苦しむというのが長く続く人もあるのでしょうね。周囲の友人はときが解決してくれるといってくれます」と、なんとか力をふりしぼって語っていた。Uはそのうち、病いに臥した夫に対し自分が十分介護をしなかったのではないかという罪責感情を語り始めた。夫が死ぬまえに、もっと介護の努力をすべきだったのではないかという。

ところが、そのさらにのち、ほぼうつ病相を脱したと思われる頃に、この語りが筆者の印象にもっとも残ったのであるが、Uは次のように語り始めた。自分はそもそも夫に対する気持ちに何か欠けるところがあったのではないか、自分は夫に対する介護が足りなかったということで自分を責めているが、それだけのことで、介護の量さえ十分ならば責任を果たしたと思うようなところが自分にはあるのではないか、というのである。

そのようにいうものの、Uは、夫亡きあとの生活を本当に淋しく思い、うつ症状にも耐えてきた衒いのない老婦人なのである。それでも、彼女が最後に述べた内省からは、自分が身近な人へもつ感情のある側面に彼女が気づき、それを語らざるを得なかったという印象をもった。


このUの発言をどう捉えるかは、解釈によるであろうが、筆者は以下のように考える。

Uにとって、夫のいる環境は、Uにとって空気のようになくてはならないものになっていたと思われる。その環境を失うことは自分の地盤を失うようなものであり、そのことがUをうつ病相に突き落とした。これは「私的自己」の領域に属することである。しかし、その一方で、Uの「公共的自己」の側面には、介護という自分に課されたものを果たしたか果たしていないかという問題がのしかかる。Uには、自分の中でこの二つの側面の関係が何か奇妙であるという自覚が、病相の終わりかかりで現れたのではないか。

うつ病に陥らない通常の人は、亡くなった人とのあいだに両価的感情が生じ、その揺れに耐えながら徐々に喪の作業、不在の受け入れが進むのであろう。しかし、Uのように内因性の病態に陥りやすい人の場合、もはや対象は決定的に不在になってしまったという感覚と、対象に対して公共的に責任を果たしたかという義務の感覚とが、分離しつつ共存するのではないだろうか。不在の対象を不在のままに抱えることが困難で、不在になってしまった対象への義務の遂行の量的側面が気にかかるという点が、Uには自分の特異的な問題として自覚されてきたのではないか。これは、**病いがあばいた自己の性格への鋭利な内省・疑問**ではないか。そして、この自己に対する疑問を語り終えた頃に、Ｕの病相は終結した。

病相のどのような時期にどのような内省が現れるかという問題を、実例とともに呈示するところにまで到達した。一時期、あれほどつらいうつ病相がその人の人生に何ら変化をもたらさないのは不思議だということがいわれ、内因性のうつ病がもっとも非弁証法的病いであると論じられた。この内省の現れ方は、**内因性のうつ病を非弁証法的で純粋に生理学的な病いと呼ぶのでは不十分であること**を示しているといってよいと、筆者は思う。

第4章　うつ病患者の不安と相克
——マックス・ヴェーバーの病跡を介して

第1節　はじめに

本章は、二つの要素からなる。

第一に、うつと不安の関係について考察を試みる。ここでも、「うつ」のほうについては、基本的に内因性のうつ病に対象を限定する。一方の不安については、限定をすることが難しい。よく知られるハイデガー[1]のそれ、「恐怖は世界内部にその対象があり、不安の対象は世界内部的には無規定である（対象を特定できない）」が、臨床的議論を覆いつくすとは思われない。また、うつ病相の極期において、不安は主要な役割を演じる。それどころか、ときに、もっとも耐えがたい症候として現れてくるものでもある。躁病相における不安躁病という形での現れも広く知られている。うつ病相は基本症候として第1章で触れたものに重なるので、これらも本章の対象としない。かわりに本章で取り扱うのは、内因性のうつ病の中核症状の一要素に包含できない不安症状とうつ病の合併である。

第二に、内因性のうつ病の人が葛藤をもち、引き裂かれていくということがあるとしたら、それはどのようにしてであろうかという問を立てる。第3章の最後に、典型的な内因性のうつ病はあたかもその人の人生に何も痕跡を残さないかのようであるという見解を述べ、しかし筆者は、同じ章で、経過の中に現れる患者の語りなどから、病相が明らかに内因性のものであっても、単純にそうとはいえないことを示そうとした。患者によっては、**病相を経験することによって**、そのどこかで自己の他者へのかかわりなどについての本質的な問題に触れる瞬間を通過するように思われた。

そこで患者が触れる本質的なものは、さらに回復とともに再び底に沈んで意識にのぼってこなくなるのかもしれない。しかし、その本質的なものが、自己を引き裂いたり、自己に葛藤を引き起こしたりし続けるという形で、人生に長く影を落とし続けるということもあるのではないだろうか。ここでは、病跡学的にマックス・ヴェーバーを例にとり、引き裂かれたままになることは、臨床的には持続的な重圧状態をもたらすが、もっとも未来予言的な書を産出するような創造性の根源にもなりうることを示そうと思う。そのときに注目しておきたいのは、人物像からすればまったく異なるように見えるかもしれないが、ある角度から見れば、ヴェーバーは今日いわれる「新型うつ病」的な経過をたどったようにも見えるということである。

先に、用語にかかわる問題意識について付言しておきたい。どのようなものであれ葛藤や不安が現れてきた場合、あるいはそれらが身体症状に現れてきたような場合、それを「神経症的現象」と呼びならわす伝統が精神医学にある。このことは、いくら現在診断マニュアルから神経症概念が排除されているといっても、変わることはないであろう。すると、うつ病患者の病相外に葛藤と不安が現れた場合、それは、うつ病の神経症化あるいはうつ病患者が元来もつ神経症要素ということになりがちである。

しかし、内因性のうつ病と神経症の範疇で捉えられる病態とでは、理念的にではあるが、その人の生きる論理の質が違うのではないかと、特に第2章で述べてきた。このテーゼにいかばかりでも正当性があるならば、（内因性の）うつ病の人が葛藤に陥ったり、「神経症的」症状を出したり、引き裂かれるようになったりしたとき、そこに神経症用の論理のみもちだしては、対象にふさわしくない武器をもって闘うことになる。神経症用の論理だけではなく、うつ病の論理を踏まえて、うつ病患者に生じる葛藤や「神経症症状」を論じる必要もあるのではないか。内因性の特徴をもつと考えられる障害が神経症的な症状や葛藤を合併したときに、そこに何が見出されるのかを問いたいと思う。

第２節　内因性の気分障害と不安障害の併存

1　気分障害と不安障害の併存をめぐる言説

精神医学において語られる所見が短期間で変化したとき、それが疾病像の変化なのか、新たな疾病の「発掘」がなされたのか、単に精神医学の側の見方が変わっただけなのか、しばしば判然としない。「併存症 comorbidity」の概念もそのような問題につきまとわれている。ここ二、三〇年で、気分障害と不安障害の併存率の報告が増えたのみならず、その併存率はきわめて高い値となってきた。しかも、はじめはおもにうつ病と不安障害の合併についていわれてきたものが、双極性障害と不安障害の併存の頻度がより大きな数字であがるようになってきている（表４-１）[2]。

双極Ⅰ型についてもある程度高い値となっていることを考えると、これを、双極Ⅱ型の診断が拡大したことに

表4-1　双極性障害にける不安障害の併存(2)（一部改変）

PTSD	：44人中13人
パニック障害	：44人中14人
強迫性障害	：44人中　2人
パニック発作	：44人中12人

44人は三次治療施設の治療抵抗性の外来双極性患者
双極Ⅰ型12人，Ⅱ型16人，NOS（特定不能）16人
不安障害の合併率は，双極Ⅰ型で33.3%，双極Ⅱ型で62.5%

帰すことはできないが、しかし、やはり併存は双極Ⅱ型で目立つ。従来診断は、疾患にある程度階層性を考えて下されてきた。したがって、主診断が重視されてきた。操作診断でDSMのⅠ軸の診断を複数並列するようになれば、従来診断に比べて併存がよりクローズアップされるのは当然であろう。そうはいっても、今日のデータに見られる高い併存率は際立つ。しかし、この値はもっともであると思う。たとえば、本書でときにかなり長くその病歴を呈示してある、双極Ⅰ型およびⅡ型の患者にも、不安障害が併存していると診断されうるものが多い（第3章、第5章で取りあげた双極性障害のほか、本章でもそのような症例を取りあげている）。

問題となるのは、そのときの不安障害の質、気分障害と不安障害の関係である。

操作的診断基準を適用した論文のみが精神医学を支配するようになってもっとも困ることに、症例記述の分析と解釈を見る機会が乏しくなったことがある。精神医療は、他の分野の医療以上に**縦断的見方**が重要な領域である。研究的記述にも、横断的記述だけではなく、症状の変遷のダイナミズムや症状の強さの経時的変化といった側面が入ってこないと、臨床へ回帰する契機が不十分となる。現在、不安障害と気分障害の関係についてこのようなダイナミズムを記述することは、高い併存率があがってくると単にいうだけの計量精神医学を補填する意味で必要である。

2　不安障害のタイプ――特にパニック障害の場合

精神病理学的な見方からいえば，抑うつ症状のみならず，不安障害の症状もまた，かなり疾病非特異的なものである。これはパニック発作についても当てはまる。ＤＳＭ[3]の診断基準にも，パニック発作は疾患非特異的であり，そのうち予期しない発作が反復し予期恐怖が生じるものをパニック障害と呼ぶということが明記されている。それでも，そのような障害が引き起こされている患者の人間学的基底はさまざまである。とりあえず，パニック発作-パニック障害群にどのようなものがあるかを，スケッチしておくことにしたい。

パニック障害には，まず，どちらかといえば循環気質に近く，安定した善良な社交的性格をもつ人が，とりわけ中年期あたりに，きっかけらしいきっかけもなく発作に襲われる場合がある。中核群ともいえよう。比較的薬物への反応性もよく，心気的な方向への悪循環に入りこまなければ予後はよい。ただし経過中にやや抑うつ的になることはある。この群には，安永[4]が，素直でくせのない性格であり，「発作時などには人にたよるが」，それは「特定個人にしがみつくような転移的依存ではない」と書いていることが当てはまる。

同じく比較的安定した社交的性格で，予後もよいのだが，転移的依存はないといってよいのか疑われる女性例の一群がある。彼女たちは，診察において，自分の不安症状について，よくなる・安心してよいという保証をまず自分に向けて与えてくれることを医師に望む。そのとき彼女らは，治療構造に影響を与えるほどではないが，主治医に対して特権的位置に立とうとする。これは，どうもこのタイプの患者に比較的特徴的なことのようで，女性患者全般が男性医師に向ける心性ではなく，パニック障害の女性群のある側面なのであろう。

内省性に乏しいためか，パニック発作に何らかの対処をしようとする意志が感じられず，発作の瞬間その不安に没入するだけの人もいる。たとえば，極端な場合，症状が起これば直ちに救急車を呼ぶことを繰り返すが，そのような行動を恥じたり躊躇ったりするところがない。予期恐怖はあっても，それへの葛藤もあまり見られない。このような人たちには，独特の素朴さがあるが，その治療には苦労が伴う。

逆に，もともと神経質な人で，生活全体が不安発作・予期不安との戦いのようになる人たちがいる。もちろん，パニック発作自体が，身体が通常どおり健康に作動していないのではないかという不安や，ひょっとしたら死に至るような失調が生じているのではないかという恐怖が，際立って生じる病いである。自分の身体状態への被暗示性も高まる。生活全体を自己の身体への懸念が占めてしまうのは当然といえば当然である。しかし，そのような人は，もともとの性格としての「神経質」がパニック発作という材料を手に入れてしまったかのような印象を与える。病気の克服には熱心だが，それのみが生活全体をときに染めてしまう。このような患者は，森田神経質のひとつのタイプとなっている。このような人たちと，最初にあげた比較的社交的なタイプの人たち，あるいは循環性格者のうつ病でその回復過程で不安発作も出てきているようなタイプの人たちが，ひとつの治療グループの中にそれぞれ何人か集まると，両群のタイプの対照性が浮き出る。

いわゆる境界例とされる人たちが治療者を巻き込んで追いつめることは，今日なぜか減少してきた。しかし，リストカット・多量服薬などの自傷行為が続き，強い不眠・摂食障害・薬物・アルコール依存などが伴う患者群は減少していない。劣悪な養育環境にあったり，幼児期からの問題を現在にまで引きずっていたりする女性に多い。このような人たちにパニック発作が伴うことはよく見られる。もちろん，うつ状態も頻繁に併発する。その場合，パニック発作は，一見誘引なく発作が起こったように見える場合でも，何らかの心理的誘引があったことが探りだせる場合が少なくない。

さらに，広汎性発達障害圏の人にパニック発作が併発することもある。その場合，本人がストレスの蓄積を訴えることが多いという印象があるが、このストレスがその人にとってどのような形で現れるかを同定していくことは、発達障害自体の理解にかかわる。初発の発作は突然生じ、やはりパニック障害の診断を満たすことになる。広汎性発達障害にはうつ病が重なることも多く、双極性の気分変動が前景に立つこともあるから、ここにも、操作的には気分障害と不安障害の合併が現れる土壌がある。

現在パニック発作を薬物でコントロールしやすくなったことは、間違いなく朗報である。しかしこのように考えると、パニック発作‐パニック障害は、それがその人の問題の中心であることもあるが、さまざまな背景の最終産物として、あるいはそれらに重なったものとして現れてくるという面もあるといってよいと思われる。また、ここにあげたグループの中にも、操作的には、気分障害とパニック障害の併存とされる症例が入りこんでいることは容易に見てとれる。治療は、まず表面に現れた苦痛や障害をとることに向けられるにしても、基底にある人間類型への眼差しは欠くことができない。

以上に追加して、内因性の気分変動があるとして差し支えないが、その気分変動自体にプラスアルファの特徴があり、それと不安発作が併存することが関係しているのではないかと見られる一群がある。特に双極Ⅱ型の特徴があると思われる気分障害と不安障害の併存である。このタイプが本章の考察の前半の中心となる。

3　内因性の気分障害から見た不安障害の併存

今度は気分障害の側に基軸を置いて不安障害との併存を考えてみる。

気分障害と不安障害との併存を考える場合、まず、この二つの疾患が同時に生じているのか、別々に生じているのか、という視点が不可欠であろう。一方から他方へ連続的に移行したと思われる症例も存在する。その際、症状変遷に意味があるのではないかという問も生じてくる。また、どちらかを主診断において、その上にもう一方が重畳していると考えたほうがよいのか、まったく二つを並列させて考えたほうがよいのか、並列させて考えるにしても、両者に共通の生物学基盤、あるいは力動的基盤を考えるのか、などの問が生じてくる。

議論の端緒に、うつ病と不安障害の併存についての先駆的な報告[5]を紹介する。

広瀬によるこの論文の特徴は、不安発作のエピソードとうつ病のエピソードが基本的に別の時期に現れた症例を扱っていて、かつ、うつ病に至ると不安発作が消失している点にある。ただし不安発作からそのままうつ病へと流れこんでいる例も記載されている。それでも、不安障害の経過中に一過性に生じる抑うつ状態への移行の記述ではなく、明らかなうつ病へ移行した症例のようである。

この論文は、不安と抑うつの関連を直接考えるといういうきわめて大きな論点を背景としているが、ここではそれについての議論にまで踏みこむことはできない。広瀬によれば、彼の経験した症例は例外なく、不安発作で始まりあとからうつ病が現れ、そのとき不安発作は後景に退いている。このことを広瀬は次のように解釈している。脅威や喪失に直面すると、人間はまず不安で反応する。それに対し、抑うつはそれらに直面せず完全にひきこもってしまった状態である。しかし、自験例でも、うつ病が先行し、不安障害へ移行した症例は明らかに存在する。しかもそのような人で、うつ病発症以前には神経症的なところが見られなかった人も少なくない。このような症例は、うつ病罹患によって顕わになった不安が病相後に不安発作という形態をとったという観点から見ることができるかもしれない。

それでも、不安発作が生じている時期はその人が何らかの葛藤を起こし何ものかと対決している時期であり、そのような葛藤や対決の可能性が失われて外界とのつながりが断ち切れた状態がうつ病である、という広瀬の指摘したダイナミズムは考慮してみる意義があろう。

疾患の症候だけではなく疾患に罹患している人間の質を重んじる精神病理学から見て、広瀬の論で興味深いところは、症例に呈示されている人たちの「素直な」ところを指摘している点である。先ほどのパニック発作-パニック障害のタイプ分け（もちろんこれは素描に留まるものである）に従えば、最初にあげた中核群に当たるであろう。すでに触れた安永の記述がここに引用されている。安永はそこでさらに、「分裂気質や強迫性格にみられるような二重底的な複雑さはなく」と続けている。**分裂気質の二重底**は、現実に人と交わっている表面の奥に裏庭があり、表面的には現実と交わっていながら、ときに心的にはその現実に疎遠となって裏庭に退避できるような心的構造のことと考えてよい。クレッチマー[6]は、分裂病質・分裂気質の人について、その表面を見ていただけではわからないことを強調している。その閉ざされた鎧戸の裏では、貴族の祝宴が行なわれているかもしれず、あるいはそこには廃墟しかないかもしれないという精妙な記述をしている。厳密にいえば、本書（特に第２章）で述べてきた神経症患者に見られる「**ひねり**」は、分裂気質者の二重底といわれるものとは異なる。しかし、無媒介に環境の影響を受けることから自分を保護しているという点は、両者に共通している。ここにあげられている、不安障害後にうつ病を併発している患者は、「ひねり」も「二重底」もあまりない人たちといえるであろう。この点で彼らは、うつ病親和的な人なのだと思われる。

4　気分障害と不安障害の併存——特に独特の色調が混入している場合

気分障害と不安障害が同時併存している場合はどうであろうか。ここには、先に「内因性の気分変動があるとして差し支えないが、プラスアルファの特徴があり、それと不安発作が併存する」とした症例、特に双極Ⅱ型、ときに非定型の特徴をもつ症例が入ってくる。

まず、第3章において治療関係についての議論で触れた症例N（→108頁）が、持続的な気分変動の上に不安障害が出没している症例である。「（持続した治療関係に入ると）治療者に甘えた感じになってしまって（それが嫌で）」といっていた男性である。

この人は、「気分循環症 cyclothymia＋双極Ⅱ型」といえる人である。同時に、単純に同調性を希求している人というだけでは済まない面を二つもっていた。

ひとつは、アキスカルが「テンペラメント temperament」（気分的な気質）の「暗黒面 dark side」といっていたような側面である。Nは、朗らかに飲み明かすような関係を求めながら、頻繁に衝動的いらいら感が噴出し、友人との諍いにまで至っていた。なお、多数例のうつ病患者に対し質問紙を用いて、衝動性と不安とのあいだに関連があることを示唆している研究[7]もある。

もうひとつの注目すべき点は、自分を容易に治療に委ねられない、甘える感じになるのは嫌だ、という発言に現れているような、典型的な同調性の人に比べて一寸ひねりのある性格である。

不安発作を同時的に合併している場合、同調性のみで色づけられているような気分障害患者にはない「**もう一色**」が症候的にも性格的にも見られて、それが不安障害の土壌を作っていると考えられる場合があるという仮説は、検討してみる価値があるのではないだろうか。

実例として、対人恐怖的側面が併存した症例を検討しておく。

【症例V】　診察時二四歳の男性。Vは大学院在籍時の二月に、毎年この季節には気力が失せてしまうという主訴で来院した。自分から季節性うつ病を疑っていた。前年まではこの時期を、スポーツや海外旅行をして乗りきっていたが、今年は重症だという。Vのおもな症状は、まわりの景色を見ても焦点が定まらず、頭に霧がかかったようで、行動がまえに進まずどんどん他人から遅れていく、人を避けて閉じこもるというものだった。食欲は落ちてはおらず、甘いものを食べると安心するといい、睡眠は、夜型にずれこむとともに時間が長くなっていた。季節性とも非定型ともいえるような特徴が垣間見られた。また、今までに気分が高揚した時期が二、三度あり、そのときは遊びたい気持ち、自己主張が強まったが、爽快な気分の時期は続かず、すぐにいらいらしてきたらしい。この点を捉えて、この症例も、テンペラメントの暗黒面が軽躁期に出る双極Ⅱ型と捉えることもできよう。

Ｖは、診察時いったん話し始めると人なつこく熱中してくるが、こちらに警戒的になるところもあり、ときおりきびしい視線を向けることがあった。

三月、四月と一進一退ながら全体の調子は改善した。少量の抗うつ薬の影響もあろうが、季節の影響も考えられた。五月には恋愛での挫折があっていったん落ち込んだが、六月にはもちなおして再び調子があがってきた。ある会社への就職が内定した。

面接では、対人関係の話題がどんどん出てきて、そこには対人恐怖的な特徴が現れていた。調子が落ちてくると、他人は自分の何を詮索しているのだという気持ちになってくるという。自分の話に他人がさっと反応してくれればよいが、それがないと、「何だこいつは、威圧的な」と考えてしまう。人の視線が自分の防波堤を突破してくるのを自衛する。気持ちの沈んでいるときは、特に人を避ける。自分には、小心なところと人なつこいところが同居しているともいう。しかし、面接時にこちらにきびしい視線を送るときには、傲岸な印象さえ与える。本人がいうには、抑うつ的なときは会話をしていても心ここにあらずで、人の会話の中に自分が入っていけない。調子が改善してくると、人との「ずれ」が埋まってくる。

八月に入り就職内定先で集まりがあったときには、初対面の人をまえにして緊張で手がふるえるという訴えが出た。Vにはアメリカでの生活経験があり、そこでは、日本にいるときのように人と人との間合いを考えずに生活することができて楽だった。会社の集まりなどでは、特にこのくらいの地位の人にはこのくらいの態度で臨まなければならないと思い患うのでつらいという。

再び冬が来て、論文の締め切りが近づいた。このときには大きな気分の落ち込みはなかったが、論文の締め切りに追われるということにどう対処するかが話題となった。Vによれば、軽いうつ状態では、つねに自分の時間と他人の時間とのあいだに隙間があり、締め切りといわれても、はじめのうちは「それ何のこと」という感じがするのだという。しかしまた、締め切りというものがないと、結局何もやらずに終わってしまうのではないかともいう。締め切りが近づいてはじめて、どんどん熱中してやりとげるが、それが過ぎると、また世間とのあいだに隙間が残り、自分にも空虚感が残るというのだった。

本症例からいくつかの特徴的な要点を汲み出すことができる。

基本的にVが希求しているのは、やはり同調である。この同調を、純粋に対人的なほうへ向かうものと、社会構造的なほう、「世間」のほうへ向かうものとに分けて考えることができる。そして、その両者において、うつ状態になるにしたがって、「脱同調 desynchronization」が生じている。

フクス(8)は、うつ病の精神病理において、「間人間的時間 interpersonal time」を考えた。より正確には、個人に流れている時間と、複数の人たちのあいだで流れている時間との関係を考えた。そして、その脱同調を内因性のうつ病の特徴とした。同調・脱同調の概念の重要性は、すでに第1章の基礎症候のところで示唆しておいた。これはフクスの着想とはいえないほどに、精神病理学の時間論の伝統の中にあったものである。たとえば、ミンコフスキー[9]の「生きられる時間」の概念にすでに、「間人間的」という側面が含まれていたといえるだろう。Vの場合、脱同調は、世間の人とぴたっと合わなくなることであったり、締め切りに遅れることであったりする。景色に焦点が定まらないといった、環界に自分が入っていけない感じも、脱同調の延長にある症状と考えてよいであろう。

ただし、この同調への希求と脱同調への危惧は、Vにとって、うつ状態のときにのみ現れるものではない。たとえば、会社の説明会でも、そこに集まった仲間とのあいだに同調が得られるかどうかは、Vの気がかりとなっていたはずである。そのときVはうつ状態ではなかったが、日本の世間的慣習、すなわち、立場上どのようなものの言い方をすればよいのかをその場の空気から読まなければならないということは、Vへの圧迫となっていた。外国暮らしでは、Vはこの圧迫を感じていなかった。このような発言は、対人恐怖傾向をもち外国暮らしの経験をもつ日本人から頻回に聞かれる。彼らは、西欧の国々において対人関係をより楽に感じる。それらの国では、対人マナーが確固として定まっていて、それを守るかぎりにおいてあとは個人対個人の関係として振る舞えばよいからであろう。日本のように「間《ま》」をはかることを課されない。しかし、非常に長く外国の地に滞在しそこに溶けこむようになっても彼らが対人恐怖から逃れたままであるかどうか、筆者は寡聞にして知らない。

もうひとつ強調しておきたいことは、締め切りという規範的要求に対するVの態度である。対人空間で要求される振る舞い方は、その社会の規範（ノモス）の一側面である。そこには、多少なりとも文化依存的側面がある。締め切りを守るというのは、より文化依存性の少ない別の規範側面である（もっとも締め切りに強迫的な文化とそうでない文化があるだろうから、この点にも文化依存性はある）。ここでも、Vはこの締め切りに対して両義的であり、逆に締め切りはVに対して両義的に働いている。Vは、はじめはこの締め切りにも疎遠なままであり、あたかもそれを呑んでかかっているかのようである。しかし、そのうち締め切りの圧力が徐々にVの内部に浸透してくる。Vは締め切りのある仕事に熱中し始める。締め切りが、Vに「目標志向的な緊張」を呼び起こす。そして結局Vは、社会の要請からずり落ちることなく仕事を達成する。しかし、Vはそれで満足するわけではない。安心してほっとするわけでもない。あとには空虚が残るという。

うつのときの対人関係のもちようにも特徴がある。Vはうつのとき、単に自分に価値がない、他人から責められている、あるいは他人の中に入っていけない、などと悩んでいるわけではなさそうである。自分に振り向いてくれない人間に対して「なんだ威圧的な」とこちらから攻撃性を向けてもいる。これは、Vの場合、うつにあるときにも強力性と弱力性が拮抗していることを示し、Vの対人恐怖的な側面を際立たせている。

より純粋な対人恐怖の場合、この拮抗はもっと捩れた形をとり、さまざまな心的なもつれを作り出してくる。このことは内沼[10]がすでに明瞭に描き出している。たとえば、対人恐怖の人は、「間《ま》」がしらけてしまったとき、自分がその「間」に溶けこめていないと劣等感を抱いて恥じるだけではない。自分がその「間」を支配しようと、無理に知識をひけらかした話をしてみたり、逆に「道化」（今の言葉でいうならば「いじられキャラ」）を演じて周囲を盛り上げようとしたりする。そしてまた今度は、その道化を演じたことにより周囲から馬鹿にされる存在になったのではないかと葛藤する。このように幾重にも捩れた心理、はからいごとが、彼らの対人場面では働いている。

もしVが、純粋に同調性の気分障害患者であったらどうだろうか。

うつのときには、自分の価値に自信がなかったり、仕事について他人からの要請を満足に果たしていないのではないかと怯えたり、みんなの中に溶けこむ元気がなかったりするであろう。うつが改善すれば、円滑に周囲と交わるであろう。課される仕事に対しては、それを期限までに完成できるかと前々から不安になるかもしれない。期限を自己に疎遠のものとして放っておくということはないであろう。そして、仕事を達成しようとして熱中するうちに躁的になったり、達成し終わって荷降ろし状態になったりすることはあっても、達成したあとに空虚感だけが残るということはないであろう。

このように考えると、Ｖの場合にも同調性は性格の基底にあるものの、理念的な同調性の気分障害患者にはない別の色が入りこんでいるといえそうである。それは、対人恐怖的ないし「神経症的」部分なのかもしれないが、双極Ⅱ型的特徴なのかもしれない。いずれにしても、その部分は気分障害と不安障害が併存する土壌となっているように思われる。

5　役割構造それ自体への不安

筆者には、さらに、これまでに論じていない不安がうつ病の経過中に生じることがあるように思われる。それは、役割、たとえば職場での仕事に戻ること自体への不安である。

この不安は、**いかにも了解的に捉えられてしまいがちである**。しばらく病休を取っていたので人にどう見られるのかが怖いのだろう、仕事に再びついていけるかどうかがまだ心配なのだろう、といった了解である。真正のうつ病ならば、治癒すれば、本当に回復すれば、もとの職場に戻れるはずだというドグマもあるかもしれない。笠原[11]も、同じ職場へ復帰することを原則としている。

†職場復帰は単純労働から

筆者自身は基本的には、単純な労働で、働いた分の結果がそのまま見えるような仕事にまず復帰させてもらうように、職場の管理者にお願いしている。卑俗な比喩で述べれば、本を十冊棚にしまえば十冊しまったという成果が残るような仕事である。そのような仕事ならば、本人が十冊しまったつもりなのに五冊しかしまわれていなかったというようなことは生じないし、十冊が無理なときは五冊にしておけばよい。そのときも、五冊はしまわれたという成果が残る。

単純労働への復帰の勧めには、別の含意もある。

うつ病回復期の人を、交渉事のような気を使う仕事へとはじめから復帰させることが望ましくないことは容易に想像される。昇進うつ病の人を管理者に戻すのも、望ましくない。うつ病患者は、その同調性ゆえに板挟み状況に弱いからである。けれども、それはまた、気分障害圏の人は、そのような公共的な場でビジネスを進めることに実のところそれほど興味の強い人ではないからであるとも筆者は考える。本書で繰り返し述べている、「気分障害圏の患者では、公共的自己への備給が一見強いように見えても、実は私的自己への備給のほうが強い」というテーゼを思い起こしていただきたい。公的な仕事をビジネスライクに着々と進めるのを好むというのは、筆者の経験からいうと、気分障害圏の人の特徴ではない。外交問題でうまく立ち回ってきびしい交渉を次々と事務的に処理するような能力のある人を、クレッチマーが分裂気質圏に入れているのは正しいものと思われる。

✝職場復帰への根本的不安が非常に強い場合

さて、このように復帰においていろいろと工夫をしたとしても、組織・役割へ戻ることそのものが強い不安の対象となってしまう人がいると思う。筆者には、どうもここに、簡明な了解で捉えてはいけない不安があるように思えてならない。一部の患者では、発病を経ることにより、職場というものに戻ることそのものが不安になってしまうということ、もっといえば、社会的役割というものを構成している何ものか自体が、恐怖の対象として現れてしまうということが起こっているように思えるのである。この段階で去勢不安が生じると加藤(12)がいっているのは、このことに対応しているかもしれない。

これが生じると経過は長くなる。

そのとき、まず当初の診断を疑ってみる価値はある。根深いが一見目立たない強い自己愛性パーソナリティ障害があるのではないか、もともと脆弱さをもった分裂気質の人が潰れこんで回復していないということなのではないか、などを検討する必要がある。しかし、発病までの社会適応は悪くなく、発病当初の症状も典型的な内因性うつ病のそれで、「やはりうつ病である」としかいいようがないが、そのような状況に陥る例は確かにある。

筆者は、ここに述べてきた不安が**長期化・本格化した場合**、病前の状態への復帰を目指さず、許されるかぎりのあらゆる種類の**人生の転換**を考えてよいのではないかと思う。それは、職場転換・職の変更から、いったん失職してみること、徹底的に窓際族として生きることに慣れること、主夫になることなど、いろいろな方策を含む。もちろん、振り返ってみて自験例として成功したと思えるのは、かなり条件に恵まれていた人の場合が多い。たとえば、資格を生かして田舎の実家近くで新たな生活を始められたというような場合である。しかし、職業空間を作る倫理、秩序に対する岩のように固い不安、それへの回避、場合によってはあからさまな嫌悪があって、それは、ちょっとやそっとの環境調整、さらなる「時間的な待ち」などでどうにかなるほどの生ぬるいものではないのではないと見立てざるを得ない事例は確かにある。

【症例W】　明らかに内因性のうつ病でこのような患者に筆者が出会ったのは、「新型うつ病」というようなことがいわれ始めるずっとまえである。Wは五〇代の男性で、性格は同調性格、几帳面さを要求される仕事を長年やってきた人だった。明らかに内因的な色彩のうつ病相に陥ったもののよく回復してきて、性格印象からは、職場に復帰して定年まで勤めあげるものだと思っていた。ところが、Wは復帰の頃からてこでも動かなくなり、通院は不規則になったが、療養継続が必要との診断書だけは確実に病院に取りに来るようになった。比較的強く復帰を勧めたが、当時就いていた職場環境に束縛されたまま人生を終えることがいかに負担であるかを繰り返し語り、職場に戻らなかった。特定の苦手な上司・同僚がいたわけではない。彼が忌避したのは、職場という秩序そのものである。結局、Wは、かなり長い病休期間を取ったあと、職務復帰せず、ハローワークに新たな仕事を探しに出かけた。

Wは、すでに職歴の長い、円熟した人柄であり、罹患したのは内因性のうつ病であるが、その後の振る舞いは、「新型」的である。このような例は以前からあったのである。

それならば、彼らの不安の対象となる職業倫理、秩序とはどのようなものか。

ここでわれわれは、マックス・ヴェーバーの病跡を見る。

第3節　マックス・ヴェーバーの病跡学――「新型うつ」的病像と『倫理書』の予言

1　ヴェーバーの病理についての諸論

ヴェーバーが壮年期に精神疾患に罹患したことはよく知られていて、その解釈についてはさまざまな議論がありうるし、これまでにも多くのことがいわれてきた。ヴェーバーについては、マリアンネ夫人(13)の詳細な伝記が刊行されていて、これは一次資料である。それ以外に渉猟されている伝聞もある。したがって、この領域に詳しい人には屋上屋を架すことにしかならないが、この節で、その生涯と『プロテスタンティズムの倫理と資本主義の精神』を概観する。しかし、そのまえにヴェーバーが罹患した疾患に対するありうる解釈をいくつか述べ、ここでなぜ突然病跡学的試みを挿入するのか理由を述べておこうと思う。

†家族関係に基づく解釈

ヴェーバーは、一八九三年に二九歳でフライブルク大学の経済学担当正教授となり、そこでの三年間で大きな成功をおさめている。続いてハイデルベルク大学に招聘された翌年、母へレーネは、ベルリンからひとりでハイデルベルクにいる息子たちのもとを訪ねるのを楽しみにしていた。父は取り残されることになる。この父は、母ひとりが息子たちのもとに旅することに反対していたが、結局は母とともにマックスのところにやってきた。このときマックス・ヴェーバーは、母を束縛する父の態度を激しく難詰した。父と息子はもの別れのままとなり、父は帰宅して友人と旅行に出たが、そこで胃潰瘍による吐血により死亡する。葬儀のとき、マックスはきわめて冷静であったという。マックスの変調はそのしばらくあとに始まる。

エディプス・コンプレックスに重ね合わせてこのエピソードを見るのがひとつの解釈ということになる。父殺しは実現した。そのときのマックスの冷静な態度は、罪責感の否認を表している。本人には内面から与えられた罰のように病いが襲うというわけである。筆者はしかし、これは通俗的解釈との印象を免れえないように思う。フロイトに忠実に、両価的対象となった父がマックスの自己の中に取り入れられ、それが攻撃されて病いがもたらされたという解釈もされる。ミッツマン(14)は、この路線でヴェーバーの病いを解釈している。この解釈に筆者は賛成しないが、ミッツマンの著書全般についていえば、ヴェーバーの思想と人間描写が見事に結合している。

事は幾重にも複雑である。精悍なマックスがマリアンネと性的関係をもてなかったという疑いは、最終的真偽を確かめようがないが、つねにもたれている。上記ミッツマンには、「マリアンネに対する性交渉なき彼の愛」という明瞭な表現までも見られる。後年、自分の教え子であったエルゼとはマックスは性関係をもっていたようであり、この頃にはもうひとり別の婦人との交渉もあったようで、これらの関係はマリアンネには隠されていた。長年連れ添い、敬愛に満ちた膨大な伝記を残した夫人と性関係がなかったという根の深い問題が、マックスにはあったかもしれないという推測が生じてくる。ヴェーバーを深く尊敬していて、ヴェーバーから理念型（理想類型 Idealtypus）、了解などの多くの概念を引き継いで精神医学に導入したヤスパースは、後年ヴェーバーの女性関係を知ることになり、驚くとともに落胆したらしい。ヤスパースの人となりの誠実さは広くいわれる。しかし、この手のヤスパースのエピソードからは、かえってヤスパースの人間理解の幅に疑いを抱く人もあるかもしれない。

ヴェーバーが自分の精神状態について書いた草稿が、一時ヤスパースのもとにあったことも知られている。これはヴェーバーの死後マリアンネに返され、そこで破棄されているようである。そこには、夢精をコントロールできない恐怖が書いてあったと伝えられている（ミッツマンの書による）。

マックスの母ヘレーネは、自分の父（マックスの祖父）の苛烈なピューリタニズム精神を引き継いでいた。同時に、それ以外にもいくつかの人生の屈曲点をもっていた。彼女は若き日、自分の家の人のみんなから尊敬されていた老学者から性的に迫られた。このために、人間の肉欲的な部分は、彼女にとって苦痛となっていたとされている。また、ピューリタニズムによって強く自分の生活を律し、それを他人にも要求するところがあったが、夫にはあからさまな自己主張ができなかった。その夫は、政治と人生を楽しむことに長けた実践家であった。マックスはこの父母の両方の側面を受け継いでいるが、幼少期に父を憧れ尊敬していたマックスは、青年期から徐々に母の側に近寄り、父への反撥を強めていく。

羽入[15]はこれらのことから、マックス・ヴェーバーがいかにおぞましくも母に呑み込まれてしまった人間であるかを執拗に追及する。丁々発止の議論で一歩も引かない実行力と雄弁術をもったヴェーバーは、父の政治の世界を継いでいれば病気にならずに活躍し続けていたであろう。それが、母の心の中にあることには絶対に抵抗できない、せいぜい病気になるというような受身的な形でしか抵抗できない人間になってしまったというのが、羽入の議論である。

しかし、羽入の議論にもいくつかの決定的部分で異論を呈する余地がある。

まず、やはり疾患概念が欠如していることがあげられよう。

ヴェーバーの診断が何であるかどうかはひとまず措くとしても、もしそれが内因性の疾患である場合、それを家族関係の問題に帰すだけではどうしてもはみ出すところのあることが、羽入の議論からは抜け落ちている。また、羽入の議論は、男子の「健全な」発達は母の呪縛を乗り越え父と同一化することのみであり、さらに、病いはつねにネガティヴな生の徴候であり、その証拠である、という態度で貫かれている。病いが創造性と結びつく、病いが創造の質に変遷をもたらすといった視点が羽入にはない。

ヴェーバーの『プロテスタンティズムの倫理と資本主義の精神』[16]（以下『倫理書』と略す）についていえば、この書物は今日、単に資本主義開花の原理を解明しようとしたものとしてでも、その基盤を作ったプロテンタンティズムの肯定的側面を論じたものとしてでもなく、資本主義の末路のうすら寒い世界状況を予感させる、われわれが今生きる現代の先にまで射程をもつものとして、読まれるようになってきている。しかし羽入は、この書物の両義性とその射程の凄みに触れるというよりは、この書物が実はプロテスタンティズム批判であったというところのみを強拡大する。そして、プロテスタンティズムが身体のすみずみまで浸透していた母にむさぼり喰われることへの恐れと反撥が、プロテスタンティズム批判の書を著すという形をとらざるを得なかったと論じる。

†ヴェーバーにおける「引き裂かれ」と新型うつ病

本章では、内因性のうつ病患者の中にも引き裂かれや葛藤があるかもしれない、それがうつ病を遷延させたり、病相外での不安をもたらしたりしているかもしれないという問題意識を述べた。そこから、「新型うつ病」として括られがちな症例の一部（あくまで一部である）の理解につながる議論を導き出せるかもしれないという目論見がある。ここで、なぜヴェーバーの病跡学をこの問題と絡めているかを、もう少し述べておこう。

マックス・ヴェーバーは、著作の中で「カリスマ Charisma」という概念を支配の一様式として述べているが、自身がカリスマ的人物であったといわれている。たとえば、第一次世界大戦が始まり、予備陸軍病院委員会における監察将校の職にあたったとき（一九一四年、五〇歳）には、リーダーとして周囲と一歩も引かず交渉にあたり、尊敬を勝ち得たことがマリアンネの伝記に記されている。

また、病いで大学教授の仕事がまっとうできないときには責任を取らなければならないと強く感じ、実際そのとき自ら職を辞している。

これらのエピソードから浮かびあがる人物像はもちろん、今日通俗的に「新型」と呼ばれるうつ病に罹患する患者からイメージされる人物像とはまったく異なる。ただし、メランコリー型のような内因性単極性うつ病の病前性格像とも異なる。

しかし、**ヴェーバーの病歴を縦断的に見てみるならば、実は「新型」的ないし「逃避型」的に見えるところもないわけではないのである。**

ヴェーバーはかなり病状が回復し、重厚な著述ができるようになってからでさえ、相当に憔悴・疲労することがあった。特に締め切りのある大学関係の著述は苦痛だった。アメリカへの視察旅行などのときには活発で、周囲に鋭敏な観察と興味を示してやまない。しかし、ハイデルベルクの近辺に戻ってくると調子を崩した。第一次大戦時の陸軍病院での活躍のまえにおいてでさえ、大学で講義を試みたがはなはだ疲労したというマリアンネの記述が見られる。ほぼ完全に病いから解放されたように見えるのは、実に死の二年まえである。しかも、それまでに調子を崩したときに、うつ病相が繰り返されていたようには思われない。

ヴェーバーは、社会的に特別に遇される位置にいた。大学を辞しても一等の指導的学者であり、著作の発表の場という点でも、エルゼの夫からの援助を受けていて、不自由がなかった。病いのときには何度も長期にわたる療養の旅行をしている。回復しつつあるときの旅行で、北ヨーロッパ的ピューリタリズムと異なる南ヨーロッパの文化に触れ、そのことは『倫理書』を開花させる一契機となっている。しかし、ある程度改善してからも、大学人の職業生活の周辺に戻ってくると体調が崩れた。

このような健康状態の変遷は、ヴェーバーが特権的にもっていた資質と能力、人物的魅力、定職がなくとも欠落することのなかった彼の社会的存在価値などをいったん括弧に入れたら、どのように見えるだろうか。異国の文化を旅しているときは回復する、新大陸で同僚とともに目を輝かしているときには活発である、戦争という火急時には自分の資質が最大限に花開いて存分に働く――しかしもともとの職業である大学の周辺に戻ってくると、締め切りを課された原稿を仕上げようとすることによっても、講義を行なうことによっても、ときにはその土地に帰るということによってすら調子を崩す、という経過が浮かびあがる。もしも、ヴェーバーにとって働くことすなわち大学人に戻ることでしかありえなかったとするならば――実際ヴェーバー自身がそう考えていた――職場の地に戻ってくるたびにうつ状態と不安がぶり返し、そこから離れるときは人並み以上に活発となるということが生じていたことになる。これは、逃避的要素の入った、あるいは職場へのインクルデンツ（封じこめられること）に耐えられない、「新型的」な遷延像と映る。

ヴェーバーは、晩年までプロテスタンティズムの倫理像を体現していた面のあったことが伝記には書かれている。また『職業としての学問』[17]を読むと、この倫理の側に立ち、安易に自由を求める学生を恫喝するような声も聞こえてくる。それはザッヘ（事 Sache）に帰れと学問の自己限定を要求し、安易に（事実の認識を超えた）「体験」を求めることを諌める。その一方、人間を締めつけ、干からびさせてしまう合理主義、官僚体制の檻を予言し、そこからの脱出も探り続けている。そもそも『倫理書』には、プロテスタンティズムに発した資本主義が進んでいった果ての末路が鳴り響き、そこで跋扈する「末人たち letzter Menschen」は「精神のない専門人」「心情のない享楽人」であろうと予言されていた。

このようにヴェーバーは引き裂かれていた。この引き裂かれていたということを、真剣に受け取ることにしたい。そして、それを家族の物語へ還元しないで、ヴェーバーの病跡学を試みたい。また、そのことが、今日でももっとも未来予言的と思われる創造へ通じていたことを示したい。

2　病跡学からヴェーバーを取りあげる際の要点

一般に病跡学研究は、二つの課題に答えることをわれわれに要求している。第一は、対象となった人の創造の質に精神医学的視点から光を当てることであり、第二は、その人の病いを抉り出すことである。筆者は、ヴェーバーに向かう中で、許されるかぎり、その両者に踏みこむつもりである。しかし、取りあげるのは、すでに膨大な研究がなされ、それにもかかわらず今でも新たな研究者を惹きつけてやまない知の巨人である。われわれは、取り扱う範囲を限定しなければならない。

†創造性

本節では、第一の課題を二つの側面から取りあげる。そのひとつは、彼の著作群が、なぜ現代に至るまでの射程をもつのかに迫ることである。そこで、ある倫理的・思想的雰囲気を示す概念として彼が用いた「**エートス Ethos**」に注目する。

エートスは、「エピステーメ」が、知の枠組みを示し、対象を見るときに必然的に入りこむ視線のありようを語る概念であるのに対し、より人々の生活に密着した雰囲気的なものを指す。彼はこの概念をよく用いたが、問題は、それがどのように歴史的に動いていくものとして扱われているかである。このことを考えるにあたっては、やはり、彼の代表作である『プロテスタンティズムの倫理と資本主義の精神』（『倫理書』）を中心に置く。われわれは、ヴェーバーにおいてこのエートスがつねに「**二律背反**」を背負って表現されてくることにより、それが、モダンを横断し現代に至る資本主義に対して、あるいはポスト・フォーディズム*とされるような今日以後の社会に対して、「病因論的」に作用し続けているという仮説を述べるつもりである。

精神病理との接点としては、この「二律背反」がうつ病的論理に親和性があるのではないかと考えられる点に

---

* ポスト・フォーディズムとは、フォード社製の自動車のような規格品大量生産時代のあとの資本主義のあり方を指す。ヴィルノ(18)によれば、それは、人間が「人間的自然」を生かすことによって適応していく社会である。「人間的自然」という語は、人間特有のものではあるが人間という「自然」に根ざしたものという意味で用いられている。それは、不確定な潜在力・未分化・ネオテニー（能力をもたぬうちにあまりに早く生まれてくること）・細部にわたる一義的な環境の不在などである。ヴィルノの認識では、今日がすでに歴史の終焉後の社会であり、これに適応していく人間をヴィルノは「新しい動物性」と呼んで、積極的に評価している。ここにはヴィルノの奇異なまでのポジティヴさが見られるが、そのポジティヴさは、本章がおぼろげに示す現代像と対立する。

注目する。したがって、もちろんここではその端緒を述べることができるに過ぎないが、意図するところは、うつ病の側から資本主義の尾根をたどる試みであるといってもよい。ここには、ドゥルーズとガタリ[19]が、『アンチ・オイディプス』において、分裂病（統合失調症）の側から資本主義へ至る流れを壮大な規模で論じたことが念頭にある。統合失調症とうつ病の両者において、それぞれの論理を歴史観と結びつけるというのは、アクロバットな戯れに過ぎないように見えるかもしれない。しかし、それらを、神経症の論理がとりわけフロイトによって歴史や神話に結びつけられたことと対照すると、その意義が見えてくるのではないだろうか。

神経症領域の事象に対しては、個人と社会との軋轢が家族内の葛藤に還元されて論じられることが、ある程度ふさわしい。このために、神経症からはつねに、家族内葛藤の止揚のされ方に対応して、やはり止揚に向けられた歴史観・神話などが導き出されることになる。

これに対して、統合失調症では、「社会」と個人の接続はより直接的である（この「社会」は括弧つきの「社会」であり、現実の社会そのものといえるかどうかという難しい問題を孕むが、ここではそれについて詳述することはできない）。また統合失調症患者の論理を聴いていると、そこには止揚という結末に向かうところがない。これらは、『アンチ・オイディプス』の通奏低音となっている。うつ病にも実は、家族内葛藤に還元されず、止揚されることのない要素があり、その論理から歴史を考えることができるのではないか、ヴェーバーの思考をそのような考え方のもとに追うことはできないかというのが、ここでの問題提起である。

第一の課題のもうひとつの目標は、すでに述べたように、日本の臨床で今日出会ううつ病、特に新型とか現代型とか呼ばれるうつ病を理解する契機を、ヴェーバーが取り出した背反し合うエートスから汲み出すことにある。ヴェーバーは、本書ではうつ病と考える重い症状の時期を経たあと、学者としての活動への不安ではなく、職業として大学人を務めることへの不安が、健康状態への不安という形をとりながら、実に長いこと続いた。職業、あるいは職業というものを取り巻く倫理そのものへの不安・恐怖が、固定してしまったかのようであった。

その間、ヴェーバーは奥深く社会と個人意識の関係を探究した。それは彼自身が彫琢した学問的方法[20]に基づく関係の探究であった。その方法論は「価値からの自由」と「客観性」を基本とする。しかしおそらく、ヴェーバー自身が、その関係に内在的な相克の中で揺れ動き続けており、自分の提起した方法論に対してさえ両義的であった。見かけの体調の回復からは推し量れないほど職場への復帰に困難をきたすような、今日われわれが出会うタイプの遷延うつ病にも、ヴェーバーが明らかにしようとした相克がひそかに関与していると考えるのは、あながち牽強付会とはいえないと思われるのである。

†病いの分析

第二の課題はヴェーバー自身が実際罹患した病い、ここではそれをうつ病であったと考えるが、その特徴に今日の臨床精神病理学の目を向けることにある。

議論は第二の課題から入ることとして、それに際してわれわれが追跡するヴェーバーの人生行路の範囲を限定する。われわれは、おもに彼の三〇代、フライブルク教授就任演説から、病いを患い、それが一皮一皮を剥ぐように回復し、『倫理書』が生まれてきた時期を扱う。しかし、ヴェーバーの生涯全体のスケッチをしておく必要はあろう。それを以下に示す。なお、依然として彼の生涯の一次資料は妻マリアンネの伝記である。彼の後年の女性関係など、この伝記から隠れた部分のあることは現在明らかになっているが、夫の学問と政治時勢に踏みこみ、多量の手紙が引用されたこの伝記はきわめて詳細である。

3　略　歴

以下は、ほぼマリアンネの伝記による。家族歴と前半生を中心に示してある。

母方の曽祖父はある日酒を飲んでいる途中に行方不明になり、帰らなかった。その息子ファレンシュタインは、「なさねばならないことはできる Du kannst, denn du sollst」をモットーとする気性の激しい官吏だった。一九歳で一五歳の娘と結婚しようとして反対されたとき一時「神経疾患」になったと書かれているが、同じ娘と二〇歳のときに結婚。この妻は後年死去し、後妻としてスーシェ・ファレンシュタインが嫁いだ。

ヴェーバーの母ヘレーネは、このスーシェとのあいだの娘である。ファレンシュタインの友人であったゲルヴィヌスは、一家から尊敬された学者であったが、年老いてから若きヘレーネに情欲を向け、ヘレーネは「死を考えるほど」苦しんだ。ヘレーネはベルリンに逃れ、そこでヴェーバーの父（同じマックスの名をもつ）と知り合う。このマックスは、なおも自分の弟子とヘレーネを結婚させようとするゲルヴィヌスとうまく話をつけ、ヘレーネと結婚。ふたりのあいだには八人の子どもが生まれ、六人が育った。ただし娘リリーは四人の子宝に恵まれていたが、夫の死後四〇歳まえに突如自殺している。ヘレーネにとっては、ゲルヴィヌスとの一件のため、人生の肉体的側面は罪となったという。

マックス・ヴェーバーは長男として生まれた（一八六四年）。父マックス・ヴェーバーはビスマルクを尊敬していた国民自由党の代議士で、ヴェーバーが子どものときから、父の家庭には、当時の学者と政治家が来客として訪れていた。幼少期から父は、ヴェーバーの崇拝の対象だった。ヴェーバーは生後一時期脳膜炎にかかり（一八六五年）、その後何年か後遺症（癲癇？）が残ったので、この頃はからだが弱かったという。しかし、学童期から特に歴史・古典語などにきわめて秀でていた。気性は激しいところがあり、ファレンシュタインの気性を受け継いだのはマックス・ヴェーバーだとも書かれている。

ヴェーバーはハイデルベルク大学で法律・歴史・経済などを学び（一八八二年より）、そこで一種の学生組合に入り、決闘で顔に傷も作った。また、軍事訓練も受け、身体の持久力は人に劣らないことを知り、身体的弱さというコンプレックスは払拭されたらしい。このときのことについて、他の学生がするように娼館にはあがらなかったことを示唆する手紙を母に残している。「ぼくは今ではぼく自身、非常に軽率だったとわかるようなことを実にいろいろして来ましたが、決して悪いいたずらはしませんでした。そして――その当時も今もまだこんなに若く、しかも誘惑は往々にして身近であったにもかかわらず――そういうことをしなかったのは、それをしようとするときいつもお母さんのことを考えたからです」

ヴェーバーは同時期、ヘレーネの姉イダとその夫バウムガルテンとのあいだの娘エミーに心を寄せた。このエミーは「神経障害を受け継いでいて、彼女の青春は虚脱状態と憂欝の影に閉ざされていた」。家族は従兄どうしの彼らが近づくのを引き離そうとしていた。ヴェーバーは何回か気を引くような手紙を送っているにもかかわらず、結局このエミーから身を引いている。エミーの状態はその後も根本的には回復しなかったらしいが、それがどのような病いであり、経過はどうであったかははっきりしない。「そのうち暗い影がエミーの上に落ちて来た、彼女はますます病弱になった」

父を崇拝していたヴェーバーは、徐々に宗教的な資質をもつ母のほうに近づき、父の現世享楽主義的側面と政治的立場に反感を強めていった。二二歳から二八歳までのあいだ、司法官試補として働く傍ら学位をとるが、ほとんど無収入のまま父の家に住むことに苦痛を感じていた。一八八九年「中世商事会社の歴史――南ヨーロッパの資料による」をもって学位を得る。一八九二年マリアンネと婚約。一八九三年フライブルク大学経済学担当正教授となる。

マリアンネの祖父はヴェーバーの父の兄である。マリアンネの父、および父の兄弟ふたりに精神疾患の既往があるが、この三人にヴェーバーとの血のつながりはない。

一八八六年ハイデルベルク大学に招聘される。一八九七年、当時母ヘレーネは、ひとりでベルリンからハイデルベルクの息子たちのもとを訪れるのを楽しみにしていたが、それに取り残される父は母の訪問に反対していた。この年、反対する父は母といっしょにハイデルベルクにやってきて、ヴェーバーと口論となる。「子が父を裁いたのである」。父は息子、妻らの気持ち、意見を理解しないまま友人と旅に出るが、そこで消化管から出血を起こして死去。ヴェーバーはその葬儀では特に「自責の念に打揺さぶられることはなかった」が、そのしばらくあとに、ヴェーバーの病いは始まる。その病気療養のあいだ、母方の叔母の息子オットーが一時ヴェーバー夫妻と行動をともにするが、彼はその後自殺している。

一九〇三年、自らの判断で教職を去る。一九〇四年、国際会議出席のため長期にわたり渡米。同年、ヤッフェが買収した雑誌（アルヒーフ）の編纂をゾンバルトとともに引き受ける。ヴェーバーはその頃引き受けた、ロッシャーとクニースに関する論文——締め切りが定まっていた——の完成には苦労するが、以後は創造的論述が再開する。

ヴェーバーの女子学生だったエルゼはこのヤッフェと結婚していた。彼女は、その後、フロイトの影響を受けた自由恋愛主義者グロースの子どもを宿し、さらにヴェーバーの晩年には彼と関係を結んでいる。エルゼは三姉妹の長女であるが、末娘フリーダは後年Ｄ・Ｈ・ローレンスの妻になり、チャタレー婦人のモデルである。

ヴェーバー、同年「社会科学および社会政策的認識の客観性」論文発表。ここで「了解」と「理念型」についての方法論を展開し、ヤスパースに影響を与えることになる。一九〇五年、ロシア第一革命。「プロテスタンティズムの倫理と資本主義の精神」が発表される。一九一四年、第一次世界大戦勃発。ヴェーバー、ハイデルベルクの予備陸軍病院委員会に勤務。一九一六年「世界宗教の経済倫理――儒教と道教、ヒンドゥー教と仏教」を発表。一九一九年、ミュンヘンの非組合員学生同盟の講演会で「職業としての学問」「職業としての政治」を発表。同年ミュンヘン大学で社会学の講義を始める（実にこの年まで健康上の理由から講義をする自信をもてなかった）。一九二〇年、肺炎のため死去。

4　症状

ここで、顕在発病の少しまえからの、「症状」といってよいかと思われる部分を拾っておきたい。繰り返し述べているように、抑うつという症状自体は、疾患非特異的なものである。しかし、何らかの症候指標をもってきてそれを内因性の根拠とするような試みはこれまで成功していないにしても、その中で、内因性のうつ病にかなり特徴的と見られる症状について議論をすることは重要である。以下の記述はマリアンネのものであり、専門家が治療という場で得た記述ではない。しかし、ヴェーバーの病いをうつ病圏で考えてよいのか、他の病理と考えたほうがよいのか、という議論の叩き台のひとつにはなるであろう。

ひょっとして異常ととることができるかもしれない最初の描写は、父の葬式の「しばらくのち」の、夫妻でのスペイン旅行に見られる。「いつも新しい印象を追って行こうとする落着きのなさを、彼自身神経の疲弊の徴候と解していた」とある。帰国のときには、マリアンネははっきりと「緊張したオルガニスムは病気をひきおこした」と書いている。その後ヴェーバーは学期末まで仕事をしたが、「意識されぬ生命の深部から何か恐るべきものが彼にむかって爪を伸ばして来た」。「ある夜―中略―頭の猛烈なほてりと強い緊張感とともに疲労困憊が彼を襲った。ゼメスターは終わったが、異常はそのまま続いた」「ゼメスターがはじまったとき、母にあてた手紙によれば、彼は消耗するよりも極度に昂揚しているように感じていた」

ここまでは、疲労感とともに絶えざる緊張、いつも何かをしていなければならない感じが、彼を襲っていたことが特徴的である。

続いて睡眠障害が起こり（どのようなタイプの睡眠障害かの記載はない）、「ヴェーバーは病気だと感じた」。次の文は、はっきりとうつ病症状が出ていたことを疑わせる。「一人でオーデンヴァルトに徒歩旅行をすることにしたとき、五月の華麗さはどんよりとしたヴェールに蔽いかくされてしまっているように思えた。彼は疲労困憊し、彼の頑健な体質も揺ぎ、涙が溢れ出た」。そのあとの文章はマリアンネの解釈であろう。「あれほど長いあいだ無理に抑えつけられていた自然の本性が復讐をはじめたのだ」

「その後ヴェーバーはボーデン湖畔の超満員の落ちつかない施設で一二カ月を過ごした。そこでは当時普通におこなわれていた方法とあらゆる種類の奇妙な身体運動とで彼は治療された」。しかし、規則的な夜の休息と緊張の緩和が訪れなかった。次の表現も、かなりうつ病を疑わせるものに筆者には思われる。その後もヴェーバーはなんとか講義をしたのだが、「数週後神経がふたたびいうことを聞かなくなり、教えることが――講義時間の一つ一つが実際自由な創造であったのに――苦しみになった」。さらに以下の身体症状の記録がある。「クリスマス前後はひどい衰弱で、クリスマスツリーの飾りつけのときにも背中や腕が自由にならないほどであった」。その後の描写からは、何もできないにもかかわらずつねに何かに駆り立てられているということが、すなわち、おそらく抑制と焦燥の共存と呼んでよいであろう状態にあることが、垣間見られる。「彼は苦痛なしに読むことも書くことも、しゃべることも、またどこかへ行くことも眠ることもできなかった。あらゆる精神的機能と肉体的機能が自由にならなかった。それでも無理して勤めに出ようとすると、カオスが、精神を溷濁する昂奮状態の渦巻のなかにひきずりこみかねないような気持が彼を脅した」

コルシカに旅立ったときの記述には、かなりの回復がうかがえる。「精神の滋養のほうは、フランクフルト新聞とフィガロ紙のほかはまだ頭が受けつけません」。しかし、「ヴェーバーは新しいものを見て楽しみ、おだやかでしかも雄大な美しさを感謝の心をもって自分の裡に吸収した」。明らかに、外界がうつろで、内界はまったく前進せずそれでいて何かにつねに駆り立てられている状態は、終わりを告げている。

発病三年半後にローマを旅したとき、ヴェーバーは、古代ローマの耕地区分が保たれていることを二時間半かけて視察している。専門への関心が開通している。そして、母がローマに到着したときには専門書を読み始めた。これは、発病後はまったく不可能なことだった。以下の描写は、回復の一里塚である。「マックスは信じられないほど雑多なものを読んでいるからです。修道院の歴史、制度、財政に関するいろいろなもの、それからアルストヴァネース、ルソーの『エミール』、ヴォルテール、モンテスキュー、テーヌの全集とイギリスの著作家たちのものです」

しかし、その後も長期にわたって、「職業としての学問」の場である大学に近づくと、ヴェーバーの不安はぶり返した。

5　病相の前後

ヴェーバーが病いの時期に述べた、次の言葉は多くの人に引用されている。「ぼくの病的な素質は今までの歳月のうち、それが内から自分を守るものかは分からなかったが、何かの護符にしがみつくように、学問的な仕事に痙攣的にしがみつくということに現れていたからだ。今思い返してみてもそれはあまりはっきりしていない。

分かっているのはただ、病気であれ、健康であれ、ぼくはもうあんな風にはならないだろうということだ。仕事の思いのもとに打ちひしがれていないと気がすまないという欲求はなくなってしまった」。

ヴェーバーのこの発言には、対応する、この事態を予言していたかのような発症以前の発言がある。それは、継続してヴェーバーが仕事へ「没入」していた時期のものである。フライブルク大学教授就任のまえにベルリンで、ヴェーバーが「働きすぎており、彼の暮し方は不健康ではないか」と妻マリアンネが憂慮したおりに、ヴェーバーは次のように書いている。「何とも不愉快な性質の苦悩が幾年もつづいたあげくやっと内部から平衡を得てしまってから、ぼくはひどい抑鬱が来るのではないかと惧れていた。ぼくの考えでは、持続的な仕事によって神経組織や頭脳を休ませなかったがために、抑鬱は来なかったのだ」

マウツ(21)が「内因性精神病の予後学」の中で指摘した事実とヴェーバーの病いが一致していることに、飯田(22)は注意を促している。うつ病を繰り返す人の職業として、社会的階層の低い人では下級官吏、高い人では裁判にかかわる法律家と教育者があるという。それらの仕事には、つねに決定や決断を迫られている日常があり、また特に「自分の可能性の限界まで仕事や課題を負わされている感じ」があると、マウツは指摘している。飯田は、このことにヴェーバーが気づいて日常生活における学問的活動の仕方を変えてゆき、それとともにうつ病の発病が遠のくとともに、中年期以降の創造的な世界が開かれたのではないかと述べている。しかし、この指摘の範囲では、日常生活と学問的活動が実際どう変わったかという問はわれわれに残されたままである。

なお、このマウツの指摘は、テレンバッハ(23)の病前性格論と比べて、独自なところがある。テレンバッハのメランコリー型は何よりも、几帳面さが生かされる職、社会的階層としてはけっして高くない人が典型例だった。テレンバッハの流れの人間学派では、社会的階層の高い人は双極性の要素をもつのではないかとも考えられている。マウツはそのような立場をとっていない。また、確かに「自分の可能性の限界まで仕事や課題を負わされている感じ」をそのまま受け取れば、単にその人のものの感じ方・性格ないしは職務環境条件を表しただけのことになる。しかし、もしこの「負わされている感じ」が**自ら「作り出している」**ものであるとしたら、あるいは、それが**自らを「支えている」**ものであるとしたらどうであろうか。それは、テレンバッハの用語でいえば、つねにレマネンツ状況に自らを置き、そのことによって自らを駆動している人ということになろう。そして実際そのような生活を自ら選んでいるように見えるうつ病患者は存在するし、このことは先のマックス・ヴェーバーの発言にも当てはまる。

ヴェーバーの病いの流れからいうと、先の発言があった頃は、顕在発症からすでに数カ月以上経っていたとはいえ、まだ病いの入口に過ぎなかった。またヴェーバーにおいては、病相の繰り返しがあったというよりは、揺れを伴う容易に終わらない不安定な状態が続いたと考えてよい。病相からの回復は、ハイデルベルク大学を最終的に辞職し、盟友ゾンバルトとともにヤッフェが買収した雑誌の編纂をこととするようになって、ようやく地盤が固まってきている。病いの兆しが現れたのは一八九七年、三三歳で辞職は一九〇三年であるから、病状にそこそこの安定感が出てくるまでにも六年かかっている。

また、いちおうの回復を見たあとも、ヴェーバーの健康状態が彼の元来の頑健さから落下したこと、それが、あたかも大学人としての職業人のほうへと回帰してくるたびに落下するようであったことは、すでに述べたとおりである。マウツは、決定や決断と課題の重圧がうつ病親和者にとってもつ重荷的な意味を指摘している。その指摘どおり、結局のところ、締め切りのある仕事と講義の中に戻らなければならないという負荷がかかっているあいだは、ヴェーバーの病状は根本的には好転しなかった。ここでの「重圧」「締め切り」はおそらく大学という「職業組織」と不即不離の関係にある。そして、その「組織」を作るエートスがすでに、ヴェーバーにとって、自分が語ることになる「資本主義の精神」と不即不離であったということはないであろうか。

また、飯田の論には、うつ病が単純にエネルギーが枯渇しそれが回復すればもとの環境と状態に戻ることのできる病いであるという通念へのアンチテーゼと、病前の状態に復さないままでも新たな創造性が開ける可能性があるという展望が含まれている。したがって、ヴェーバーの場合、病相の前後のあいだにどのような変化が見出されるのかが検討されなければならない。

6 性格

そのまえに、ヴェーバーの性格について触れておきたい。

彼の性格に関していえば、まず、単極性メランコリーと結びつけられる傾向のある弱力性が希薄であることが指摘される。彼は大学との交渉などをはじめ、多くの場面で一歩も退くことなく自分の意図を実現させている。祖母はこう述べていた。「あの子は激越な心をもった人間で、少々閉鎖的だと思っています。それでも彼は大変頭はいいし、善意ももっています（これは、別の意志によって調子が狂わされていないときのことですが）」。一方妻マリアンネは、ヴェーバーは「根本的な問題についてはいつも自分のデーモンにしたがっている」と述べている。

先に彼の発病以前の時期における活動への没入について触れたが、筆者は、あえてヴェーバーの性格に病因的部分を探すとするならば、それは、「**没入性**」ではないかと考える。ここに示した描写からは、自己のデーモンが場所を見出した事柄についてはそれを最後まで推し進めなければ済まない傾向が第一に浮かびあがる。発病以前には、それが、自らをレマネンツにわざわざ置いて駆り立てるような姿をとっていると考えられる。

このことに関係して重要と思われるのは、この没入性が、矛盾する事柄の一つ一つが没入を要求するものとして立ち現れることによって、「**あれかこれか** Entweder-Oder」の**二律背反**を先鋭化させることである。これは、「全体がひとつである」という特徴をもった人間に、人間には根本的矛盾があるという現実がふりかかったときに生じる必然である。この二律背反は、最終的にヴェーバーの議論の推進力、歴史的予言性の中核を形作ることになる。しかし、その二律背反の内実が病相の前後で異なることに、ここで触れなければならない。

まず、彼が発病の二年まえに行ない大きな反響を呼んだフライブルク大学教授就任演説[24]を見ることにしよう。それは、自家薬籠中のものとなっていたエルベ東部地方の農業問題の実地調査から始まり、ビスマルクの支持基盤であったユンカー（地主貴族）に昔日の力はもはやないことを述べ、ユンカー・市民階級・労働者階級を並べてそのどの政治階級にも国民経済政策を担うだけの力がないと断じ、自らを経済的ナショナリストと称して巨大な政治教育の事業が責務であると主張している。

この講演でヴェーバーは、実際の政治政策にかかわる自分の研究成果から論を説き起こし、並列項を呈示し（あれかこれか）、結局そのどれをも不十分と断罪しながら、ある実践を決断する当為（Sollen）を述べるという経過を踏んでいる。研究と社会実践の連動から当為にかかわる力強い結論へ跳躍したこの講演は、当時大きな反響をもたらした。

この点は、病勢がある程度終息した頃に脱稿された『倫理書』と大きく相違している。次項ではあえて有名な『倫理書』を要約するが、そこでヴェーバーは、宗教改革以前から自らが生きる近代を超えた時代までが射程に入るような矛盾を孕んだエートスを抽出していく観察者の位置に立っている。この「**観想的**（テオリア的）**位置**」は、教授就任演説における「**実践的位置**」と対照的で、この間には、「転回 Kehre」があるといっても過言ではない。倫理書の「あれかこれか」は、資本主義の倒錯的ともいえる展開をもたらす起動力としての役割を担っているのであって、並列的可能性から自らがひとつの選択・決断をするという政治的実践上の課題としては存在していない。

マリアンネによれば、観想的側面と実践的側面はその後のヴェーバーにおいて共存していたし、この二側面がさらなる「あれかこれか」を迫ることもあったようである。しかしひとまず、ヴェーバーは観想的位置に身を置いて活動を再開したのである。

彼の病いにはさまざまな解釈がなされているが、やはり精神科領域の専門家によるものを除いて、その解釈のほとんどがすでに見たように力動的である。確かに、力動的解釈へ人を誘う要素は、ヴェーバーの人生航路の中に数多くあるが、そのような解釈は、精神科医が内因の壁として感じとるものをも解釈の中に入れようとしてしまうという問題を免れていない。

姜尚中[25]の議論は、例外的に内因性の領域内で動いている。姜はテレンバッハに依拠し、過大な要求水準を満たし続けるヴェーバーの発病以前の生活に対して、「自然 Physis」としてのエンドンの危機が誘発されたと述べている。これは、マリアンネの記述自体にも見られる視点であるが、筆者は、**この見方はテレンバッハの論にはない新たな地平にある**と考える。自然と秩序性とのあいだに「あれかこれか」が想定され、秩序性の肥大が自然を圧迫するとそれは自然からの復讐を必然的に招くという考えは、おそらくテレンバッハの著書の中にはない。くわえて、姜の仮説におけるエンドンと秩序性の対比関係は、『倫理書』においてヴェーバー自身が描いた、伝統的・心情的宗教性と、合理的な資本主義の精神との対比関係に重なる。われわれは第一の課題へ移り、『倫理書』を見なければならない。

7　『プロテスタンティズムの倫理と資本主義の精神』におけるエートスの背反と脱魔術化

ここでは、『プロテスタンティズムの倫理と資本主義の精神』を、次の点に注目して要約する。それは、この書のいくつかの場面で、エートスが理念型として表現されてくるが、それらは、それら自身の中に二律背反的要素をいったん併存させながら、しかしその二要素のうちの一方向にのみ歴史が進展していくという性質をもって現れているという点である。

論は、当時の近代的企業において資本を所有する企業家や上層の熟練労働者層などがプロテスタント的色彩を帯びているのに対し、カトリック信徒は大企業に引き渡されることを好まず、マイスターになろうとするという職業統計から始まる。ここで問が立てられる。カトリシズムはより非現世的・禁欲的でプロテスタンティズムはより唯物主義的なのだろうか、むしろ逆で、禁欲的に信仰に熱心であるということと資本主義的営利生活に携わるということには何らかの「親和関係 Verwandtshaft」があるのではないか、という問題意識である。

ここで論は一八世紀アメリカ、ベンジャミン・フランクリンによる説教の資料に移る。それはきわめて功利主義的な内容のもので、時間が貨幣であることを忘れるな、勤勉と質素が重要であるのみならず取引で時間を守り法に違わぬことほど世の中で成功するために役立つものはない、貨幣は繁殖し子を産むものであることを忘れるな、といったことが述べられたものである。この「吝嗇の哲学 Philosophie des Geizes」とも揶揄される説教を、しかし、やはりひとつのエートスが表現されたものとヴェーバーは考える。そのエートスとは、自分の資本を増加させることを自己目的と考えるのが各人の義務であるという倫理的色調のことを指している。ヴェーバーはこの資料を、プロテスタンティズム（特にカルヴィニズム）に発するものでありながら宗教性がすでに失われつつある形で資本主義の「精神 Geist」を表しているものとして重視する。同時に、この精神が「自然」からは倒錯した精神であることも指摘する。物質的生活の要求を満たすための手段と通常考えられる営利が、人生の目的となっているという倒錯性である。

結論を先取りする形になるが、ここでわれわれはすでに、エートスが**二律背反性**と**歴史駆動性**と**倒錯性**の三特徴をもって現れることに出会っている。

すなわち、このエートスには、カルヴィニズムという宗教性の基礎づけを保持している側面と、それが失われた側面がある。この両者の側面は、二律背反的でありながらいったんは共存していたはずである。しかし、そこで歴史は駆動され、宗教性が失われていくほうへ進展したと考えられるであろう。それは最終的に資本主義的経済組織を既成の巨大な秩序として構成するに至った。この秩序のことをヴェーバーは「鉄の檻 stahlhartes Gehäuse」と呼んでいる。

ヴェーバーにおいては、この秩序が、官僚制とともに（ヴェーバーにとっての未来であった）現代を特徴づける。現代人がヴェーバーに出会ったときの**慄き**はまさにここに由来するであろう。秩序の構成が秩序と数字への隷属にすげかえられていく滑稽な倒錯は、まさに現代そのものである。フーコー[26]のいう生権力、つまり権力による健康の管理・人口の統制といった、それに反撥する根拠を組み立てて異を唱えることの容易ならざる管理の出現も、予言しているかのようである。ヴェーバー自身がこの隘路からの脱出を考えていた。カリスマ概念を好意的に前面に押し出したことは、その現れである。

また、資本主義を徐々に形成していくこのエートスは、自然さが失われて目的と手段がすげかえられているという倒錯性を含んでいるが、当然そこにも、それ以前のより自然で伝統主義的なエートスとのあいだの「あれかこれか」があるはずである。そこで歴史はやはり、いったんはこの背反する二要素を共存させながら、自然な伝統主義のほうが失われて組織的な営利の自己目的化が進行するほうへ向かったといえるであろう。「あれかこれか」は、けっして歴史を繰り返させたり、回顧させたりすることがない。それを立ち止まらせることもない。二律背反の一方へ歴史を駆動するのである。

さて、カトリシズムのもとでは、人間は、伝統主義的な生活の中で、あるときは平穏に過ごし、あるときは罪を犯し、それには告解のもとでの懺悔と悔悛が続き、しかしときにはまた罪へと向かうということを繰り返すことになる。そのような生活のリズムの傍らに位置したのが、教会である。それは神と人間との関係を、その直接性を断ち切らないままに媒介している。このような日常と教会と神の関係は、自らが自らの行為を管理する禁欲主義のもとで失われていく。ヴェーバーはその萌芽を、宗教改革以前では修道院内の禁欲の中に見るが、この禁欲は、宗教改革によって世俗内禁欲として万人のもとに押し出されることになった。そこにカルヴィニズムの衝撃が現れ、神と人との直接的なつながりは、完全に断ち切られることになる。

ヴェーバーはカルヴィニズムとともに「信団 Sekte」がそこで大きな役割を果たしたことを論じている。それはまた、「宗教における脱魔術化 Entzauberung」というヴェーバーの鍵概念の範例となっている。脱魔術化は連続性の決定的切断であったが、ルター派には見られなかった。ルター派では、各個人は神の容器である。これに対し、カルヴァンの「恩寵選択の教説 die Lehre von der Gnadenwahl」は、人間は生まれながらにまったく善に背反し罪のうちにあるということと、神は自らの決断によりある人々を永遠の生命に予定し、他の人々を永遠の死滅に予定したという二節から成り立つ。これには、神の意図するところはまったく人間が知るところではないという深淵の意識と、人間の活動はすべからく神の栄光を高めるためのものでなければならないという目的についてのラディカルな理念が伴っている。

カルヴィニズムにおいては、葬儀の際に音楽が奏でられることさえよしとはされなかったという。視覚が視る主体と視られる客体の距離をつねに開いているのに対し、聴覚を介して音は無媒介的に個人に浸透してくる。おそらくそれゆえ音楽は人間と神の連続性を暗示し、許されざるものとされたのであろう。

カトリシズム、カルヴィニズム、ルター派などのあいだでさまざまな「あれかこれか」が存在したわけであるが、ヴェーバーによれば、歴史は、カルヴィニズム的「仕事の聖化 Werkheiligkeit」という世俗の秩序化に、一方的に動き出した。

なお、精神病理学的には、ルターが循環気質圏の人でカルヴァンが分裂気質圏の人であったことはよくいわれており、実際それで間違いはないであろう。これについては、本邦でも平山[27]の論考がある。

ヴェーバーによれば、カルヴィニズムにおいては、この神とのあいだの越えがたい深淵によって、信徒は、徹底的な内面的孤独の中に置かれる。この不安のもとに、世俗の活動を神の栄光を高めるためにもっぱら合理的に組織することに心を砕く仕事の聖化が生じてくる。ここにおいて隣人愛すら、世俗の人間関係を合理的に秩序づけるというゲゼルシャフト的性格をもち始める。

『倫理書』では、そこから、プロテスタント諸派の差異について詳細な議論があり、引き続き、最初に取りあげられたベンジャミン・フランクリンのものと類似する、イギリス・ピューリタニズムの代表的信徒リチャード・バクスターの教説が取りあげられる。そして、営利活動を裏打ちしていた禁欲思想は今日では宗教的信仰の亡霊として徘徊しているだけであること、修道士の小部屋から発した禁欲は、世俗内の職業生活の中に移されて世俗内道徳を支配しはじめるにつれ、ますます非有機的・機械的生産の近代的経済秩序の強力なコスモスを作り上げるようになったことが述べられて、この書は締め括られている。

8　エートスの背反性がもつ、歴史への病因論的意義

ヴェーバーが示したエートスは、ヨーロッパ一地方の一時期に定位されて述べられたものである。しかしその理念型としての意義は、もとの場所と時間から解き放されて連綿とつながる歴史の中で生き続ける。エートスの二律背反性と歴史駆動性と倒錯性の三要素は、現在に至るまで、人間をして資本主義の尾根の上をさまざまな仕方でたどらせていると見ることができる。

たとえば、世俗内禁欲からできあがってきた鉄の檻が、営利が自己目的化するという倒錯性のもとにあることはすでに触れたが、それが現代では、その檻を作る組織の生き残りのほうが、個人の生き残りを越えて至上命令化するほどに倒錯化していると考えることもできる。このとき、人間が遺伝子を生きのびさせる座を担っているに過ぎないといわれるのと同様に、人間は、神の栄光を高めるためとされたゲゼルシャフトの維持を担っていることに過ぎないことになる。そうなると、そのようなゲゼルシャフトに合理的に組み込まれない人間が大量に貧困層として排出される。組み込まれた人間はというと、組織の生き残りの犠牲になる限界まで合理性の要請に奉仕する労働に駆り立てられる。これは、今日中間層の消滅した格差社会と過重労働として、本邦でも社会問題化している事態にほかならない。

またヴェーバーは、後年『職業としての学問』で、学問が人間の全体性と意味を取り扱えるか、専門内すなわち、「事 Sache」への自己限定を不可欠とするか、という二律背反を取りあげている。この問題設定も、その後の歴史と連動する。『倫理書』には、ピューリタニズムにおける哲学への懐疑と自然科学への偏愛が指摘されていた。この点からすると、姜が述べるように、フッサールが自然科学の手前に生活世界を置く哲学を構想したこ

とが、プロテスタンティズムによる哲学の疎外に抗していたということは考え方もありうるであろう。さらにその後に、技術を捉えなおし存在忘却に警鐘を鳴らすハイデガー哲学が現れた。その哲学のナチズムとの必然的親和性は、しばしば指摘される。また、史実を追えばそうはいえないようだが[28]、ヴェーバーのカリスマ概念をシュミットが引き継ぎ、それがナチズムと結びついたという見方もされないわけではないようである。諸学の上に、あるいは傍らに哲学が現れ人間に意味を与えようとするときの危うさがうかがわれる。しかし現在は再び振り子が極端に逆に触れて、人生に意味ではなく有用性を与えるものだけを学問とする風潮が、官僚主義的冷酷さのもとに社会のすみずみまでを覆っている。ヴェーバーの予言した時代は、大戦のずっと先、この現代にあったといえそうである。

9　エートスの背反性がもつ、今日的なうつ病への病因論的意義

われわれの専門領域へ戻る。ここで筆者の念頭にあるのは、ヴェーバー的エートスに内在する二律背反が有する、現在のうつ病、それも今日「現代型」「新型」などといわれるうつ病への**病因性**である。このとき端緒としたいのは、すでに触れた、自然の領域・エンドンの領域と秩序性の領域とのあいだには、**もともと**二律背反があるのではないかという考え方である。たとえば、内因性の気分障害圏の人にとって、他者との連続性はほとんど本能的な「自然」である。しかし、カルヴィニズムにおいて、職業とは、神との決定的断絶のもとに、また隣人愛をもゲゼルシャフトの中での関係として捉えることにより遂行されるものなのである。

この点については、筆者の自説に立ち戻っておきたい。人間学的なうつ病論の基礎性格概念を形作っているいくつかの要素には、お互いが背反しかねない二種類の要素があることを、筆者は指摘した（第2章）。それらは、

共生的な同調性、クラウスのいう存在レベルでの過剰同一性などからなる要素群と、テレンバッハのいう秩序性、クラウスのいう役割との過剰な同一化などからなる要素群である。

この二種類の要素群のあいだには、二律背反が存在している。第一要素群は、うつ病親和者にとって無理のない環境との交わりや日常のありようを示す、より「自然」的な要素からなる。第二要素群は、うつ病親和者にあるタイプの義務遂行を要請して、社会内存在としてのあり方を賦与する。しかし後者は、感覚的直接性と共同体性の実感を放棄させることで、前者の要素群と背反する。この二種類の要素群は、脱魔術化されず神や他者との直接的つながりを保持するエートスと、その喪失のもとに出現した資本主義の精神への自己限定を職業倫理とするエートスといいかえてもさほど問題はないであろう。この観点からすると、うつ病親和者は、その根は魔術化を脱する以前の土壌から養分を吸いながら、幹から上については、それを資本主義の檻に負っているということになる。これは「綱渡り的」な分裂した生である。うつ病親和者において普段は隠蔽されているこの二律背反は、**疾病に陥る中で**しばしば露呈する。檻につるを巻きつけるうちに根が反乱し、悲鳴をあげ、さらには植物の全体がいったん朽ちる。この現実は、病いによってヴェーバーに開示されたものかもしれず、ヴェーバーの後半生の思想的展開を切り開いたものでもあったかもしれないのである。

しかしこの二律背反が露呈すると、うつ病患者は役割世界の仕事へ容易には戻れなくなる。ここに新型うつ病のレリーフが現れる。

それならば、なぜ、うつ病親和者は大部分の期間を破綻せず過ごしているのか。この答は、実は彼らが資本主義の檻に内在する疎外に普段は決定的には曝露されていないからであろう。役割内活動には、疎外があるだけではなく、それへの給付がある。内海[29]は、うつ病親和者が反対給付など期待していないという態度で現実に臨みながら、反対給付をはじめから暗にあてにしていることに言及している。しかしこの心性は、実はカルヴィニズムの倫理においては許されていない。反対給付の究極の担い手である神と人間とのあいだは決定的に断ち切られているというのがその倫理であり、ヴェーバーによれば、だからこそ行為に向かったのが資本主義の精神だったのである。

前章でも触れたように、現実には、ある時代までの日本の社会は、ある遅延のあとに反対給付を与えることを保証するという制度を維持してきた。それは、年功序列制度、給与に比べて高い退職金、終身雇用制に代表されるシステムである。このシステムの特徴は、現在の努力が「ある期間を経てから」報われることが保証されたシステムであるという点にある。これはまさに、反対給付を求めないかのように自らに甘えを禁じ、営為努力を続けながら、しかしひそかに報われることを求める（甘えた）心性に合致していた。先に「綱渡り」とまで呼んだ生き方は、正規の社会の中にそのルートを堂々と保障されていた。しかし、このシステムが現在本邦で崩壊してきていることは明らかであろう。システムが崩れれば「綱渡り」の浮動性はせり出す。「新型」の現れる土壌はすでに出揃っている。

今日新型と呼ばれるうつ病患者の少なくとも一部は、脱魔術化以前の心性に根をもちながら資本主義の精神の中に住むことを要請されている主体の陥っている矛盾が、そのまま露呈した病態とは考えられないであろうか。そうならば、「新型うつ病」という現象は、単にうつ病概念の過剰拡大の結果というだけでは済まないだろう。テレンバッハが論じたのは、おもに、秩序性の内部での自己撞着としての前メランコリー状況だった。ここで論じようとしているのは、**より悲劇的で根源的かもしれない分裂・二律背反**が、今日うつ病という事態の底にあるのではないか、それは意識されようがされまいが、主体に不安を引き起こすものであり、主体を立ち止まらせてしまうものでもあるという仮説である。

脱魔術化以前の心性と資本主義の精神とのあいだの二律背反は、ヴェーバーの論の揺れをその中心的なところで特徴づけていた。もちろんヴェーバーは、後者の必然性と病理性のみを論じていたわけでも、前者の心性をユートピアの中に存続しうるものとして肯定していたわけでもない。カリスマ概念についても、その位置づけは彼の中で揺れ動いていたようである。彼に根深く存在していた分裂の悲劇性は、彼をして、後半生の時代および生活の展開の中で、ニーチェを参照せしめてもいる。しかしヴェーバーは、それによって解決がもたらされるとしたわけでもない。彼の中の二律背反は、彼の生涯を越えてそのまま現代に流れこんだのである。

第5章　双極スペクトラムと「躁」について

第1節　はじめに

本章では、双極スペクトラムの範疇に入る症例の精神病理を扱う。スペクトラムであるから、ここには、性格にほのかに躁的要素が垣間見られる症例から、極期には錯乱や易怒性のために入院に至るようなものまでが含まれる。論は、そのようなスペクトラムの上にあると思われる症例の実際にかかわっている。しかし、「躁」というものをなるべくありのままに描写してみたいという陰の狙いが、本章には寄り添っている。

本章は二つの部分から成り立っている。

前半では、躁うつ病一元論すなわち双極性障害と単極性障害をひとつのものとみなす立場と、二元論すなわち異なったものとみなす立場との対立軸が、現在どのような諸点から見直されており、その議論が精神病理学の伝統からはどのように照らし出されるかという点を扱っている。これには、この問題に密接に関係する薬物療法の指針についての今日の状況が、批判的見地を含めて検討されている。後半は、「躁」という人間的現象そのものに対する筆者なりの理解を論じてある。

前半で扱うこの領域について今日総説が多く書かれているが、それは現実的な理由による。躁うつ病二元論に立った上で薬理学的に処方を選択すべきであるという意見が、より鮮明に唱えられつつあるからである。少しまえまで、双極性障害の治療で、経過全体に気分安定剤を継続して投与し、そのうつ病相に抗うつ薬を付加することは当然の治療行為だった。それが現在、その方針を変えるべきである、双極性障害のうつ病相には抗うつ薬を投与すべきではないというデータが現れ、集積されてきた。ある専門家集団が会議を開き過去の研究調査を検討した結果としては、双極Ⅰ型のうつ病相に、リチウム・ラモトリギン・クエチアピンが推奨されている[1]。

この論文で注目されるのは、抗うつ薬が推奨されていないのは、躁転を引き起こしたり早めたりするからではなく、端的にうつに**「効かない」**からとされている点である。これは、**われわれの臨床感覚を覆すともいえるデータ**である。経験・感覚が正しいのか、データが正しいのか、決着がつくまでにしばらく時間がかかるであろう。

もし、この「効かない」というデータが正しいとすると、それは、われわれにまったく新たな疾病理解と薬物療法を迫る。まずそれは、単極性うつ病のうつ病相と双極性障害のうつ病相で生じている生理学的過程が、相当に異なっていることを示唆する。さらに、あらゆる単極性の内因性うつ病は、双極性であるかもしれない、つまり、それは、一年後に躁転するかもしれないし、あるいは、もしその人が百歳まで生きたとしたらその間に躁転するかもしれない。だから、双極性のうつ病に抗うつ薬が効かないのならば、かなりの割合の、その時点で単極性の内因性のうつ病とされているものにも、抗うつ薬ではなく、双極性障害に効く薬を使わなければいけないということになる。ただし、この新たに示唆されている指針が、けっしてまだ十分満足すべきものとも確証されたものともいえないことをつけ加えておこう。

さらにこの問題を紛糾させているのが、双極性と単極性の境界である。最近では、たとえばガミーらのように、とにかく軽微な躁の徴候をもつものまでをも双極性障害ととり、双極性ならば抗うつ薬を使うべきではないと諭す人たちが出てきている。またベナッツィらのように、焦燥成分の強いうつ病相が実はうつ病性混合状態であり、すでに双極性であるという議論まで展開する人もいる。

しかし、この軽い躁を含むとされる病態についての議論には、必ずしも大多数の人が賛同しているわけではなく、強力なエヴィデンスに裏づけられているわけでもない。特に後者は、焦燥がそもそも内因性うつ病のきわめて重要な一症状であるという基本を忘却したまま出てきた議論である可能性がある。ここで述べたような微妙な領域の薬物治療に対して、いまだ定式はない。

問はつきないのだが、さらにそれ以前に重要なことがあると筆者には思われる。それは、内因性の気分障害ではないにもかかわらず双極性障害に見える症例を、このような議論の枠からはじき出しておくことである。神経症圏の患者の臨床経験を積めば積むほど、神経症概念をもたないと双極Ⅱ型と判断してしまう症例の数が相当多いことに目が行くようになる。そのような患者は、双極Ⅱ型と見立てられてか対症療法的にかはわからないが、気分調節薬と軽い抗うつ薬の投与以上のことをされずに済ませられていることも多いと思われる。その薬物療法のコンビネーションがそもそもよい選択かという問題**以前に**、診断の問題がある。

筆者は非内因性の患者へ薬を投与すべきでないといっているわけではない。非内因性の患者の場合にも、大きく破綻し、苦しみも深く、相当量の薬でまず対応せざるを得ない場合はいくらでもある。内因性すなわち重症、非内因性すなわち軽症などとは、とうていいえない。内因性概念を認めないが、実は暗に内因性疾患を想定している薬物療法ガイドラインについての教育のみが先行し、神経症圏の病態への教育がおろそかになると、このことは忘れられがちになる。それでも、非内因性の病態、神経症圏の患者に対する薬物治療は、内因性の患者に対するそれに比べて、対症療法的なものに留まることが多いことは、自覚しておくべきであろう。

後半は、より理屈っぽく双極スペクトラムおよび「躁」について論じてある。

「躁」という用語は、独特の感情をわれわれに引き起こす。その語は何か強い感情、世界と人間との、人間と人間との、「近さ」の感情を励起する。患者自身も、そのような感情を、周囲に、ときに治療者に感染させてくる。一方で、その中にすっかり陥ってしまった人とつき合っていくことには多大な困難がある。躁病相のあとの、その人の社会的損失も甚だしい。

少々遠くから事態を眺めれば、「躁」という現象には、不可能なものの実現を期待し続けるという側面も見えてくる。しかしそれは、まったくの非現実がその人にとっては現実となるというような意味での、つまり一般に妄想と呼ばれる意味での、不可能なものの実現ではない。彼らは、現実がそうであってもよいと主張する権利を人間が有しているようでありながら、実際にはそうではないらしいものを、一過性に実現していると、あるいは実現してしかるべきだと感じる。

少々飛躍があるかもしれないが、筆者はこの「躁」のあり方を、**青年期という人生の一時期の特権性**と結びつけた。

もっともこの議論には源泉がある。のちほど詳述するが、ここでも簡単に触れておこう。

ひとつは、シュルテ(2)や飯田(3)が、躁うつ病患者は青年期を脱しないように見えると述べていることである。両者の論考ともに、この主張はかなり唐突に現れる。しかも、中年期の堅いメランコリー型を気分障害のプロトタイプとするならば、これは、一見奇妙な印象記述である。しかし筆者は、これは真実をいい当てていると感じていた。循環病圏の人、すなわち躁とうつを繰り返している人の生活ぶりや感じ方を見ていると、あるいは、性格そのものに双極性が組み込まれているような人のそれを見ていると、確かにそのような側面が透けてくる。

もうひとつが、三浦雅士(4)の「青春の終焉」の議論である。

この議論は、青春というものが元来特権性とともにあったということを前提としている。そしてその特権をもつ人がいるという歴史がとうに終わっている以上、青春というものの存在もとうに終わりを告げたと主張する。この議論に理があるとするならば、以前の、また今の若者はどのように社会に入ってきた（くる）と考えられるだろうか。

青春特権を有していた一部のかつての若者の多くは、その時期に行なったラディカルな主張を成人期に捨てたかもしれない。あるいはそれを保持し続けているとしても、いつとはなくこの御しがたい社会が存在するということ自体には平伏し、それと丁々発止でやり合う力強さを身につけてその一員となったであろう。特権を有していなかった多くの人は、ほんの短期の一斉に花が咲きこぼれる青春を享受したかもしれないが、すぐに大人の世界に入っていったであろう。それに対し今の若者には、終わりなき日常の中で、システムとしての社会の中に徐々に自分が巻き込まれていくことに、存外抵抗がないのかもしれない。また、現在の格差社会では、自分を社会が迎え入れてくれるかということですでに手一杯の人も多いだろう。

しかし筆者は、この、三浦によればとうに消滅している青春の心性、特に「**疎外**」**への抵抗**という形をとる心性は、どこかで「躁」をもつ気分障害の人の心性と結びついていると感じていた。そして、躁うつ病の人とは、その心性を捨てて社会の中に入ることが容易にできない人であるように思われた。それではどのように躁うつ病圏の人が社会に入っているかというと、少なくとも表面上はかすかな違いであるかもしれないが、一般の人とは別ルートで入っているのではないかと考えられたのである。そしてそのような人は、今日必ずしも減少していないように見える。彼らは、青年期と成人期がのっぺりとした連続体となってきた現在、青年期を卒業する確固とした儀式を経て社会人になるわけでもなく、そのまま社会システムに巻き込まれていくことをよしとするわけでもない人たちである。そしてそのような人たちは、今日でもかなり存在するどころか、むしろ蔓延する傾向にあるように思われる。

このことを論じるために本章では、三浦が参考にしているルカーチ[5]（ハンガリーのマルクス主義者）の議論にある程度入りこむことになった。これは、「躁」をもつ人の心性へ少しでも近づくためである。ルカーチを議論することは、ドイツ語圏の哲学や社会学と西欧史の交錯を考える上でも興味深い端緒となりうるかと思われるが、それは、本書の及ぶところではない。

第２節　今日いわれている双極スペクトラムについて
――薬物療法、精神病理、治療関係、鑑別診断の観点からの検討

1　双極スペクトラムの最近の提唱と精神病理学が扱ってきた双極性

双極スペクトラムは、それに固有の臨床的意義、治療的有用性をもった概念である。それと同時に、容易に解決のつかない固有の論争点を伴う概念でもある。

双極スペクトラムの概念は、ここ十数年あまりの歴史をたどれば、アキスカルら[6][7]、アングストら[8]、ガミーら[9]によって提唱されてきたものが中心となっている。

しかし、双極スペクトラムに関連する研究が、これまで本邦から発せられなかったというわけではまったくない。むしろ多くあったというべきであろう。

ここでは精神病理学的論考に参照範囲を絞ることになるが、森山[10]による躁とうつの内的関係を解明しようとし

た論考、宮本[11]による混合状態の再評価、木村[12]による時間論的に定義されたポストフェストゥムとイントラフェストゥムの関係についての議論などは、いずれも、すでに古典に属しているとはいえ、うつと躁の内的関係を扱っていて、双極スペクトラムの今日的議論が取りあげようとした問題にその射程が重なっている。

躁成分が症例にもたらす特徴の記述についても、いくつかをあげることができる。内海[13]は、インクルデンツ（その人が空間・秩序内に封じこめられている状態）を忌避する心性を普段から強くもつ双極Ⅱ型患者について論じている。テレンバッハによれば、「秩序内に封じこめられる」ことは、すでに前病理的状態である。これに対し、「秩序内に居続ける」ためには、ある「疎外」の受け入れが必要であると考えてみよう。そうすると、インクルデンツを普段から忌避するという見方は、躁うつ病圏の人が「疎外」への抵抗を心性としてもつと筆者がここに述べていることに重なってくる。

また筆者は、臨床的にはうつ状態のみを示した患者について、その基底性格をなしていたマニー型（英米圏で汎用される語では高揚性気質 hyperthymia）の精神病理学的特徴を示し[14]、さらに、いわゆる soft bipolarity をすでに顕在化させている人が社会進路決定の時期をどのように通過するかを論じたことがある[15]。このタイプには本章の後半でも実例とともに触れてある。

より遡って注目すべきは、下田[16]の執着気質が、単極性から双極性にまでわたる範囲の患者の基本特性として提案されていることである（筆者[17]はその時間論的・人間学的再解釈を試みたが、それは本書でも、第2章にあらましを述べておいた）。このことは、執着気質自体が双極スペクトラム上に位置していることを示唆していると見ることもできる（図3-3も参照されたい）。

以下では、ガミー、アキスカル、アングストらの双極スペクトラム概念が近年臨床にもたらした貢献と、それが依然としてわれわれに残している争点を振り返り、それらを、われわれの日常臨床と、ヨーロッパ大陸の精神

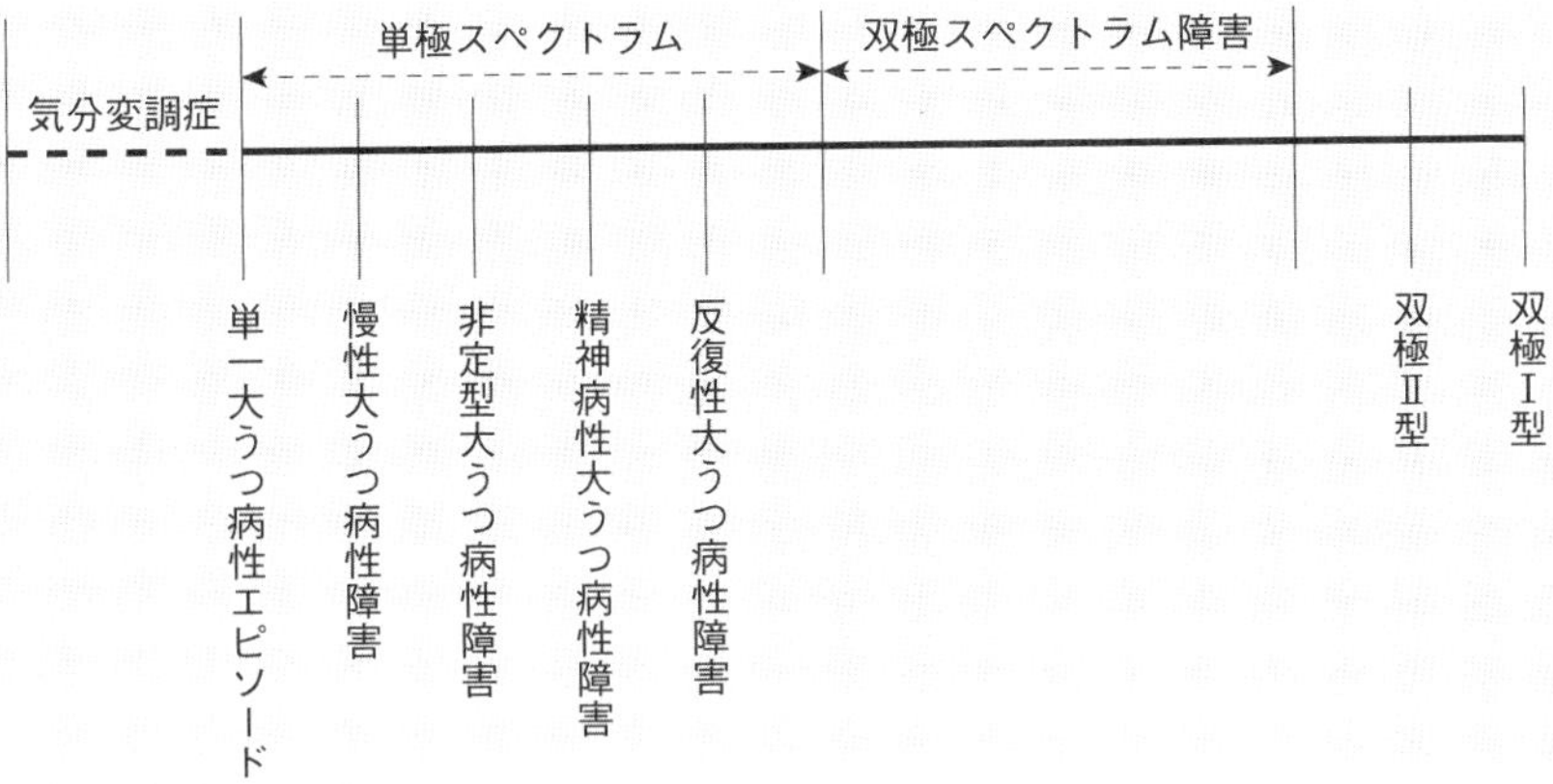

図 5-1　感情スペクトラム [19]

病理学、およびそれを参照しながら発展してきた本邦の精神病理学が、どのように照らし返すかを述べることにしたい。

2　ガミー――薬物療法方針の転換の主張

ここにあげた三系列の論考はすべて双極スペクトラムにかかわっているが、そのそれぞれで、論者により主眼の置き方が少しずつ異なっている。しかし、現在に至って双極スペクラムが気分障害論の中心的論題にまでせり上がってきたのには、相応の理由があり、そのもっとも大きな理由は、双極スペクラムの概念が、われわれの薬物療法上の選択に直結すると考えられ始めたことである。この方向での議論を現在鮮明に先導しているのがガミーら[18]である。ガミーらの議論によって、きわめて実用的観点から、双極スペクトラムが本邦でも本格的に表舞台にあがってくることになった。

ガミーらの主張の要点は、症例が双極スペクトラムの範疇にあると診断されたならば、あるいはディメンジョナルな考え方に基づいて述べれば（図5-1[19]参照）、症例が双極性の側により位置すると考えられれば考えられるほど、その症例に対しては、うつ病相に対する治療であっても、気分安定薬をなるべく積極的に使うべきであり、抗うつ薬はなるべく使うべきではないというものである。ここでいう気分安定薬には、リチウムから、気分安定効果が確認された抗てんかん薬、さらに第二世代の抗精神病薬までが含まれる。

この指摘は、抑うつがあるという理由だけで漫然と抗うつ薬のみを出し続ける臨床態度に対する警鐘として、大きなインパクトがある。ガミーら[20]は、双極性障害でありながら長期に抗うつ薬を出されている患者の割合が現実には非常に多いというデータを呈示し、抗うつ薬の濫用への批判はときに舌鋒はなはだ鋭くなる。

しかし、この指摘にもまったく異論がありえないわけではない。

双極Ⅰ型の患者群のうつ病相に対する薬物療法についてデータが蓄積されてきていることについては、すでに述べた。しかし、ガミーらが双極スペクトラムに包含しようとしているのは、現行のＤＳＭ診断による双極Ⅱ型障害よりもさらに軽微な双極性をもった患者のようである（図５-１）。症状それ自体の重篤さは外来治療の対象の水準に留まるものが中心となろう。とするならば、薬物なしで気分変動をもちこたえる、一定以上の重篤なうつの時期にのみ躁転の危険が少ない抗うつ薬を短期間処方する、同じくそのような時期のみに、気分安定薬のみを、あるいは気分安定薬と抗うつ薬を併用して処方するなど、さまざまなヴァリエーションが考えられる（ただし、ここでもやはり、軽微な双極性障害でも、その抑うつに抗うつ薬がまったく無効だと証明されるならば、抗うつ薬という選択肢は消える）。

筆者自身の経験からいえば、薬効の記述も一筋縄ではいかない。抗うつ薬で躁転の出る場合から、本当に抗うつ薬が無効な場合、少量の抗うつ薬で抑うつ感が軽減する場合など、さまざまな場合があるように思う。しかも、すべての患者に有効であることを保証された気分安定薬が現時点であるわけではなく、また気分安定薬の中には、少ない確率であるにしても生命にかかわる副作用の出現のありうるものがある。したがって双極Ⅰ型以外の患者に対して、気分安定薬を長期的・積極的に（ガミーの表現に従えばアグレッシヴに）処方するということを主張してよいかについては、**まだ慎重であってよい**のではないかと思われる。なお、ガミー自身は双極性患者のうつ病相へのクエチアピン（quetiapine）の投与をかなり推奨している。

ここではさらに、初手から最適の薬物療法に至ることは現実には困難であり、通常は試行錯誤や心理的紆余曲折があるということにも言及しておこう。これは、ある程度不可避なことである。自らが躁うつ病（双極Ⅰ型）を有していた著明な女性研究者であるジャミソン[21]も、冴えわたる思考が翳り、高用量では運動系にも副作用のあるリチウムの服用を受け入れるまでに相当の時間がかかっている。

また、横断面で項目として取り出された症候のみから一義的に薬物を決定してしまうことの限界も考慮しなければならない。次節で述べるように、クーコプロスらは、焦燥うつ病は、うつ病性混合状態ひいては双極スペクトラムに属すると主張する。彼らは抗精神病薬と抗うつ薬の併用を主張する。しかし、筆者は、三環系抗うつ薬のみできれいに治癒した焦燥うつ病の経験をもちろん多くもつ。焦燥・不安を、うつ病相の中の躁成分と考えるのではなく、うつ病の基本的症状であると考えて足りる場合は当然ありうる。また、非定型の特徴をもつ反復性の抑うつ状態は、やはり、今日双極スペクトラムを積極的に主張する陣営の基準では双極スペクトラムに入る可能性が高い。それはそれでひとつの見方である。しかしその波が、三環系抗うつ薬のみでほぼ平坦化した経験もある。

なお、クエチアピンがクローズアップされていることに対して付言するならば、うつ病相への抗精神病薬の使用という発想はけっして新しいものではない。抑うつに付随する強い不安症状への対処として抗精神病薬が処方されることは現在の日常臨床でしばしばあると思われるが、筆者の念頭にあるのはこのような抗精神病薬の使用法ではない。少なくともおよそ二〇年まえまで、うつ病相そのものに対してペルフェナジンで治療効果をあげていた精神科医が本邦にかなりいた。西欧にも、抗精神病薬、特にペルフェナジンが推奨された歴史がある[22]。

3　クーコプロス、ベナッツィ、アキスカル――うつ病性混合状態の主張とうつ病相の焦燥

歴史の井戸は、底の見えない深さの水を湛えているだけではなく、そこにはさまざまな解釈可能性の糸がある。病気としてのうつに対して「デプレッション」の語が適用されるようになったのは一九世紀後半といわれるが、それ以前には、「メランコリア」の語が用いられてきた長い歴史がある。この古代ギリシャ以来のメランコリアについて、ベリオスとポーター[23]は、随伴する妄想が比較的少ない狂気を意味するだけの「ごたまぜ概念 rag-bag」であるとしているが、この領域の歴史的文献を入念に編んだラダン[24]はこの意見に与してはいない。彼女は、近代以前のメランコリアと現代のデプレッションとのあいだに連続性はあり、ただメランコリアという語は現在のうつ病よりも広い範囲をさまざまに覆っていたのだと考えている。

ところで、この綿々と続く歴史をもつメランコリアの記述の多くが、焦燥成分や不穏な成分を併せもつ抑うつ病相の記述であり、それが、現代の用語でいえば「**うつ病性混合状態 mixed depression**」に当たるという主張を繰り出すのが、クーコプロスら[25]である。ベナッツィ、アキスカル[26]も同様の主張を支持する。

彼らは、「疾走し充満する思考 racing and crowded thought」「転導性 distractibity」「精神運動性あるいは心的な焦燥 psychomotor and psychic agitation」「易刺激性 irritability」などを躁成分と考え、うつ病相の中にこれらが入りこんでいる場合を、うつ病性混合状態であるとする。彼らは、うつ病相の多くが実はこのうつ病性混合状態であることが見逃されていると述べ、一見うつ病相に過ぎないと見えるものがこのうつ病性混合状態であるならば、その症例は、双極スペクトラムに組み入れられるべきであるとする。また、この状態の治療には抗精神病薬の併用が不可欠で、抗うつ薬のみでは状態を悪化させると主張する。そしてこれは、薬物は症状の水準に対して

効いているのか、それを基礎づけている広範囲の過程の水準に対して効いているのか、という問題を提起しているのだともつけ加える（といっても、彼らがこの困難な問にどのような答を用意しているのかは今ひとつはっきりしない）。

うつ症状と躁症状との関係は古くて新しく、底の深い問題である。そこには、本邦で開花した躁うつ混合状態についての精神病理学的考察や執着気質論なども関係する。そして、それらを考慮すると、やはりこの考えにも異論がありうることが浮かびあがる。

第一に、クーコプロスらはしばしば、医学史的に、古くから焦燥うつ病について言及がなされてきたことを、うつ病性混合状態について伝統的精神医学が知悉していたことの根拠として取りあげる。しかし彼らが取りあげる古典的記述は、単に、うつと躁の内的関係一般について、あるいはうつの本質一般について語っていたものに過ぎないのかもしれないのである。

第二に、すでに述べたように、焦燥成分はけっして躁成分と考えられるべきものではなく、うつに内在するものであるかもしれない。というよりも、症例によって、うつに内在する焦燥成分が優位な場合と、うつの中に顔を覗かせている躁に由来する焦燥成分、不穏な成分が優位な場合があるのかもしれない。その両者の関係は微妙で、もちろん容易に鑑別できるわけではないが、大切な論点であると思う。

第一の点から振り返る。

クーコプロスらは、グリージンガー[27]の次の文章を引用する。「心的抑うつ状態という表現によって、われわれは、この状態を基礎づけている本質が心的あるいは脳的過程が不活発で、弱く、抑えられている状態であるといおうとしているわけではない。**非常に強い脳の刺激状態と心的過程の興奮**がしばしばこのような状態の原因になっていると仮定するには十分な根拠がある。この心的・脳的状態の最終結果が、気分に関するかぎり、抑うつ状態、心的苦痛となるのである（強調は引用者による）」。クーコプロスらは、このグリージンガーの著述を、グリージンガーがすでに抑うつ状態の中の躁を見抜いていた証拠とする。これは、とりわけ次のやはりグリージンガーによる有名な文章をも参照すると、もっともな解釈のように見える。「（躁病者においては）躁病期全体を通じて、抑うつ気分がまるで暗い背景のように、自己高揚の浮かれた気分の背後から、見え隠れに姿を見せていることが、あまりに多い」。この二つの文章は、前者の文章が躁成分を内部に含むうつ病相の記述であり、後者の文章がうつ成分を内部に含む躁病相の記述であるという対称をなしているように見える。

しかし、その解釈が本当に正しいだろうか。これらは、それぞれがそもそも、うつと躁の本質を表したものであり、かつうつと躁には等根源的な要素があることを叙述したものであるかもしれないのである。**うつと躁を単純に形式として対称をなすものと捉えるのは危険である**。木村[28]は明確に、うつと躁には「自然の美観をそこねるがごとき非対称性」があると考えている。

さらに生物学的視点をつけ加えるならば、「うつ」の反芻思考を示唆しているともいわれるデフォルトモード・ネットワーク（DMN）の変調、膝下部帯状回の血流増加などは、まさにこの「緊張状態」に対応する脳内所見であり、けっして躁病性のものではない可能性がある（第2章参照）。

第二点、焦燥をうつ病の本質要素としてあげているという点では、ゲープザッテル[29]やテレンバッハなどの古典的研究が重要である。ゲープザッテルは離人うつ病の症例をあげ、そのうつ病相において、以前は環界に溶けこみ、それと交流していた自己が環界から疎隔されること、また同時に、自己が、以前の活動的であった自己から疎隔されることを論じた。うつ病相では、自己とかつての自己とのあいだに決定的な疎隔が生じてしまい、現在の自己は生き生きとした活動から放擲される。ここに「抑制」がある。しかし同時に、その自己はかつての自己を取り戻すことができるのではないかと、必死で二つの自己のあいだの懸隔を埋めようとする。これが「焦燥」

である。うつ病相ではつねに、抑制と焦燥がこのような形で対になっているといっても過言ではないであろう。森山も、確かに、「躁とうつの内的関係」を論じる中でゲープザッテルの症例に言及しているのであるが、それはうつ病相に抑制と焦燥が共在することの必然性を述べたものであって（「われわれが、うつ病患者の全経過を仔細に検討する時、必ずこの不安、焦燥状態にぶつかるものである」）、焦燥成分自体を混合状態の徴候と考えたわけではない。

同様のことは、テレンバッハの「絶望 Verzweiflung」の議論のところにも見出される。テレンバッハは前メランコリー状態が「断絶 Hiatus」を越えてメランコリー（うつ病相）に突入する瞬間を、絶望の語で表し、この状態に置かれた人を「同時に二つの地点にいようとする人に似ている」と述べた。うつ病に突入した人は、物事を決定することができなくなり、多数の可能性のひとつに身を落ち着けることができない。そこで生じる思考の「堂々めぐり」「足踏み」[30]は、焦慮そのものといってよいであろう。そのときには、思考も決定に至らないまま疾走し、充満することになる。テレンバッハも、「まだこれからしなければならないいろいろな仕事のことが急に頭の中を駆けまわって」、「夜になってもすぐねつくことができなくなって」、メランコリー（うつ病相）が始まった例をあげている。このように、疾走し充満し、決定に至らず転導する思考、そこに随伴する焦燥は、本来うつに内在しているのであるから、それをいきなりうつ病性混合状態とする議論には異論があってしかるべきであろう。

それでは、うつ病相の中に現れている焦燥が、その症例を躁へと突き抜けさせようとする成分の現れである場合はないのであろうか。

ここで、先のうつ病性の離人の議論を、執着気質論と結びつけて考えてみることにしよう。うつ病性の離人において、現在の自己は、活動的であったはずの自己を取り戻そうと突き動かされながら、しかしすでにそれのかなわない・取り返しのつかない状態にある。これに対して、自己が周囲から自己に課されるものに対して遅れをとってしまうことのないように、普段から感情を持続的に励起させる傾向にある人を記述したのが、執着気質論であったと考えられる。

この感情の励起が、その限界地点で、本人の状態をうつではなく躁へと踏み抜かせるとき、執着気質の特質は躁的要素への通路となる。それは、世間からの要請に応えるための仕事に専心するという形をとるだけではなく、自分が創造的と信じる活動へ没入していくという形をとることもある。

このような性向をもつ人にとっては、環界との交流も官能的で濃密であることが常態かもしれない。特に双極Ⅱ型の患者のうつ状態には、このような創造性の発露と環界との濃密な交流が抑えられていながら、依然としてそれを求めようとする蠢きが充満しているために生じる焦燥が、しばしば見られる。筆者はこれを、wet and irritable melancholia と呼んだことがある[31]。このような性質の焦燥は、当該症例が双極スペクトラムに属することを示唆するといえるのではないだろうか。そのような人は、既存の規範にとらわれずに活動を繰り広げようとする勢い、狭隘化した社会規範からの圧迫をたえずはね返そうとする勢い[32]などをもっていることが多い。それだけに、このタイプの人に生じるうつは、自己愛性パーソナリティの人の挫折と鑑別することが難しい場合がある。

また、筆者自身の経験では、このような特徴をもつうつ病相が見られるのは双極Ⅱ型の場合が多く、双極Ⅰ型のうつ病相では、患者が抑制の中で単に「どったりと」しているのみということがけっこう多い。

なお、私見では、アキスカルらの一連の仕事は、ここに示したようなうつの中の「躁」がもつ独特の質への直観が下地になっている。その意味で、それらは本邦の精神病理学研究に通じるところがあるように思う。実際彼は、躁の要素が気質と渾然一体となっているような病態に対してもっとも鋭い考察を展開する。軽躁に「陽性面

sunny side」（駆動力があり、多幸的な側面）と「暗黒面 dark side」（焦燥感があり、リスクのある行為を冒す側面）があることを指摘し、双極Ⅱ型障害に気分循環症が合併している場合に、この暗黒面がもっとも露わになることを述べるところ[33]は、そのハイライトである。

しかしアキスカルの見解にも難点がある。それは、何といっても彼が神経症・パーソナリティ障害圏の病理に対する直観をもたないゆえに、その範囲の症例を安易に双極スペクトラムの中にもちこんでしまう点であろう。この点には次項で言及する。

4　アングストの双極スペクトラム
――クレッチマーの気質論との類似性と、神経症性・パーソナリティ障害性の気分障害概念の欠如

アングスト[34]は、一九六〇年代に、クレペリンの躁うつ病一元論に対して、疫学遺伝研究から双極性-単極性二元論を主張した。この二元論をアングストは現在でも基本的に維持しているのか、一元論に回帰したのかは微妙なところで、現在の彼の病態理解では広範なスペクトラムが構想されている[35]。アングストは、二〇世紀半ばに提唱されたレオンハルトの疾患概念も評価している。単極性躁病を自分のシェーマに残しているのは、レオンハルトの影響である。最終的にアングストがまとめた気分スペクトラムは、表5-1のようになっている。ここで、閾値以下となっている範囲は、臨床的に顕在化している領域とはいえない。さらに、「スーパーノーマル super-normal」とされる気分変動のほとんどない群は、人口の約一五％であるという（となれば、逆にその人たちをノーマルといってよいだろうか？）。

このスペクトラムの表にもっとも概念的に近いのは、クレッチマー[36]の気質論であろう。クレッチマーは、循環

表5-1　気分/感情の二次元スペクトラム[8]

重症度のスペクトラム（重症→軽症）		気分の比率のスペクトラム　抑うつ→				躁
重症	精神病性大気分障害（気分に一致したもの あるいは一致しないもの）	大うつ病性障害 D	双極Ⅱ型 Dm	双極Ⅰ型 MD	Md	躁病 M
	非精神病性大気分障害	大うつ病性障害	双極Ⅱ型 Dm	双極Ⅰ型 MD	Md	躁病 M
	小気分障害（閾値以下）	気分変調症 反復性短期うつ病 小うつ病 d		小双極病 気分循環性障害 md		軽躁病 m
	感情性パーソナリティ障害[1]	抑うつ性パーソナリティ障害		境界性/循環性パーソナリティ障害		発揚性パーソナリティ障害
	気質（正常）	抑うつ気質		気分循環気質		高揚性気質
	症状（正常）	小抑うつ症状		小躁うつ症状		軽躁症状
軽症	症状なし（supernormal）	—		—		—

1. 疾病のスペクトラムに対するパーソナリティ障害の厳密な関係は不確かで，精神医学の解決されていない一般問題である．
D大うつ　d小うつ　M躁　m軽躁

気質・分裂気質（統合失調気質）・粘着気質を、それぞれがそれぞれに特有の極性間の比率をもったものとして示した。さらに、それぞれの気質を正常な人間にまで浸透しているものとして示した。それは、病いの側から人間の本質を見るきわめて雄大な精神医学的構想であり、たまさかの統計的反論によって崩れ去る脆弱なものではない。

それでも、クレッチマーの議論にも弱点がある。それがやはり、神経症やパーソナリティ障害などの領域である。クレッチマーの議論も、神経症・ヒステリー・倒錯などにかかわり始めると、それを強引に分裂気質（統合失調気質）の側に引き入れるなど綻びが見える。ハイデルベルク学派の厳格な了解か説明かの二分割にクレッチマーは反対し、この点で彼は柔軟だった。それでも、彼は精神分析には距離をとっていた。

この点は、先に述べたアキスカルの議論の問題点に通じる。神経症性抑うつはガミー[37]によって復活させられる機運もあるが、それは、単純な記述的試案で、伝統的議論から何か進歩があってのものではない。やはり、神経症性の抑うつを論じるならば、本人の中で抑圧されている何かが背後から本人の活動の前進を停滞させるといった、何らかの力動が論じられるべきであろう（第２章など参照）。

パーソナリティ障害の領域については、症状よりも、**治療制度構造と本人との関係**に注目することが重要である。本邦の臨床家は、このことについて、通常すでに適切な診断をしているように思われる。双極Ⅱ型の患者は、決まりごとを堅苦しく遵守させようとする治療構造には、攻撃性を向けるのが常である。また、彼ら（彼女ら）の入院生活は、他の患者を浮かれさせるような影響を放散する場合があり、そのことが本人にもはね返って入院治療がプラスとならないことがままある。しかし、境界性パーソナリティの患者のように、決定的に治療構造を破壊してこちらを窮地に追い込むことはまずない。たとえば、あなたは医者としての隠れ蓑からだけ自分を診て（見て）いるのか、人間として自分を診て（見て）くれているのか、と切り結んでくるような態度は、境界性パーソナリティの治療の場でしか出会わないといってよいと思う。

なお、この神経症性・パーソナリティ障害性の気分変動の問題は、アングストも扱いあぐねているようである。しかし、アングストはそこには慎重で、いちおうパーソナリティ性のものをスペクトラムの中に組み入れてはいるものの、それと気分のスペクトラム全体との関係については結論を保留している（表5-1の註参照）。ここでは、循環性パーソナリティ以外のパーソナリティの問題に由来する軽躁状態を、基本的に双極スペクトラムに入れ**ない**ことの重要性を強調しておきたい。自己の心理構造の弱点が防衛されたり、その病理性とかかわる願望が生活で実現したりしたときに軽躁状態が生じたように見える症例を双極スペクトラムに入れることを、筆者は是とできない。精神分析概念は疾患概念を尊重しないので、「躁的防衛」の語を、内因性／心因性の区別なく用いる傾向にある。しかし、心因性の「躁的防衛」によって一見軽躁状態に見える時期のある症例を、内因性の問題を扱っていることが前提となっている双極スペクトラムに組み込むことには賛成しがたい。このことは、双極スペクトラムの過剰診断に陥らないために重要であると考えられる。

5　治療関係と精神療法的側面について

最後に「躁」の要素をもつ患者の治療について、治療関係と精神療法の側面から簡単に述べておきたい。

治療関係については、ここでは二点をあげる。

第一は、躁を、何か反規範的・反社会的なもの、人間全体の芯が崩れてしまったものとしてひたすら敬遠し、排除しようとする態度では、患者と治療関係を結ぶこと自体が困難であろうということである。

第二は、これと相反するようであるが、躁成分をもつ人が投げかけるものにそのまま共鳴してしまうことも、治療関係をあとから困難にするということである。これは、共鳴することが躁という病理性を是認することになってしまうからではないらしい。どうも躁病患者には、自分の躁の要素を開示し、受け入れてもらおうとする依存がある一方で、自分の躁の要素に揺り動かされた治療者を頼りなく感じたり、攻撃対象とし始めたりする場合があるようである。このことは第3章で触れた。このような両義性は、あらゆる精神科領域の治療関係に潜む。

結局のところ、その人の中に躁という現象が現れたことの必然性や、躁的要素のポジティヴな面などを認め、理解はするが、それに容易に揺り動かされない態度を貫く必要がある。これは、失敗も含む個人的経験に基づく当座の結論である。

精神療法的には、患者の「執着」をいかにコントロールしていくかがひとつの要となる。この「執着」は、すでに本書において、より人間学的な方向に書き換えられた意味での執着である（第２章）。それは、身近な人や環境とのあまりに濃密な交流の希求であったり、自己の創造性の完全な具現化の希求であったり、自己の社会的身分へのこだわりであったりする。自験例では、そのような執着が抑制された状態でも自分の人生を肯定できるようになることが、気分の安定につながっている場合が多い。

しかし、これは容易なことではない。「躁」――ここでは単なる症候を越えたものを表す用語として用いる――を抑えるということは、**その人の自己を自己たらしめているものを抑える**ことであるといっても過言ではないからである。もし、神経生物学を越えた人間学的な次元というものがあるとすれば、それは、このことにかかわるだろう。

第３節　双極スペクトラムと「青年期」——ライフサイクル論を越えて

1　問題の所在

ここからは、以下の三つの問題意識のもとに、現在双極スペクトラムに位置づけられる症例群を論じる。

問題意識の第一点は、比較的若年の双極スペクトラムの症例が臨床現場でクローズアップされていることである。このことは、以下に記す留保は必要であるが、内因性の気分障害の範疇で、病像変化が、およそここ三〇年の単位で生じてきていることを反映している可能性がある。そこには、社会文化的風土と精神疾患の病像の関連へアプローチするための手掛かりが潜んでいるかもしれない。

第二点は、ライフサイクル概念の有効性と限界である。ひょっとしたら、現在この点に関しては、パラダイムの転換に近いものが要求されているのではないか。本稿では、これまで用いられてきたライフサイクル概念の限界のほうに焦点を合わせるが、もちろん、何もわれわれの一生が生物学的・社会文化的ライフサイクルをもはやもたないと主張するわけではない。本稿で批判の対象とするのは、弁証法的に硬直し、形式化されたライフサイクル概念である。これにはさらに二つの問題意識が伴っている。ひとつは、今日ライフサイクルの概念を精神医学に適応するためには、相応の柔軟性をこの概念に要求することが必要であろうということである。もうひとつは、神経症領域にはまだある程度有効なライフサイクル概念だが、内因性疾患にも適応できるのかという疑問である。

第三の問題意識は、第一点と第二点が交差した地点に位置する。

筆者は、本論で中心的に取りあげようとしている双極スペクトラムの症例群について、「青春」への持続的停留、そこからの脱出不能性という側面があるという感覚をもっている。同時に、それを、ある発達段階からの成長の失敗と捉えてもあまり生産的な結果は得られないだろうと考えている。本節には、これらの感覚をもたらしているものが何であるかを追究したいという意図がある。

以下に、これら三つの問題意識をより詳細に検討してみたい。

2　躁成分をもつ症例——現在における関心の増大と、臨床タイプの分類

†現在における躁成分への関心の増大——薬物療法の選択以外の側面について

精神医学において、疾病様態の時代的変化をどう評価・解釈し、そこから何を汲み出すかは、簡単ではない。これには、精神医学特有の事情が背景にある。医療の側の見方や治療手段に加え、社会文化的エートスといったものから完全に独立した、「なま」の、「自然種」としての精神疾患がそもそもあるのかという問題が絡んでいる。器質性の精神疾患については、いちおう自然種を想定してよさそうである。しかし、すでに内因性疾患にして、それが形状不変な自然界の純粋産物であるかは疑問である。神経症性の疾患となればなおさらである。

一方、対象としている疾患の姿が変化したように見える場合、実際には、社会や精神医学の側の「見方」が変化しただけなのではないかと疑ってみる必要もある。このような事情を突きつめていくと、われわれのエピステーメの背後に実体としての精神疾患があると考えることに、そもそも無理があるという見方も出てこよう。

最近の躁状態、特に軽躁状態を含む病態への注目の増大に関しても、その解釈には慎重とならざるを得ない。実際にその領域の患者が増加しているのかどうかも、容易にはいえない。さらに、双極Ⅱ型や双極スペクトラムといった概念の普及によって、精神医学が、この領域にある人を的確に抽出し、その人たちへ最適なアプローチを差し出しつつあると評価してよいかも、必ずしも明らかではない。自己愛的傾向の強い人、不安定なパーソナリティと養育歴をもつ人などは、心理的に抑うつに傾きやすく、またときに憤激し、ときに通常より高まった精神活動を示しがちである。双極スペクトラム概念は、このような人たちをも双極性障害にカテゴライズする医師を増やしているだけであるという危惧がある。依然として、心因性ないしパーソナリティ起因性の気分変動と内因性の気分変動との区別という古典的な重要問題には、十分な光が当たっていない。

それでも筆者は、躁成分への注目という潮流は、時代に伴う疾病様態の変化を反映しており、意義があると考えている。筆者がこの潮流に関心をもつのは、おもに以下の二点による。

第一は、躁の側の内因性の色調、それも極期の症候の色調ではなく、**性格・気質と渾然一体となった色調**を明らかにし、それについての精神病理学を深めることに、現在意義があると考えられるという点である。たとえば木村[38]は、生活史や独特の存在様式について分析がなされ、範例的に精神病理学の論文で呈示された二つの双極性の症例（ヘフナー[39]のハンス症例とクラウス[40]の症例Z）に対し、精神病質的・境界例的症例でないかという問題提起をしている。筆者は、これらは双極性障害でよいと考える。最近の双極スペクトラムなどの精神病理学が臨床に貢献しているところがあるとするならば、まさにこれらの症例がそうであるような、一見性格に病いの座、偏倚があるのではないかと見える症例の中に、内因性の双極性の範疇に属するものがあることを見ていることにある。

第二は、生活史の中で性格構造をメランコリー型にまとめる力が社会風土の中で**弱まってきた**ときに生じる現象のひとつとして、若年から躁成分の見え隠れする症例の増加があるのではないかという点である。

本書では、躁うつ病患者の性格については、より素質的な部分と、より社会文化的・生活史的背景のもとで成立する部分との二層を考えてきた。「ジントニー Syntonie」[41]、存在体制としての過剰同一性[42]といった指標は前者に属し、精神病理学に一時代を画したメランコリー型、役割との過剰同一化[43]などの指標は、後者に属する。筆者の主張の要は、この二層で見出された指標がひとりの人間の中に共存しうるということは、けっして自明なことではないという点である。

メランコリー型、役割との過剰同一化などの上層の性格指標は、社会役割を平均以上に受け入れる態度を示している。ところで、そもそもある限定された社会役割を受け入れるということは、そこで自己に「疎外」「分離」を受け入れさせるということでもある。自己は、ある役割行為を実行するとき、その役割の中に包摂されない自己と、役割内に拘束された自己に分離される。そのとき、前者のほうの自己は疎外されている。

しかし、ジントニーという性格特徴には、この分離と疎外の受け入れに難がある。ジントニーには「同調性」という訳が汎用されているが、この語は元来二重の意味を併せもつブロイラーの造語で、自己の内部にも、自己と周囲社会とのつながりの部分にも「ひねり」を欠く性格特徴といえることはすでに述べた（第２章）。このひねりは、自己周囲の社会環境の状態や自己自身の状態に、自分が完全に揺るがされてしまわないための安全弁として働くものと考えられる。ジントニーは、その記述から適応のよさが予想されるにもかかわらず、根源的レベルで脆弱性を抱えた性格特徴である可能性がある。それには、自己と地続きではない他者というものへの冷静な気づきの悪さも伴う。

このように考えてみると、ジントニーという性格特徴と、ある役割を受け入れて社会的同一性の中におさまることのあいだには、**根本的齟齬**が孕まれていることがわかる。現在は、この齟齬がいったん覆われてメランコリー型のようなまとまった性格類型が成立することのないうちに、若年の頃から気分変動が露わになる症例が目立ってきているのではないかというのが、筆者の考えである。

以上の点について議論を推し進める上で、次に、躁成分をもつ症例を、その臨床と経過の特徴によっておおまかに分類することにしたい。

双極性の症例の臨床タイプ分類

以下は、筆者自身の経験に基づくきわめて大雑把な双極性の患者の分類である。五つのパターンをあげてある。また、以下はあくまで理念型の描写である。実際の症例は、以下のタイプの特徴のいくつかを併せもっていることが多いであろう。

第一に、年齢を問わず、ある状況下で仕事や活動などを行なうことを意気に感じ、それに没頭し、そのときは、軽躁ないし躁状態となるが、ついにはその反動がやってきたかのようにうつ病相に陥る人たちがいる。このような場合、本人自らある活動に没頭していく面が強い場合と、周囲の状況が課すものに本人が応えようとして持続的な緊張状態へ突入していく面が目立つ場合とがある。疲労状況に対する異常な反応という下田の仮説が当てはまる。筆者の経験では、このタイプの躁うつは、少なくともいったんは締め括られ、患者は病み終えることが多い。特に、このタイプの人の中には、躁うつの一サイクルを経たあと、自分から人生の路線を多少移動させ、落ち着いた生活環境を得ることに視線を定めることのできる人が少なからずいる。そのような人の予後はよいようである。

第二に取りあげるのは、大学生や大学院生の診療をしていてよく出会うタイプとして、報告したタイプである[44]。彼（彼女）らの気分変動は、社会的アイデンティティ獲得の時期に重なって生じてくる。彼（彼女）らは、軽躁状態ではあるアイデンティティを憧憬しつつその獲得に向かって邁進する。そのときには、「夢を追う」「自己実現を目指す」といった方向の頑張りが見られる。ところが、うつ状態に陥ると、自信を失ってその決断に懐疑をもち始める。そもそも自分はそのような頑張りを続けられるような人間ではないのではないか、親の保護や言いつけのままに暮らすのが最善で、それ以上の無理は利かないのではないかと思い始める。過去の自分のさまざまな選択にまで、それで正しかったのかという懐疑が遡行していくこともある。

内海[45]は、この夢を追っているほうの自分を親に認めてもらえると甘い期待をし、そこであてがはずれたときにうつ病へ転落する場合があることを述べている。確かにそのような場合はあるが、そのような症例の中にも、親に必ず認めてもらえると思っている本人が甘いと思われる場合と、実際に親が心の底で自分の思うとおりの範囲の道を子どもに歩ませたいと謀り、操っていることが辟易するほど見える場合がある。いずれにせよ、気分障害に罹患している子どもの側は、決然と反抗することにより、あるいは手練手管で懐柔することにより、親に対して自分の意志を通すということができない。

ここに述べているような進路選択の問題は**一見すると正常心理でも起こりそうなこと**なので、診断は、症候から入るべきである。つぶさに観察すれば、心理的に舞い上がったり沈み込んだりしているのではなく、内因性の変動とともに自分の将来への感覚が全面的に変化していることを観察できる。男性例も女性例もあるが、ここでは一例を呈示する。

【症例Ｘ】　Ｘは女性で、気分変動を最初に蒙ったのは大学の学部生のときである。素朴でまじめな印象を与える学生であった。お洒落にまったく無頓着というわけではけっしてないが、粋な感じには乏しい。一度失恋を経験したあと、それへの反動のように外国にわたり、グライダーの免許をとる頑張りを示した。このときは、特に逸脱的な行動があったわけではないが、平均的状態よりは高揚していたという。帰国して学部に戻ると、その大学の学部の同期生に好意的に迎えられていないという思いの強くなる時期が続き、調子も低目であった。この同期生に対する不信の念は、彼女がワンランク上の大学の大学院に合格してからさらに高まった。この時期に、軽い抗うつ薬の投与を受け、それは、症状（抑うつと対人過敏）に有効だった。

Xは希望の大学の大学院に入り地元を離れてからは、再びしばらく高揚状態であった。ところが、ほどなく抑うつ的となり、学業に自信がもてなくなり、同時に、周囲が男性ばかりの環境に不満を訴え始めた。さらに学業の中途で職を探し始めた。その職探しも、積極的に親元を離れて高度なキャリアを目指すものであったり、なるべく安定していて危険の少ない生活を親元でしようとするものであったりと揺れた。一時かなり恵まれた職に非常勤で就いたが、ときどき同僚の行動に不信感をもった。それは猜疑的な人の不信ではなく、はっきりとした被害妄想といってよかった。他人の行動を被害的に解釈し、それを完全に確信していた。

治療期間中に筆者は一度母親に会ったが、そのかぎりでは、本人がどのような進路を選ぶかについては中立的な人であるように見えた。ただ、本人の病状を気分障害とは捉えておらず、とにかく何でもあんなにやりたいこととか周囲の環境への評価とかがころころ変わるのでしょうと、困りきっていたのが印象に残った。

Xは、結局本人の能力とも希望とも適合する職を見つけて筆者のもとを去った。そのとき気分変動はおさまっていたが、以後の経過まではわかっていない。なお経過を通じて、短期間のみ少量の抗うつ薬を用いた。

この症例では、本章の文脈にある精神病理以外に、うつ病相時に生じる対人的被害感ないし被害妄想という問題があるが、それについては本書では踏みこむことができない。

筆者がこのような症例で長期予後までを確認できたのは、二、三例に留まるが、そのかぎりではこのタイプの人も病み終えていた。当然、彼らは、アイデンティティが定まらずに彷徨する期間をしばらく過ごす。それでも、予後を確認できた人たちは、遅ればせながら何らかの場所を社会の中に見つけて落ち着いていた。自分にとって理想の社会的居場所を得ることが困難であることを受け入れ、自分に合った無理のない生活をすることで満足を得ている人もいた。牛島[46]は、すでにいったん社会人となってから、うつ病を発病したあと、同じような彷徨をすることになる気分障害圏の患者について論じている。そこでも、予後について悲観はされていない。ただし、このタイプと関連が深いが容易に病いを脱せなくなるタイプの人もいることには、あとで立ち返る。

なお、ここに示した二つのタイプについても、ジントニーの特徴を指摘できることは確認しておきたい。気分変動は、彼（彼女）らの自己の「全体」が、ある活動を掴まえ、その中に没頭しようとするところに生じてくる。第一のタイプの人は、そこから、下田が述べたところの、ひとたび励起した感情が容易に減衰しないという執着気質者の特性に入りこみ、臨床的躁病、それに引き続くうつ病に至る。第二のタイプの人は、自己の全体が同調できる役割は何なのかと突き動かされ、気分変動を伴いながら人生行路において一時期彷徨する。

ここに示した二つのタイプの人が、原則病み終えることができ、社会内に場所を確保できるということは重要である。このことは、ジントニーという性格特徴には根本的な脆弱性があるとはいえ、それは絶対不変の適応不全をもたらすものではないことを示唆している。

ここからは、どちらかといえば病み終えることの難しいタイプの双極性障害である。

第三は、ある**過剰**と、豊かすぎるとも過敏ともいえる感受性をつねに抱え、それが、その人の人生を、ジェットコースターに乗っているような波乱万丈のものにしている人たちである。ナラティヴ研究から、ラスナーら(47)スウェーデンの研究者が、この過剰に、「余分、過剰な次元 extra dimension」、「特有の激烈さ specific intensity」などの表現を与えている。ラスナーらは、双極性障害の患者に自分のことを語ってもらうと、彼（彼女）らが、他の人は通常もち合わせないこの過剰な要素を、創造性への欲求・強い感受性・スピリチュアルなものへの欲求などとして、病相発現の**かなりまえから**保持していたと語ることが多いことに注目した。そして、果敢にも、実存的観点からは、双極性障害を単に躁とうつのある病気と考えるのは**端的に誤り**であると述べている。これは、双極性障害のすべての人に当てはまるとはいえないまでも、正当な主張であると思う。しかも、この「過剰」は、まさに精神医学が「躁」と表現するものの根源、「なまのもの」にかかわっているはずである。

この論文からいくつかの貴重な部分を引用しておこう。「双極性障害とは個人の生活全体に侵入しているものである。この病気はその人の人間全体に絡み合っているのであり、その人のアイデンティティから切り離すことはできない」「援助者はしばしば、双極性障害はその人の外にあるものだという単純化された説明をする。―中略―このような説明は、最初は救われたという感情をもたらすにしても、やがて疑わしいと感じられるようになる。（端的にいえば）病気と闘うというのは不可能なのだ。なぜならば、病気に抗して闘うということは自分に抗して闘うということなのだから」

この過剰は、病相の終息を許さず人生を不安定にするという形でつねにネガティヴに作用するとは限らない。その人の創造性と結びつく場合もある。ジャミソン(48)の自伝には、このことが生き生きと描写されていると思う。また、ゲーテ(49)は、老境に人生を振り返って著した『詩と真実』の中で、「この衝動は、結果がどうなるかを私がはっきり承知しているにもかかわらず、いまだに変わることなく、ときおり私に道を踏みはずさせようとする」という一文を書いている。これも、循環病圏にあったといわれる大作家の内なる過剰を垣間見せているのかもしれない。

この過剰について補足をしておこう。

まず、この過剰は、環境に対してあまりに強い感受性をもつこととしても現れ、充満し溢れ出ようとするものを自己の中に過量にもつこととしても現れる。

うつ病相に現れる環境および自己自身との疎隔については、ゲープザッテル[50]からクラウス[51]に至るすぐれた離人症論がある。しかし、躁における過剰・充満のほうは、精神病理学的にあまり言及がされてこなかった。なお、単極性の経過を示す患者が、そのうつ病相の中で、環境に対する感受性が過剰に傾く時期をもつのを見ることもある。筆者[52]が wet and irritable melanolia と呼んだのは、このような場合である。それは、一見すると死火山のようであるものの中で激しく蠢くマグマである。

また、すでに言及した、執着気質（励起した感情の減衰不能性）や没入性なども、一種の過剰と考えられる。つまり、過剰という要素は、このタイプの人のみならず、かなりの広い双極性の人に対して、何らかの形で指摘できよう。なお、生活習慣を作るという点でも、この過剰は躓きの石となる。たとえば、日内変動において夜に向かって高揚してくる感情に、すでにこの過剰は現れている。これが容易にコントロールできないものであることは、臨床家ならばみな知っている。過剰はしばしば躁要素をもつ人の核であり、それをコントロールしようとすることは、核のない人生を強いるようなところがある。

第四に、自分の近くの人や自分に親しい人を、完全に自分の空間に引き入れようとする勢いが継続するパターンの人をあげることができる。それを周囲の人が受け入れる場合もあろう。しかし、この傾向が周囲の人に大目に見てもらえないことはしばしばである。周囲はこの傾向ゆえ本人を忌避し、それによって本人は周囲へ密着をますます高めようとするという悪循環が生じうる。本人にしてみれば、周囲の人が自分の恩情を理解しないということなのだろう。しかし周囲の目には、彼（彼女）らの傾向は、**干渉**とも**支配**とも、あるいは**姿を変えた依存**とも映る。周囲の人はしばしば、本人が「適切な人間のあいだの距離を知らない」「子どもっぽい」といった見方をする。怜悧なシツォイート（分裂質者）である配偶者が、本人を異常性格・精神異常とまで手厳しく断罪するのを目の当たりにした経験もある。

なお、リチウムのような気分安定薬がうまくこの勢いを抑えこんだ場合、ささくれだっていた家庭の雰囲気がすっかり平穏になることがある。このことは、ここにあげた特徴が薬物のコントロール下で変わりうることを示している。しかし、いかなる薬物療法の影響も受けず、性格としかいいようがないという結論になることもある。

最後となる第五のタイプは、やや輪郭の描きにくい人たちであるが、特に本節で注目し、議論の中心としたいタイプである。この人たちは、いったんはある社会役割の中にすんなりと入る。この社会役割は、特別なものではなく、たとえば会社員としての役割とか主婦の役割とか母親の役割といったものである。しかし、彼（彼女）らは、その役割の中に安定して住むことが難しい。かつ、その役割生活の中で双極性の気分変動を示す。たとえば、会社員であるならば、好調のときは、大志をもち、完璧ないし創造的な仕事を目指し、より高いポジションを得ようとする。また、周囲の組織は自分の活動を制限・圧迫していると感じもする。しかし、不調のときは、自分の達成しているものへ自信を失い、消沈する。母親であるならば、軽躁期には、子育てを省みず夫と青春時代の延長のような生活をしてみたり、自分のキャリアの追求に徹底的に没入してみたり、別のパートナーを見つけてきたりするが、うつ病期には、家事などができないことに苦しむ。このタイプの場合、生活の枠組みについては抜本的変更がされないまま、気分変動が漫然と続くことが多い。

このような病態は、彼（彼女）らがいったん社会役割を得たあとに双極性障害を発病し、それが遷延しているといえば済むと考えられるかもしれない。しかし、彼（彼女）らの全体像には、そういっただけでは掬いとれない、ある特徴がある。

先ほど、双極性患者には病相があるという以前に「過剰」が存在するといってよいのではないかという見解を紹介した。このタイプの人について、「去勢」というやや強い言葉を使い、これにならった表現をしてみようと思う。彼（彼女）らは、社会役割に参入するときには、苦労もせず、またそのことの意味を吟味する必要もさほど感じていなかったように見える。社会の側も彼（彼女）らをすんなり受け入れる。ところが、その後の彼（彼女）らのあり方を見ると、**その役割の中におさまり、居続けるのに必要な「去勢」をもともと受けていなかった**のではないかという印象を受ける。

社会参入の時期以前から通常の社会と自己とのあいだの違和感を意識しているわけではないという点で、今一歩踏みこんでいうならば、「公的なもの」が自分を理不尽に汚染するというような感覚をもっていない[53]という点で、彼（彼女）らは、今日の、社会的ひきこもりに陥る人や、実社会に入るまえで停滞・逃避する人などとは異なる。このことを筆者は強調する。ひきこもりやいわゆる「アパシー」の人の心性は、気分障害圏の人と核心部分で異なるし、精神症候学的にも両者はほとんど重ならない。気分障害圏の人は、社会のどこかに自分が同一化できる場所が存在すると信じてそれを見つけようとする。そのような場所を確保することが生きていく上で必要であることを、この時期に疑ってかかったり否認し去ったりすることはまずない。

ここにあげている双極性のタイプの人は、むしろ、先にあげた、社会役割を決定する人生段階のところで彷徨するタイプの人と関係が深いのではないだろうか。彼（彼女）らは、この人生の時期に彷徨がなかった分だけ、かえって社会人になってから、周囲の社会組織に幻想的な期待を抱いたままとなり、「病み終える」ことが困難となっているともいえそうである。このタイプの人たちは、さまざまな選択肢のあいだを暗中模索しながらさまようことなく、ある社会的役割の中に入る。一方、生活全体が波乱万丈になると述べたタイプの人のように、苦境に陥ることを恐れず、自分の気分が向かうところに忠実に、新しい次の人生に突き進むという決然としたところもない。したがって、彼（彼女）らは、ある組織ないし秩序に入ったまま、遷延する気分変動を蒙り続ける（ここでは、家庭もある組織・秩序であると考えている）。

彼（彼女）らは、組織を飛び出す潔さを欠くことのほうが多い。しかしまた、組織の中に居続けるために彼（彼女）らが受け入れていなければならないものについていえば、それがはじめからぐらついているように見える。

症例を呈示する。

【症例Y】　Yは中年期の女性であるが、年齢よりかなり若やいで見える。コケティッシュといった趣はなく、ダイナミックにエネルギーを華やかに放散させている。Yは三人兄弟の末娘である。父は本人が成人後、比較的早くに死去している。経済的地盤は十分だったらしい。母は優しく、つねに本人の言い分を認める。

Yは自分の性格を、几帳面、小心、人見知りであるという。あまりそう見えないが、これは、本当に自分で感じているところなのだと思われる。実際には、大学卒業後一流会社に就職し、若いうちに有能な男性と結婚し、三子をもうけている。その頃は、車の運転をしていても、まえの車がのろのろしているると怒鳴りつける勢いだったことがあるらしい。また、最近でも、家のリフォームの仕方が納得できないとなると業者に論戦を挑む。現在は夫と言い争いを続けている。わかってくれないという。ときに愛人をもつ。

顕在発症はうつ病相で、結婚後一〇年目の頃である。もうひとりの自分が自殺へひっぱっていきそうで苦しいという症状だった。自殺企図があり、親子心中もしかかった。実家の近くの病院での入院治療となったが、そこで躁転、一時期かなり病勢が強かった。その後夫のもとに戻り、リチウムによるコントロールのもとに、外来通院を続けた。

その後は、症状はいちおうコントロールされているが、子どもがある程度の年齢になって以降夫との仲は悪く、家庭内の問題は絶えなかった。基本的に、治療は、リチウムの維持療法を続けながらＹのそのときの気持ちを聴くという形になった。しかし治療者のほうは、患者が何を目標としていて何でどう悩んでいるかが拡散しているという印象のまま、患者の不満に巻き込まれてしまうという印象をもつことがあった。

夫との別居や離婚の話はつねにもちあがり、愛人とうまくいくだろうかという悩みもときにＹは打ち明ける。自分の年齢にあまりに無頓着と思われるほどに、愛人とこれから子どもを作るのにリチウムが障害になるという話題ももちだされる。しかし、どの話も決着しない。離婚の話は、弁護士に相談するところまで進むが、その弁護士がこちらの言い分をそのまま聞いてくれずかえって傷つけられたといって、その段階で話は進展しなくなる。愛人との関係は、愛人に性格を見抜かれているのか、Ｙが独り立ちできるようになったらいっしょになろうといわれ、その段階でとまる。

これに対して、目標に向けてあまりに突進してしまうのが、仕事を始めたときである。Ｙは資格をもっていてときどき非常勤の職を得るのだが、そのときは、仕事の準備のためどんどん睡眠時間を削り、二、三時間の睡眠になることもある（もともと短時間睡眠の人ではない）。普段から心気的な不安症状の出るところがあるが、ヨガでこれが克服されるといい、しかもヨガは短時間睡眠を可能にしてくれるという。仕事には没入するが、職場の対人関係には、当初は満足していても徐々に不満をもち始める。仕事への没入が嵩じて躁病に至り、実家近くで二度目の入院を要した。

治療の途中で、対人関係上の重要な問題が、いくつか出てきた。たとえば、Xは小さいときから人見知りで、よその大人に接するのが怖かった。そういうときはいつも母が、こういう挨拶をしたらいいなどと紙に書いたりして助け舟を出してくれていたという。母は今もつねにXの不満をそのまま聴いているようで、夫とのことについては、嫌な人といっしょに住んでいる必要はないとXを支持している。長じて就職後、さらには結婚後も、自分が困ったときに支えとなって自分に社会的振る舞いを教えてくれる特定の人がいたという。今でも、本人の行動の実際や印象とは矛盾するようだが、Xとしては対人関係が苦手で怖い、助けが必要という意識がある。現在の愛人には、そのようなXの依存を見抜かれている。

しかし、このような関係性の問題は、治療の中で取りあげることができなかった。Xは、治療の場でも、自分の言い分をそのまま認めてくれることを求めていたと思われる。Xの対人関係パターンを客観的に取りあげようとする態度を治療者が見せると、Xの態度は防衛的となり、奥に怒りの火が燃え上がり、それ以上その話題は進まなかった。

この症例は、操作的に「併存症 comorbidity」を並べれば、身体面と社交面での不安障害と双極性障害の合併ということになる。しかし、その不安障害は、Xの双極性障害の人の生き方の中に置いてみないと、またそれが双極性障害の特徴に彩られていることを捉えておかないと、本来の姿をもって浮かびあがってはこない。Xの双極性の特徴は、ここにいくつかをあげることができる。①愛情を求めることにも仕事に専心することにも熱心であるが、葛藤をもちながらでも家庭生活や職場組織の中におさまり続ける性格地盤はぐらついている。しかし、それらの場を飛び出すにも至らない。②自分の身体不安や身体症状については、ヨガのようなスピリチュアルな要素のあるもので、対人不安や対社会不安については、それを補ってくれる人を周囲に求め依存することで乗り越えようとしている。この不安は、少なくとも診察室では、それほど深刻味を帯びて本人に迫っているように見えないという特徴があるが、長期経過を考えると、この二つとも、Xにとってかなり切実な課題だったと思われる。しかし、それらを治療の課題とされることをXは忌避していた。③自身華やかで自己主張も強そうであるが、根本的な対人葛藤のところは人に頼っているという特徴がある。また、自己主張を通すまえに、その主張が受け入れられないところで行動が頓挫してしまう。このため、行動は多岐にわたるのだが、何かがひとつの目標地点まで貫かれるということがない。

3　病み終えられないことと、青春への停留

ところで、特に最後に述べたタイプの人について、しかしより広く、性格と症状が渾然一体となった病理をもち容易に病み終えない人全体について、「青春」に停留したままそこから脱しない人という言い方もできると思われる。しかし、なぜここで唐突に青春という青臭い語をもちだしてきたかについては、説明が必要であろう。この語を使用したことには、二、三の源泉がある。

✝既存の精神病理学における、双極性障害者青春期停留論

この点に関してシュルテと飯田に言及があることを冒頭に述べた。第一に、飯田ら[54]の病跡学研究に見られる次の文を取りあげる。「うつ病者の自立、自己決定は多分に幻想的なものであって、結局彼らは永遠の少年であり、生涯、真の自立、自己決定の達成を求め続けるのである」。これは、ダーウィンの病跡研究の中に挿入された一文であるが、彼の、特に後半生のダウン隠棲時の心気的・抑うつ的色調を考えると、異彩を放っている。

この文の解釈には、慎重さが要求される。飯田[55]は、うつ病者の自立は、伝統墨守的な社会や家族のエートスの要請にそのまま応えようとして成り立ったものであり、その意味では、真の父になるという形ではない幻想的自立であるということを述べている。この文も、まず、このような文脈の中で解釈されるべきであろう。そのときには、伝統的価値観に忠実であるが自主性に難のある保守的人間像が描出されてくることになる。ところがここには、「永遠の少年」という語——筆者はこれを「永遠の青年」と置き換えるが——が現れている。筆者は、この一文には、躁うつ病圏の人たちに対する飯田らの発達史研究から得られた直観が、双極性と単極性の両者を包み込む形で、凝縮されて投げ入れられているという印象をもつ。これはまた、ある角度から現在の双極スペクトラムの病理を洞察することにつながる一文であるとも考えられる。

本稿に直接かかわり、注目されるのは、自己決定の達成を「求め続ける」という**けっして完了しない彷徨の主題**が認められるところである。ただし、ここで取りあげてきたような双極性の人の場合、その人たちが求め続けているものを「自己決定」の達成であるといってよいかには疑問がある。彼（彼女）ら一般に「過剰」があり、その「過剰」は彼らをどこかへ向かわせようとするのであるが、彼らが向かおうとする先そのものがすでに「過剰」な地点であるという場合が多いと思われるからである。

第二の源泉は、阿部ら[56]による、双極Ⅱ型患者の退行促進的な開放病棟環境下における躁転という指摘である。現在、双極Ⅱ型患者がその抑うつ症状ゆえに入院を希望し、そこでこの躁転が生じて治療に混乱をもたらすことはしばしば生じ、阿部の慧眼を証明している。この指摘が、今回筆者が「青春」という語をもちだすことにつながっているのは、以下の理由による。

筆者も、この論文の出現と時期を同じくして、開放病棟への入院後軽躁に転じる患者に出会うことになった。そのとき患者が、青春期の人が集まる合宿所のような雰囲気を病棟の中に自然と作り出し、そのことが本人の生気感情の層にまではね返って躁状態が惹起されるという印象をもった。実際にはすでに社会組織（家庭を含む）の中に組み入れられている彼（彼女）らは、思春期を経てはいるが成人することに伴う自己限定の**手前**にいる人がもつ自由な雰囲気を発散させていた。

†「青春の終焉」論からの青春期停留論

第三の源泉は、三浦雅士[57]の、ルカーチ[58]の書にあたりながら「青春の終焉」を述べる議論である。ルカーチは、自らの議論を、カント・ヘーゲル・マルクスというドイツ観念論の系譜上に位置づけている。三浦は、この流れを、物象化論・疎外論の先鋭化と捉える。本稿で焦点を合わせているのは、たかだかここ三〇年程度の、おもに本邦における気分障害の病像変化である。しかし、そのために、二百年余のドイツ圏の思想史を踏破するこの問題を取りあげるのは、けっして針小棒大なことではないと筆者は考えている。以下に、臨床との関係に言及しながら「青春の終焉」の議論をかいつまんで述べてみる。

三浦によれば、青春というのは、特権状態のもとにのみ成立するものである。かつ三浦は、特権状態そのものが一九六〇年代ですでに消滅したので、そこで青春も終焉したと主張する。ここで踏まえておきたいのは、この議論が、青春がある条件のもとでしか成立しないひとつの人生への構えであるということを含意している点である。ここでいう青春は、エリクソン(59)の意味での、生命活動と社会心理的現実に根を張った一発達段階ではない。筆者も、「躁」を病み終えない状態を「青春への停留」というとき、権利的にしか存在しないものをあくまで掴もうとする構えの継続ということを考えている。

筆者自身の意見をつけ加えて独自にまとめると、青春を可能にしている特権には、①年齢特権・②階級特権・③芸術特権・④病いによる特権の四つがある。

第一の年齢特権は、思春期に始まり成人期の自己限定の時期には終了する限定された期間にのみ、青春を享受することが許されるという特権である。しかし、人類がみな、また歴史普遍的に、ある程度の長さにわたる人生の一時期この特権を保持する、あるいは保持してきたと考えてよいかどうかには、疑問を差し挟む余地がある。実際、三浦は、そうではないと考えたから、青春の終焉を述べたし、以下に述べる階級特権のようなことも述べたのである。

第二の階級特権は二つに分かれる。

ひとつは、大学生などの知識階級という特権である。それは、歴史的には身分階級特権でもあった。三浦は、青春の謳歌というようなことがいえるということは、その人がこの特権を享受していることに依拠していると指摘する。青春に戻ったファウストが、身分特権をもった人としてグレートヒェンに接近することを思い起こしてもよいだろう。

もうひとつは、ルカーチのいうところのプロレタリアートという特権である。位置的に対極にある階級の特権といってもよい。

ルカーチの議論は、近代は、人間が人間そのものを疎外する合理性によって成立している時代であるという意識に貫かれているといってよい。この意識は、プロテスタンティズムの「世俗内禁欲」から資本主義の精神が発展したというマックス・ヴェーバーの議論[60]も、共有している可能性がある。ルカーチはヴェーバーのサークルに出入りしていてその影響を受けている。ルカーチは、ブルジョアはこの疎外と「ともに」、「分離した」生活を生きていく、あるいは家父長的意識などによりこの疎外を「隠蔽しながら」生きていくことができるという。それは、生活のあらゆる事態が事物的・非人格的となっても、物象化されない人格的な生活が残るという分離である。これに対し、プロレタリアートは、この疎外によって当人の存在そのものまでが危機に瀕することになるので、その構造自体に対して立ち上がる契機が生まれてくるという。この立ち上がりは、合理性によって統制された制度への自己限定を拒絶するというラディカル（根源的・急進的）な形をとろうとする。これがルカーチのいう革命である。

ここには、**権利的にのみ存在する**限界概念をてこに世界を変革しようとする態度がある。しかしそれは、青春という幻影にある人のみがとり得る構えであると三浦は喝破する。事実ルカーチの論は、ひとたび社会主義国家の中で官僚制度ができあがれば、そこから徹底して排除された。

本章は、ジントニーという性格をもつ人が、疎外・分離の受け入れに困難を抱える人であるということから出発している。このことから、疎外のラディカルな拒否というルカーチの問題設定を、双極性患者が青春へ停留している印象を醸し出すという臨床問題に接続する可能性が開けてくると考えている。

第三の芸術特権は、芸術家が社会の内部にありながらこの疎外の拒否を主張できる存在であることを意味する。ルカーチは、ゲーテが、ハーマンの影響を受け「人間がなし遂げようとするいっさいのことは、それが行為または言葉、またはその他どのようなものによって生み出されるものであっても、統一された諸力全体から発したものでなければならない。孤立したものはすべて排除されるべきである」という意見を取り入れていることに触れている。シラーの、「人間は言葉の完全な意味で人間である場合だけ遊んでいるのであり、人間はかれが遊んでいる場合だけ、完全に人間なのである」という言葉も引く。芸術評論から社会科学へ進んだルカーチならではの議論である。

第四の、病いによる特権は、筆者自身がつけ加えた。もちろん、実際にはこれは特権ではない。それは、ここで取りあげているような双極性の人たちが、成人期の自己限定に馴染みえないまま社会役割の中に入ることになるがゆえに、青春に停留している印象を与えることを意味している。もっとも、彼らが休職期間に入るなどし、そのあいだの振る舞いに病休中の組織人としては顰蹙を買うような行動が垣間見えるとき、周囲には、彼らが疾病特権を不当に行使していると映るかもしれない*。

三浦は、大学生という特権知識人階層が革命へ向けての運動に参加した一九六〇年代を境目とし、この運動が解体したことをもって、青春というもの自体も終焉したとする。しかし、特権の消失、社会の平準化、ラディカルな社会運動の解体が生じたあと、特権のない領野まで青春の幻影が伸びていき、それがいまだ残存しているということはないだろうか。しかも、その幻影とともに生きることが必然であるような人、幻影がその人にとって

＊　よく見られ、非難もされがちなのは、彼（彼女）らが、病休中に趣味に没頭したり、大規模な旅行に出ることである。しかし、ヴェーバーも、うつ病の症状が深刻な時期は療養のため、南ヨーロッパなどに何度も長旅をしている。そして、そこで自国のものとは異なった価値観の文化に出会ったことが、後半生の主要著作の豊穣な産出への展開点となっている。もちろん、ヴェーバーは、大学教授の職を辞しても、一等の学者として生活していくことができる「特権」をもっていたことは斟酌しなければならない。それでも今日、旅や転地による「日常の棚上げ」という治療文化がなくなるか、それに否定的烙印しか押されなくなっているならば、憂うるべきことだと思う。なお、ヴェーバーの例は、その当時と現在という時代の差を越えて、うつ病が回復したならばもとの職場へ復帰させるという原則が通用しなくなっているという昨今の現実に示唆を与えるところがある（第4章参照）。

は幻影ではないような人がいたとしたらどうであろう。そのような人は、依然として近代的な組織の一員となることが成人となるために課せられているという現実と齟齬を来たすであろう。病み終えない双極スペクトラムの人たちに対して、症状がコントロールされていないという視点のみならず、この齟齬を乗り切るすべのない状態になっているという視点をもってもよいのではないかというのが、本章のひとつの主張である。

4　ライフサイクルについて

ここでライフサイクルについて一寸触れておきたい。

ライフサイクルという概念は、多くの人にとってエリクソンの発達段階図式と結びついている。ここでは、エリクソン的なライフサイクル論を現在に応用する上での限界について、三点ほど簡略に述べておきたい。

限界を指摘する第一の理由は、今日のライフサイクルの著しい多様化である。この多様化は、性・ジェンダー・生殖の形態からライフスタイルに至るまでの、広い範囲に及ぶ。それは、特定のライフサイクルを規範ないし理想とするということの現実性を、ますます薄めていくであろう。

第二の理由は、ライフサイクル論的な見方が、人間の一回きりの生の断面を、その外部から、ある発達段階が達成されているかという枠組みで切り取ることに留まるのではないかという危惧である。そのような態度は、まずその人の置かれている状況に入りこみ、次にそれがどのように動いていくことができるのかを探る治療実践と、容易に相容れるとは思われない。

フーコー[61]は、よく知られているように、『性の歴史』一巻の半ばで、突然、「生-政治 bio-politics」の概念をもちだした。それは、あるときまで権力は、つねに権力をふるわれる側の血、死を前提にしていた、ところがある時期から権力は、人口や健康の統制などに加担するようになったという議論である。エリクソンのシェーマは、健全な心理発達の参照枠と監視機構として、生-政治的には用いられうるかもしれない。しかし、それは、成長・発達という、受け入れられやすい概念に導かれているものの、本当に治療のダイナミクスに役立つかは疑わしい。エリクソンが発達段階を述べる際に参照するのは、発生学に基づくエピジェネティクスの概念である。エリクソンによってこの概念は、ある時期ある器官が十分に発生する機会を逸すると、その器官は永久にそのための機会を逸するという意味で用いられている。この概念の枠組みの中にいるかぎり、われわれは、多くの「発生の機会を逸した」人に出会い、その人たちに対してなすすべをもたないということになる。

第三の理由は、特に本稿で対象としているような内因性疾患の治療に対して、はたして発達・成長を目標として臨むことが適切であるかという疑問である。われわれは、病前性格の病理と発病状況・発達課題との交差[62]という課題に導かれるようにして「青春」という問題に行き着いた。しかしそれは、ある発達課題をもつ確固とした発達段階という性質のものではなかった。このことは、神経症圏の病態ではなく内因性疾患を対象としたために必然的に生じてきたことであると考えられる。筆者は、内因性疾患を見るときにも、症状の底の存在様態に注目する必要があると考えてきた。しかし、治療においてその存在様態の成長や成熟を目指すという立場には与さない。内因性疾患の治療目標は、**より控え目であるべき**と考える。具体的には、自分の素質とともになんとか「うまくやっていくsavoir y faire」すべを身につけ、病み終える条件が整うようにすることを目標とする。確かに、特に神経症圏の人には、明らかに「成長した」という実感を経過の中で得ることがある。内因性疾患の人にも、成長・成熟がないわけではないだろう。ただ、何を成熟と考えるかは、また根本から議論しなければならない。第3章で触れた病いの締め括りも、成長の一形態といえるであろうか。いずれにせよ、特に内因性疾患の場合、成長はたまたま生じた副産物であるくらいに考えておいたほうがよいであろうし、成長が生物学的脆弱性を将来にわたってカヴァーしつくせるという保証があるわけではもちろんない。

5　社会への導かれ方の時代変遷

さて、あるタイプの双極性患者について、社会的役割・組織の中には滞りなく入るが、その実、その中に居続ける土台を十分もっていないかのように見えるということを、先に述べた。しかし、このようなタイプの人は、本当に、実社会に入る自立の時期に何も問題を呈してはいないのだろうか。呈示した症例は、そうではなさそうであることを示唆している。自立の時期に気分障害圏の患者がたどる軌跡を比較検討することは、気分障害の時代変遷や、気分障害の多様さを考える上で資するところがあるのではないか。

メランコリー型の患者の社会的自立の問題に注目した論考としては、飯田[63]、コーエンら[64]、アリエティ[65]などの述べていたところが類似している。彼（彼女）らは、自分が属する集団の保守的・伝統墨守的なエートスを、人生のある時点でそのまま取り入れる。これは、集団の価値規範を体現する他者に両価的葛藤をもったり、その人と同一化をしたりすることを繰り返しながら、独立の足がかりを得る神経症圏の人のあり方とは、微妙に異なっている。

このメランコリー型の性格にまとまっていく人の社会参入も、つねに平穏に行なわれるわけではない。飯田の論考は、彼（彼女）らの中にも自立の時期にかなり苦労したり神経症様症状を呈したりする人がいることに注目した点、彼（彼女）らの自立が真の自立ではない幻想的側面をもっていることを指摘した点で、際立っている。

筆者は、この時期に自分が同調できる役割を求めて彷徨する人たちがいることを取りあげた。このような人たちは、軽躁的な時期には、伝統の縛りを離れて独創性を発揮できる居場所を求め、うつ的な時期には、親の傘の下で控え目に安全に暮らすことを求める方向へ振れる人たちである。彼・彼女らは、このような揺れを繰り返す中で、自己の同調性が満足される現実点を見つけていく。

本章で中心に取り扱ったのは、一見問題なく組織に入ったあとに、遷延する双極性障害を患う人たちである。筆者の経験では、症例Ｘ（→２２５頁）が示唆するように、このようなタイプの人たちの中には、自分の近くに**特別な他者**をもつ人がいる（その多くは、人生の少なくとも初期では母であることが多い）。その他者は、本人の高い能力を認めるとともに、社会的に難しい交渉や決断をしなければならないような状況に本人が陥ったときに、本人の自律性を育てそこなうような、庇護的な仕方の援助をする[66]。

グラスナーら[67]の論文は、アメリカ圏でコーエンらの研究を引き継いだ数少ない研究であり、対象は若年発症の双極性障害である。これは、コーエンらの生活史研究の結果を追認していると同時に、それとはやや異なる生活史のプロトタイプを描いている。それは、小さいときから特別に能力のある子どもであったり、可愛がられる子どもであったりして、周囲から認められながら育つのであるが、実社会に出たときに世間と渡り合い交渉する力という点には難があり、巣立ちが双極性障害の発症の契機になるという生活史である。

筆者が最後に中心的に取りあげたタイプの双極性障害の人には、グラスナーらが描いたものと類似する生活史・養育史をもつ人が含まれている。しかし、彼（彼女）らは、巣立ちの段階で発症はしていない。その段階でも、特別の他者が彼（彼女）らを庇護していることの影響が大きいであろう。彼（彼女）らは、成人してからは、パートナーないし配偶者にこの庇護役を移す。あるいは、組織の内部のさまざまな人物や愛人などにその役を期待する。彼（彼女ら）の場合、躁成分ゆえ自主性の高い振る舞いが目立つが、隠れたところに依存対象をもっている。その依存の形態は、うつ病の人についていわれる「**コーアーション coercion**」（自分に支持的に振る舞うように他者に圧力をかけること）と同様である。ただし彼（彼女）らはときに、「周囲から自分への支持が得られて当然」という態度を示す。これが、周囲との関係を難しくする。

第４節　おわりに

以上の議論を図式的にまとめると、伝統的なエートスを、最終的には、そこに「**ひねり**」が介入することなくそのまま取り入れることにより社会へ入っていくことになるのがメランコリー型、自分の能力を認めてくれる他者を近くにもち、その他者に自分と周囲組織とのあいだで生じる齟齬を覆ってもらいながら社会へ入っていくのが、最後に取りあげた双極スペクトラムのひとつのタイプということになる。生活史・養育環境の違いが病態の違いに反映され、社会のエートスの変遷が注目される病態の変遷をもたらしている。かつて、うつ病は伝統的期待を担う長男などに多いとされていた[68][69]。しかし、徐々に、才能のある人に双極性障害の危険が高い、過保護に育てられた末っ子に未熟型（双極Ⅱ型のヴァリアントである）が多い、といった言説[70]が目立ち始めている。

それではこの次に注目される型はどのようなタイプであろうか。ひとつ予想されるのは、本人は同調性の素質をもつが、周囲から感情的支持もモラル的療育も受けないで育ったようなタイプ、すなわち**放任ネグレクト型**の出現である。このような型が出てくると、環境因への反応によって生じる抑うつと内因性うつ病との区別が、ますます難しくなってくる可能性がある。本章で中心的に取りあげた双極スペクトラムのタイプにおいて、すでに、自己愛性ないし依存性のパーソナリティ障害の人の気分変動との鑑別が難しい。ネグレクト型が出現すると、その鑑別は、さらに困難になるかもしれない。

それでも、筆者は、内因性概念をできる限り維持していくべきであると考えているし、目前の患者は、内因性概念が依然として有用であることを示唆している。

後記：本章を脱稿してから、躁うつ病患者の手記で以下の文に出会った。ある意味、本章で述べようとしたことを直截に表現していると思う。「生きるということはこのようなしがらみの中で耐えることでもあるのだろう―中略―医師がよくおっしゃっていたことを思い出す。いつまでも青年期のように生きてはいけない、成年期には成年期の生き方がある。それに適応していかなければならない、と。その必要性は理解できるが、今の私はそうはなりたくないという気持ちの方が強いのである(71)」。なお、この手記の著者の主治医は、「俗事への関心を一切たちなさい」といっている場面もある。ほとんどの患者がもとの仕事あるいは家庭の中に回復していけるのであるが、実は、昨今多いひきこもりの人とはまったく違った意味で、気分障害患者にとって組織の中に居続けることはそれほど容易なことではない。このことは、特に第4章・第5章の症例や議論の断片から理解していただけたのではないかと思う。それでもなんとかやっていかなければならないという場面は、治療者も患者も、知恵と心をふりしぼったり、徹底して力を抜いてみたりするべきところで、マニュアルなどないが工夫をしなければならないふんばりどころなのである。

あとがき

このように本書では、内因性の気分障害を対象関係因性ないし心因性のものから区別することが依然として重要である、という視点を貫いている。しかし、あとがきになってこの大きな原則に異論がありうると主張するのも変なことであるが、実は私は、それを絶対に峻別できる、ないしはすべきものと考えているわけでもない。

このような異論の可能性を考えるようになったきっかけのひとつは、ジェニファー・ラダン氏から「あなたは特にドイツの精神病理学でいうところの内因性概念を信じているのですか、私は反対なのですが」といわれたことにある。ラダン氏は、アリストテレスからクリステヴァに至る、メランコリーにまつわる多様な言説を編んで解説をつけた労作（これは第5章で引用した）をものしている哲学者である。氏の批判は、質問紙的な実証研究でその両者が区別できるかといった類のものではない。さまざまに展開されてきたメランコリーの言説に、内因性／非内因性という視線を入れて区別することの倫理的意義ないし是非を問おうとしたものだと理解している。

数少ない外国人の臨床経験からいうと、日本ないし日本に近い東洋に位置する患者群では、中流の比較的波乱の少ない家族の中で生じる典型的な内因性うつ病と、幼少期から波乱の多い家族の中で育った人の対象関係因性の抑うつという対照性が比較的はっきりしている。しかし、本邦においても、中流層・中堅会社員層のモラルやエートスのようなものが拡散していくと、この対照性は失われていくかもしれない。諸外国では、この対照性はもっとはじめから見えづらいのかもしれないのである。その場合、ある種類の抑うつを内因性としてそれには医学的に、別の種類の抑うつにはより精神療法的に対処するということの意義が揺らいでくる可能性がある。

この異論の可能性を考えることになったもうひとつのきっかけは、サラ・ケインという女性劇作家について、不勉強なままある学会で言及してしまったことにある。サラ・ケインは若くして自殺した劇作家で、精神病院にも入院しており、最後の作品が『4時48分サイコーシス』という作品だった。この「4時48分」のタイトルは、意識の霧が晴れケインが執筆できるようになる時間帯が明け方の四時四八分頃であったことに由来するといわれている。私は、これは彼女に生じていた日内変動のためであると思いこんでいた。実際そうであるのかもしれない。しかし、性と暴力が横溢する彼女初期作品などを見ると、どうも彼女が内因性のうつ病であったとも、双極性の病いであったともいい難いところがある。『4時48分サイコーシス』については、件の学会後ある方の仲介により、福岡を中心に活躍する花野純子さんが率いる素晴らしい吸引力のある舞台に接することができた。彼女の舞台はまた再演されるであろうから、さらに多くの人が接することができるかもしれない。

いずれにせよ、本書の語を用いれば、内因性とも対象関係因性ともいえない地帯の気分障害があるのか、あるとすればそこで何が起こっているのかは、今後の課題である。その仕事には、サラ・ケインの病跡学も含まれることになるかもしれない。

最後に私事になるが、筆者は、おもに内因性の精神疾患の精神病理学を専門にしてきた。本書は、『統合失調症探究』（岩崎学術出版社）の姉妹篇となる。ところで、『統合失調症探究』脱稿直前に東大分院の師であった安永浩先生が、本書脱稿直前に同じく分院の師であった飯田眞先生が逝去された。非常に残念である。しかし振り返れば、私自身がこの年齢になるまで、両先生が臨床の範を示し、貴重な一言を与え続けてくださったことは、たいへん恵まれていたということだと思う。

誠信書房の松山由理子、曽我翔太氏には構成から表現に至るまでお世話になった。ここにお礼を申し上げる。

本書は、書き下ろしとはいえないが、過去の論文をそのまま収録した形となっているところは一部である。本書のもとになっている論文の初出を列挙しておく。

津田 均：躁うつ病患者における疎隔と不安――「執着」と「享受」の病理．臨床精神病理、二六巻、一五一――一六二、二〇〇五

津田 均：気分障害の辺縁領域――構造主義的視点からの考察．広瀬徹也・内海 健編：うつ病論の現在．星和書店、東京、二〇〇五

津田 均：うつとパーソナリティ．精神経誌、一〇七巻、一二六八――一二八五、二〇〇五

津田 均：「うつ」の患者の論理を理解する道標としての内因性、神経症性．臨床精神病理、二九巻、一六七――一七八、二〇〇八

津田 均：双極スペクトラム（Bipolar spectrum）の多面的理解．神庭重信・黒木俊秀編：現代うつ病の臨床――その多様な病態と自在な対処法．創元社、大阪、一二〇――一三二、二〇〇九

津田 均：マックス・ヴェーバーの示したエートス（Ethos）の背反――その今日における病因論的意義．日本病跡学雑誌、七九巻、二八――三七、二〇一〇

津田 均：双極スペクトラムの精神病理、治療関係、鑑別診断．精神経誌、一一三巻、一二〇九――一二一七、二〇一一

津田 均：双極スペクトラムの反ライフサイクル論．臨床精神病理、三三巻、二四二――二五五、二〇一二

津田 均：メランコリー親和型うつ病の典型例．精神科治療学、二七巻、八四一――八四七、二〇一二

津田 均：執着気質と内因性気分障害――原義の執着気質とその意義を拡大する試み．臨床精神病理、三四巻、六〇――六八、二〇一三

さて、純粋な医療的観点からいえば、サラ・ケインのケースは失敗例である。しかし彼女は珠玉の戯曲を残した。『4時48分サイコーシス』の一部を示して本書を閉じる。

4時48分
清明の訪れる
幸福なとき

暖かい暗闇がわたしの目に沁み渡る

わたしは罪を知らない

これは偉大な存在になろうとする病気

愛されたいという渇望のために私は死ぬだろう

わたしは何も気にかけない人に向けて死のうとしている
わたしは何も知らない人に向けて死のうとしている

あなたはわたしを壊していく

二〇一四年　春

津田　均

文献

第1章

（1）木村 敏：鬱病と躁鬱病の関係についての人間学的・時間論的考察．木村 敏編：躁うつ病の精神病理4．弘文堂、東京、一―三九頁、一九八一

（2）Schwarz, C., Shorter, E.: *Psychotic depression*. Cambridge University Press, Cambridge, 2007（上田 諭・澤山恵波訳：精神病性うつ病．星和書店、東京、二〇一三）

（3）Kuhn, R.: Probleme der praktischen Durchführung der Tofranil-Behandlung. *Wiener Medizinische Wochenschrift*, 110; 245-250, 1960

（4）木村 敏：生命のかたち／かたちの生命．青土社、東京、一九九二

（5）芝伸太郎：「抗うつ薬が効く」とはどういうことなのか――Kuhn, R. の提起したアポリア．臨床精神病理、三二巻、一一九―一二五、二〇一一

（6）田島 治：抗うつ薬の真実．星和書店、東京、二〇一一

（7）Healy, D.: *Mania: A short history of Bipolar Disorder*. The Johns Hopkins University Press, Baltimore, 2008（江口重幸・坂本響子訳：双極性障害の時代．みすず書房、東京、二〇一二）

（8）Bleuler, E.: *Dementia Praecox oder Gruppe der Schizophrenien*. Deuticke, Leipzig, 1911（飯田 真・下坂幸三・保崎秀夫・安永浩訳：早発性痴呆または精神分裂病群．医学書院、東京、一九七四）

（9）Kretschmer, E.: *Körperbau und Charakter*. Springer, Berlin, 1936

（10）Kuiper, P.C.: *Ver Heen: Verslag van een Depressie*. SDU Uitgererij, 1988（那須弘之訳：うつ、その深き淵より．創元社、大阪、一九九七）

（11）Sutherland, S.: *Breakdown: A personal crisis and a medical dilemma*. Deborah Rogers, London, 1976（鑪 幹八郎・羽生義正

監訳：ブレイクダウン――心理療法はこれでいいのか．北大路書房，東京，一九八一）
（12）Jamison, K. : *An unquiet mind: A Memoir of moods and madness*. Alfred A. Knopf, New York, 1995（田中啓子訳：躁うつ病を生きる．新曜社，東京，一九九八）
（13）佐藤宏明：躁鬱病　私の記録．柘植書房，東京，一九八八
（14）Tellenbach, H. : *Melancholie: Vierte Erweiterte Auflage*. Springer, Berlin, 1983.（木村 敏訳：メランコリー．みすず書房，東京，一九八五）
（15）Berrios, G.E., Porter, R (eds.) : *A history of clinical psychiatry: The origin and history of psychiatric disorders*. New York University Press, New York, 1995
（16）Tellenbach, H. : 前掲書（14）
（17）Kraepelin, E. : *Psychiatrie: Ein Lehrbuch für Studierende und Ärzte*. Achte Auflage. Johann Ambrosius Barth, Leipzig, 1913.（西丸四方・西丸甫夫訳：躁うつ病とてんかん．みすず書房，東京，一九八六）
（18）Bleuler, E. : 前掲書（8）
（19）Agamben, G. : *Stanze: La parola e il fantasma nella cultura occidentale*. Giulio Einaudi editore, Torino, 1977（岡田温司訳：スタンツェ――西洋文化における言葉とイメージ．ちくま学芸文庫，東京，二〇〇八）
（20）Freud, S. : *Trauer und Melancholie*. In GW X. Fischer, Frankfurt, S.428-446, 1917
（21）Akiskal, H.S., Mallya, G. : Criteria for the "soft" bipolar spectrum: treatment implications. *Psychopharmacological Bulletin*, 23 ; 68-73, 1987
（22）Schneider, K. : *Klinische Psychopathologie. 11.* unveränderte Auflage, Thieme, Stuttgart, 1976
（23）Benazzi, F., Koukopoulos, A., Akiskal, H.S. : Toward a validation of a new definition of agitated depression as a bipolar mixed state（mixed depression）. *European Psychiatry*, 19 ; 85-90, 2004
（24）Koukopoulos, K., Koukopoulos, A. : Agitated depression as a mixed state and the problem of melancholia. *The Psychiatric Clinics of North America*, 22 ; 547-564, 1999
（25）Taylor, M.A., Fink, M. : *Melancholia: The diagnosis, pathophysiology and treatment of depressive illness*. Cambridge University Press, Cambridge, 2006

(26) 笠原 嘉：うつ病（病相期）の小精神療法．季刊精神療法、四巻、一一八―一二三、一九七八
(27) Heidegger, M.: Sein und Zeit. Niemeyer, Tübingen, 1926
(28) Lévinas, E.: Totalité et Infini. Martinus Nijhoff, Hague, 1961（合田正人訳：全体性と無限．国文社、東京、一九八九）
(29) 広瀬徹也：「逃避型抑うつ」について．宮本忠雄編：躁うつ病の精神病理2．弘文堂、東京、六一頁―八六頁、一九七七
(30) 村上靖彦：レヴィナス――壊れものとしての人間．河出ブックス、東京、二〇一二
(31) 津田 均：躁うつ病患者における疎隔と不安――「執着」と「享受」の病理．臨床精神病理、二六巻、一五一―一六二、二〇〇五
(32) Heinroth, J.C.A.: Lehrbuch der Störungen des Seelenlebens oder der Seelenstörungen und ihrer Behandlung. Vogel, Leipzig, 1818
(33) Kraus, A.: Melancholie: Eine Art von Depersonalisation? In Fuchs, T. & Mundt Ch. (Hrsg.) Affekt und affective Störungen. Schöningh, Paderborn, 2002
(34) Gebsattel, V.E.v.: Zur Frage der Depersonalisation: Ein Beitrag zur Theorie der Melancholie. Nervenarzt, 10: 169-178, 248-257, 1937（木村 敏・高橋 潔訳：離人症問題に寄せて――メランコリー理論への一寄与．飯田真・笠原嘉・河合隼雄・佐治守夫・中井久夫編：精神の科学 別巻 諸外国の研究状況と展望．岩波書店、東京、三六―八七頁、一九八四）
(35) Gebsattel, V.E.v.: Prolegomena zu einer medizinischen Anthropologie. Springer, Berlin, Göttingen, Heidelberg, 1954
(36) Fuchs, T.: Melancholia as a desynchronization: Towards a psychopathology of interpersonal time. Psychopathology, 34: 179-186, 2001
(37) Weitbrecht, H.J.: Zur Typologie depressiver Psychosen. Fortschr. Neurol. Psychiat. 20: 247-269, 1952
(38) Binswanger, L.: Melancholie und Manie. Neske, Pfullingen, 1960
(39) Benazzi, F., Akiskal, H.S.: The dual factor structure of self-related MDQ hypomania: Energized-activity versus irritable-thought racing. Journal of Affective Disorders, 73: 59-64, 2003

第2章

（1）Akiskal, H.S.: Dysthymic disorder: Psychopathology of proposed chronic depressive symptoms. *Am J Psychiatry*, 140 : 11-20, 1983

（2）Tellenbach, H.: *Melancholie*. Vierte Erweiterte Auflage. Springer, Berlin, 1983（木村 敏訳：メランコリー．みすず書房、東京、一九八五）

（3）Bleuler, E.: Die Probleme der Schizoidie und der Syntonie. *Z ges Neurol Psychiat*, 78 : 373-399, 1922

（4）Kretschmer, E.: *Körperbau und Charakter*. Springer, Berlin, 1936

（5）Kraus, A.: *Sozialverhalten und Psychose Manisch-Depressiver*. Enke, Stuttgart, 1977（岡本 進訳：躁うつ病と対人行動．みすず書房、東京、一九八三）

（6）小川豊昭・鈴木國文：内因性うつ病の病前性格——日・仏の比較研究から．笠原 嘉編：躁うつ病の精神病理5．弘文堂、東京、八七—一一二頁、一九八七

（7）Kraepelin, E.: *Psychiatrie. Ein Lehrbuch für Studierende und Ärzte*. Achte Auflage. Johann Ambrosius Barth, Leipzig, 1913.（西丸四方・西丸甫夫訳：躁うつ病とてんかん．みすず書房、東京、一九八六）

（8）飯田 眞：躁うつ病の状況論の現況と今後の課題．精神経誌、七五巻、二七四—二八〇、一九七三

（9）Janzarik, W.: *Strukturdynamische Grundlagen der Psychiatrie*. Enke, Stuttgart, 1988（岩井一正・古城慶子・西村勝治訳：精神医学の構造力動的基礎．学樹書院、東京、一九九六）

（10）Akiskal, H.S., Brieger, P., Mundt, Ch. et al.: Temperament and affective disorders. TEMPS-A Scale as a convergence of European and US-American concepts. *Nervenarzt*, 73 : 262-271, 2002

（11）Gebsattel, v.V.E.: *Prolegomena einer Medizinischen Anthropologie*. Springer, Berlin, 1954

（12）下田光造：躁鬱病に就いて．米子医学雑誌、二巻、一—一一、一九五〇

（13）笠原 嘉：うつ病の病前性格について．笠原 嘉編：躁うつ病の精神病理1．弘文堂、東京、一—二九頁、一九七六

（14）津田 均：双極スペクラウム（Bipolar spectrum）の多面的理解．神庭重信・黒木俊秀編：現代うつ病の臨床——その多様な病

態と自在な対処法．創元社、大阪、一二〇―一三二頁、二〇〇九

(15) 広瀬徹也：「逃避型抑うつ」について．宮本忠雄編：躁うつ病の精神病理2．弘文堂、東京、六一―八六頁、一九七七

(16) 阿部隆明・大塚公一朗・永野　満・加藤　敏・宮本忠雄：「未熟型」うつ病の臨床精神病理学的検討．臨床精神病理、一六巻、二三九―二四八、一九九五

(17) 松浪克文：社会変動とうつ病．社会精神医学、一四巻、一九三―二〇〇、一九九一

(18) Judd, L. Akiskal, H.S., Paulus, M.: The role and clinical significance of subsyndromal depressive symptoms (SSD) in unipolar major depressive disorder. *Journal of Affective Disorder*, 45 : 5-18, 1997

(19) Klein, M.: *The Writings of Melanie Klein. Love, Guilt and Reparation and Other Works*. The Melanie Klein Trust, 1975（西園昌久・牛島定信編訳：メラニー・クライン著作集3　愛、罪そして償い．誠信書房、東京、一九八三）

(20) McCullough, J.P.: *Treatment for Chronic Depression: Cognitive Behavioral Analysis System of Psychotherapy* (*CBASP*). Guilford Press, New York, 2000（古川壽亮・大野　裕・岡本泰昌他訳：慢性うつ病の精神療法――ＣＢＡＳＰの理論と技法．医学書院、東京、二〇〇五）

(21) Zerssen, v.D., Asukai, N., Tsuda, H. et al.: Personality traits of Japanese patients in remission from an episode of primary unipolar depression. *J Affect Disord*, 44 : 145-152, 1997

(22) Furukawa, T., Nakanishi, M., Hamanaka, T.: Typus melancholicus is not the premorbid personality trait of unipolar (endogenous) depression. *Psychiatry Clin Neurosci*, 51 : 197-202, 1997

(23) Zerssen, v.D., Pfister, H., Koeller, D.M.: The Munich Personality Test (MPT) -A short questionnaire for self-rating and relative's rating of personality traits: Formal properties and clinical potential. *Eur Arch Psychiatr Neurol Sci*, 238 : 73-93, 1988

(24) Kretschmer, E.: 前掲書（4）

(25) Akiskal et al.: 前掲論文（10）

(26) 笠原　嘉：各科を訪れる可能性のあるデプレッション．心身医学、二四巻、六―一四、一九八四

(27) Tölle, R., Peikert, A., Rieke, A.: Persönlichkeitsstörungen bei Melancholiekranken. *Nervenarzt*, 58 : 227-236, 1987

(28) 飯田　真：メランコリー型の発達史論――うつ病双生児の不一致症例．飯田　真編：躁うつ病の精神病理3．弘文堂、東京、一一一―一二〇頁、一九七九

(29) 飯田眞：双生児研究からみた躁うつ病の発症モデル．Pharma Medica、一五巻、二七—三四、一九九七
(30) 飯田眞・中井久夫：天才の精神病理．中央公論社、東京、一九七二
(31) 津田均：うつとパーソナリティ．精神経誌、一〇七巻、一二六八—一二八五、二〇〇五
(32) Lagache, D.：La psychoanalyse et la structure de la Personnalité. Colloque de Royaumont, 1958. *La psychoanalyse*, 6：O.C., t. IV, 1956-1962, P.U.F., Paris, 1982.
(33) 津田均：精神病理学の視点からみた難治性抑うつへの治療戦略．精神療法、三六巻、五八三—五八九、二〇一〇
(34) Matussek, P.：*Analytische Psychosentherapie. 1. Grundlagen. 2. Anwendungen.* Springer, Berlin, 1993/1997
(35) 下田光造：前掲論文（12）
(36) Tsuda H：Revisiting Shimoda's "Shuuchaku-Kishitsu"（Statothymia）：A Japanese View of Manic-Depressive Patients. *Depression Research and Treatment*, Article ID193742, Hindawi Publishing Corporation, 2011
(37) 平澤一：軽症うつ病の臨床と予後．医学書院、東京、一九六六
(38) Sheline, Y., Barch, D., Price, J. et al.：The default mode network and self-referential process in depression. *PNAS*（*Proceedings of the National Academy of Sciences of the United States of America*）, 106：1942-1947, 2009
(39) Carhart-Harris, R., Mayberg, H., Malizia, A.：Mourning and melancholia revisited：Correspondences between principles of Freudian metapsychology and empirical findings in neuropsychiatry. *Annals of General Psychiatry*, 7：1-23, 2008
(40) Freud, S.：Trauer und Melancholie. In GW X. Fischer, Frankfurt, S.428-446, 1917
(41) 笠原嘉：アパシー・シンドローム．岩波書店、東京、一九八四
(42) 牛島定信：精神分析からみた執着性格（下田）．臨床精神病理、三四巻、七八—八三、二〇一三
(43) Ghaemi, N.：Why antidepressants are not antidepressants：STEP-BD, STAR*D, and the return of neurotic depression. *Bipolar disord*, 10：957-968, 2008
(44) 笠原嘉・木村敏：うつ状態の臨床的分類に関する研究．精神経誌、七七巻、七一五—七三五、一九七五
(45) 木村敏：躁と鬱．木村敏著作集3．弘文堂、東京、一一三—一六四頁、二〇〇一
(46) Akiskal, H.S.：前掲論文（1）
(47) Abraham, K.：*Psychoanalytische Studien.* Fischer, Frankfurt, 1971.（下坂幸三・前野光弘・大野美都子訳：アーブラハム論文

集．岩崎学術出版社、東京、一九九三）
（48）Kraus, A.：前掲書（5）
（49）Schulte, W.：*Studien zur heutigen Psychotherapie*. Quelle & Meyer, Heidelberg, 1964.（飯田 眞・中井久夫訳：精神療法研究、岩崎学術出版社、東京、一九九四）
（50）Arieti, S.：Affective Disorders: Manic-Depressive Psychosis and Psychotic Depression. *American Handbook of Psychiatry*, Vol 1, p.449-490, Basic Books, New York, 1959
（51）Cohen, M.B., Baker, G., Cohen, R.A., Fromm-Reichmann, F., Weigert, E.V. et al.：An intensive study of twelve cases of manic-depressive psychosis. *Psychiatry*, 17：103-137, 1954
（52）Arieti, S.：前掲論文（50）
（53）Schneider, K.：*Klinische Psychopathologie*. 11., unveränderte Auflage. Thieme, Stuttgart, 1976
（54）Gebsattel, v.V.E.：前掲書（11）
（55）パスカル：パンセ（前田陽一・由木 康訳：世界の名著29．中央公論社、東京、六三―四四八、一九七八）
（56）津田 均：公共の縁における実存――ひきこもりへの理解と対策のための試論．精神経誌、一一四巻、一一五八―一一六六、二〇一二
（57）McCullough, J.P., McCune K.J., Kaye, A.L., et al.：One-year prospective replication study of an untreated sample of community dysthymia subjects. *J. Nerv. Ment. Dis.*, 182：396-401, 1994
（58）服部 恵・津田 均：登場人物の病跡――『欲望という名の電車』ブランチの虚構と真実．日本病跡学雑誌、七〇巻、四〇―五〇、二〇〇五
（59）大前 晋：「大うつ病性障害」ができるまで――ＤＳＭ-Ⅲ以前の「うつ病」（内因性抑うつ）と現代の「うつ病」（大うつ病性障害）の関係．精神経誌、一一四巻、八八六―九〇五、二〇一二

第3章

（1）Schneider, K.：*Klinische Psychopathologie*. 11., unveränderte Auflage. Thieme, Stuttgart, 1976.

（2）木村 敏：躁と鬱．木村敏著作集3．弘文堂、東京、一一三―一六四頁、二〇〇一
（3）Sutherland, S. : *Breakdown: A personal crisis and a medical dilemma.* Deborah Rogers, London, 1976（鑪 幹八郎・羽生義正監訳：ブレイクダウン――心理療法はこれでいいのか．北大路書房、東京、一九八一）
（4）Freud, S. : Trauer und Melancholie. In GW X. Fischer, Frankfurt, S.428-446, 1917
（5）Tellenbach, H. : *Melancholie.* Vierte Erweiterte Auflage. Springer, Berlin, 1983（木村 敏訳：メランコリー．みすず書房、東京、一九八五）
（6）Matussek, P. : *Analytische Psychosentherapie. 1. Grundlagen. 2. Anwendungen.* Springer, Berlin, 1993/1997
（7）Schulte, W. : *Studien zur heutigen Psychotherapie.* Quelle & Meyer, Heidelberg, 1964.（飯田 眞・中井久夫訳：精神療法研究、岩崎学術出版社、東京、一九九四）
（8）Kraepelin, E: *Psychiatrie-Ein Lehrbuch für Studierende und Ärzte.* Achte Auflage. Johann Ambrosius Barth, Leipzig, 1913.（西丸四方・西丸甫夫訳：躁うつ病とてんかん．みすず書房、東京、一九八六）
（9）Akiskal, H.S., Brieger, P., Mundt, Ch. et al. : Temperament and affective disorders. The TEMPS-A Scale as a convergence of European and US-American concepts. *Nervenarzt,* 73 ; 262-271, 2002
（10）飯田 眞・ライナー・テレ編、飯田 眞・市川 潤監訳：多次元精神医学――チュービンゲン学派とその現代的意義．岩崎学術出版社、東京、二〇〇七
（11）津田 均：万能的な核を持つ境界例患者の精神病理――社会的枠組との関連から．精神医学、三九巻、五一三―五二〇、一九九七
（12）Kraus, A. : *Sozialverhalten und Psychose Manisch-Depressiver.* Enke, Stuttgart, 1977.（岡本 進訳：躁うつ病と対人行動．みすず書房、東京、1983）
（13）Cohen, M.B., Baker, G., Cohen, R.A. et al. : An intensive study of twelve cases of manic-depressive psychosis. *Psychiatry,* 17 ; 103-137, 1954
（14）Arieti, S. : Affective disorders : manic-depressive psychosis and psychotic depression. *American Handbook of Psychiatry,* Vol 1, pp.449-490, Basic Books, New York, 1959
（15）Arieti, S., Bemporad, J: *Severe and mild depression.* Basic Books, New York, 1978（水上忠臣・横山和子・平井富雄訳：うつ

病の心理、誠信書房、東京、一九八九）
（16）Klerman, G.L., Weissman, M.M. et al.: *Interpersonal psychotherapy of depression*. Basic Books, New York, 1984（水島広子・嶋田誠・大野裕訳：うつ病の対人関係療法、岩崎学術出版社、東京、一九九七）
（17）Weber, M.: *Die protestantische Ethik und der "Geist" des Kapitalismus*. Beltz Athenäum, Köln, 1993
（18）Schulte, W.: 前掲書（7）
（19）城繁幸：若者はなぜ3年で辞めるのか？　光文社新書、東京、二〇〇六
（20）Matussek, P.: 前掲書（6）
（21）津田均：統合失調症探究——構造の中の主体性．岩崎学術出版社、東京、二〇一一
（22）Häfner, H.: Struktur und Verlaufsgestalt manischer Verstimmungsphasen. *Jb Psychol Psychother Med Anthropol*, 9: 196–217, 1962
（23）Glassner, B., Haldipur, C.V.: A Psychosocial Study of Early-Onset Bipolar Disorder. *Journal of Nervous and Mental Disease*, 173: 387-394, 1985
（24）黒木俊秀：うつ病の神経生物学の潮流．神庭重信・内海健編：「うつ」の構造．弘文堂、東京、一二四—一三一頁、二〇一一
（25）牛島定信：サイクロイド・パーソナリティの精神病理——双極性障害か、パーソナリティ障害か．臨床精神病理、三三巻、一七七—一八八、二〇一二
（26）芝伸太郎：双極Ⅱ型障害の精神病理と精神療法——「メランコリー親和型への誘導」という戦略．臨床精神病理、三一巻、七九—一〇一、二〇一〇
（27）Kretschmer, E.: *Körperbau und Charakter*. Springer, Berlin, 1936
（28）Kraus, A.: 前掲書（12）
（29）内海健：うつ病の心理．誠信書房、東京、二〇〇八
（30）飯田眞：双生児研究からみた躁うつ病の発症モデル．Pharma Medica、一五巻、二七—三四、一九九七
（31）津田均：気分障害の辺縁領域——構造主義的視点からの考察．広瀬徹也・内海健編：うつ病論の現在．星和書店、東京、二〇〇五
（32）飯田眞：躁うつ病の状況論の現況と今後の課題．精神経誌、七五巻、一二七四—一二八〇、一九七三

(33) Akiskal, H.S., Hantouche, E.G., Allilaire, J.F. : Bipolar II with and without cyclothymic temperament: "dark" and "sunny" expression of soft bipolarity. *J Affect Disord*, 73 ; 49-57, 2003
(34) Griesinger, W. : *Pathologie und Therapie der psychischen Krankheiten*. 2. Auflage, Stuttgart, Adolf Krabbe Verlag, 1861
(35) 宮本忠雄：精神療法と自己治癒——とくに内因性精神病の場合．臨床精神医学、一四巻、一〇一一—一〇一七、一九八五

第4章

(1) Heidegger, M. : *Sein und Zeit*. Niemeyer, Tübingen, 1926
(2) Lee, H.S., Dunner D.L. : The effect of anxiety disorder comorbidity on treatment resistant bipolar disorders. *Depression and Anxiety*, 25 ; 91-97, 2008
(3) American Psychiatric Association: *Diagnostic Statistical Manual of Mental Disorders*, Fourth Edition, Text Revision. American Psychiatric Association, Washington D.C., 2000
(4) 安永 浩：不安反応（不安神経症）．井村恒郎・桜井図南男編：神経症．医学書院、東京、一九六七
(5) 広瀬徹也：不安と抑うつ——〝不安発作-抑制型〟うつ病をめぐって．飯田 真編：躁うつ病の精神病理3．弘文堂、東京、七九—一〇六頁、一九七九
(6) Kretschmer, E. : *Körperbau und Charakter*. Springer, Berlin, 1936
(7) Bellani, M., Hatch, J.P., Nicoletti M.A. et al. : Does anxiety increase impulsivity in patients with bipolar disorder or major depressive disorder? *Journal of Psychiatric Research*, 46 ; 616-621, 2012
(8) Fuchs, T. : Melancholia as a desynchronization towards a psychopathology of interpersonal time. *Psychopathology*, 34 ; 179-186, 2001
(9) Minkowski, E. : *Le temps vécu*. Delachaux et Niestlé, Neuchatel Suiss, 1933（中江育生・清水 誠訳：生きられる時間1．中江育生・清水 誠・大橋博司訳：生きられる時間2．みすず書房、東京、一九七二、一九七三）
(10) 内沼幸雄：対人恐怖の人間学．弘文堂、東京、一九七七
(11) 笠原 嘉：うつ病臨床のエッセンス．みすず書房、東京、二〇〇九

(12) 加藤 敏：職場結合性うつ病．金原出版、東京、二〇一三
(13) Weber, Marianne: *Max Weber: Ein Lebensbild*. Lambert Schneider, Heidelberg, 1950（大久保和郎訳：マックス・ウェーバー．みすず書房、東京、1987）
(14) Mitzman, A.: *The iron cage: A historical interpretation of Max Weber*. Alfred A. Knopf, New York, 1970（安藤英治訳：鉄の檻——マックス・ウェーバー　一つの人間劇．創文社、東京、一九七五）
(15) 羽入辰郎：マックス・ヴェーバーの哀しみ——一生を母親に貪り喰われた男．ＰＨＰ新書、東京、二〇〇七
(16) Weber, M.: *Die protestantische Ethik und der "Geist" des Kapitalismus*. Beltz Athenäum, Köln, 1993（大塚久雄訳：プロテスタンティズムの倫理と資本主義の精神．岩波文庫、東京、一九八九）
(17) Weber, M.: *Wissenschaft als Beruf*. Siebeck, Tübingen, 1994（尾高邦雄訳：職業としての学問．岩波文庫、東京、一九三六）
(18) Virno, P.: *Scienze Sociali e «Natura Umana»*. Rubbettino, 2003（柱本元彦訳：ポストフォーディズムの資本主義．人文書院、京都、二〇〇八）
(19) Deleuze, G., Guattari, F.: *L'Anti-Œdipe: Capitalisme et Schizophrénie*. Minuit, Paris, 1972（市倉宏祐訳：アンチ・オイディプス——資本主義と分裂症．河出書房新社、東京、一九八六）
(20) Weber, M: Die "Objektivität" sozialwissenschaftlicher und sozialpolitischer Erkenntnis. *Archiv für Sozialwissenschaft und Sozialpolitik*, Bd 19, Tübingen, 22-87, 1904（富永祐治・立野保男訳・折原 浩補訳：社会科学と社会政策にかかわる認識の「客観性」．岩波文庫、東京、一九九八）
(21) Mauz, F: Die Prognostik der endogenen Psychosen. *Psychiatrische Schriften*. Thieme, Leipzig, 1930（市川 潤訳：内因性精神病の予後学Ⅱ　躁うつ病．飯田 眞・ライナー・テレ編・飯田 眞・市川 潤監訳：多次元精神医学——チュービンゲン学派とその現代的意義．岩崎学術出版社、東京、一七七—二〇七頁、二〇〇七）
(22) 飯田 眞：Max Weber の病跡素描．精神分析と人間存在分析、一二号、一三—二五、二〇〇四
(23) Tellenbach, H.: *Melancholie*. Vierte Erweiterte Auflage. Springer, Berlin, 1983（木村 敏訳：メランコリー．みすず書房、東京、一九八五）
(24) Weber, M: *Gesammelte Politische Schriften*. Siebeck, Tübingen, SS.1-25, 1955
(25) 姜尚中：マックス・ウェーバーと近代．岩波現代文庫、東京、二〇〇三

（26）Foucault, M. : *Histoire de la sexualité, tome 1: La volonté de savoir*. Gallimard, Paris, 1976（渡辺守章訳：性の歴史1　知への意志．新潮社、東京、一九八六）
（27）平山正美：マルティン・ルター——その宗教と精神病理．笠原　嘉編：躁うつ病の精神病理1．弘文堂、東京、二四〇—二七五頁、一九七六
（28）佐野　誠：ヴェーバーとナチズムの間——近代ドイツの法・国家・宗教．名古屋大学出版会、名古屋、一九九三
（29）内海　健：うつ病の心理．誠信書房、東京、二〇〇八

第5章

（1）No author listed: International Consensus Group on the evidence-based pharmacologic treatment of bipolar I and II depression. *J Clin Psychiatry*, 69 ; 1632-1646, 2008
（2）Schulte, W. : *Studien zur heutigen Psychotherapie*. Quelle & Meyer, Heidelberg, 1964.（飯田　眞・中井久夫訳：精神療法研究、岩崎学術出版社、東京、一九九四）
（3）飯田　眞・中井久夫：天才の精神病理．中央公論社、東京、一九七二
（4）三浦雅士：青春の終焉．講談社、東京、二〇〇一
（5）Lukács, G. : *Geschichte und Klassenbewußtsein: Studien über Marxistische Dialektik*. Der Malik-Verlag, Berlin, 1923（城塚　登・古田　光訳：歴史と階級意識．白水社、東京、一九九一）
（6）Akiskal, H.S. : The Prevalent Clinical Spectrum of Bipolar Disorders: Beyond DSM-IV. *J Clin Psychopharmacol*, 16 Suppl 1 ; 4S-14S, 1996
（7）Akiskal, H.S., Hantouche, E.G., Allilaire, J.F. : Bipolar II with and without cyclothymic temperament: "dark" and "sunny" expression of soft bipolarity. *J Affect Disord*, 73 ; 49-57, 2003
（8）Angst, J. : The bipolar spectrum. *British Journal of Psychiatry*, 190 ; 189-191, 2007
（9）Ghaemi, S.N., Ko, J., Goodwin, F.K. : The bipolar spectrum and the antidepressant view of the world. *Journal of Psychiatric Practice*, 7 ; 287-297, 2001

(10) 森山公夫：躁とうつの内的連関について．精神経誌、六七巻、一一六三―一一八五、一九六五
(11) 宮本忠雄：躁うつ病における混合状態の意義．臨床精神医学、二一巻、一四三三―一四三九、一九九二
(12) 木村 敏：躁病と躁鬱病の関係についての人間学的・時間論的考察．木村 敏編：躁うつ病の精神病理4．弘文堂、東京、一―四〇頁、一九八一
(13) 内海 健：うつ病の心理．誠信書房、東京、二〇〇八
(14) 津田 均：マニー型を基礎性格とするうつ状態．精神医学、三五巻、七〇三―七一一、一九九三
(15) 津田 均・五味渕隆志：進路選択の迷いに現れた躁うつ病の精神病理．臨床精神医学、二五巻、四六五―四七四、一九九六
(16) 下田光造：躁鬱病に就いて．米子医学雑誌、二巻、一―二、一九五〇
(17) 津田 均・堀 有伸：様々なタイプの躁うつ病患者における「執着」について．精神経誌、一〇五巻、五四四―五五一、二〇〇三
(18) Ghaemi et al.：前掲論文（9）
(19) Goodwin, F.K., Ghaemi, S.N.: An introduction to and history of affective disorders. *New Oxford Textbook of Psychiatry*. (ed. by Gelder, M., Lopez-Ibor, J., Andreasen, N.), pp. 677-682, New York, 2000
(20) Ghaemi et al.：前掲論文（9）
(21) Jamison, K.: An *Unquiet Mind*. Alfred A. Knopf, New York, 1995（田中啓子訳：躁うつ病を生きる．新曜社、東京、一九九八）
(22) Schwartz, C.M., Shorter, E.: *Psychotic Depression*. Cambridge University Press, Cambridge, 2007（上田 諭・澤山恵波訳：精神病性うつ病．星和書店、東京、二〇一三）
(23) Berrios, G.E., Porter, R (eds.): *A history of clinical psychiatry: The origin and history of psychiatric disorders*. New York University Press, New York, 1995
(24) Radden, J. (ed.): *The nature of melancholy: from Aristotle to Kristeva*. Oxford University Press, New York, 2000
(25) Koukopoulos, K., Koukopoulos, A.: Agitated depression as a mixed state and the problem of melancholia. *The psychiatric Clinics of North America*, 22: 547-564, 1999
(26) Benazzi, F., Koukopoulos, A., Akiskal, H.S.: Toward a validation of a new definition of agitated depression as a bipolar mixed state (mixed depression). *European Psychiatry*, 19: 85-90, 2004

(27) Griesinger, W. : *Pathologie und Therapie der psychischen Krankheiten*. 2. Auflage, Stuttgart, Adolf Krabbe Verlag, 1861
(28) 木村 敏：躁と鬱．木村敏著作集3．弘文堂、東京、一一三―一六四頁、二〇〇一
(29) Gebsattel, V.E.v. : Zur Frage der Depersonalisation : Ein Beitrag zur Theorie der Melancholie. *Nervenarzt*, 10 ; 169-178, 248-257, 1937（木村 敏・高橋 潔訳：離人症問題に寄せて――メランコリー理論への一寄与．精神の科学別巻 諸外国の研究状況と展望．岩波書店、東京、三六―八七頁、一九八四）
(30) 宮本忠雄：躁うつ病者の妄想的ディスクール．宮本忠雄編：躁うつ病の精神病理2．弘文堂、東京、一―三〇頁、一九七七
(31) 津田 均：双極スペクトラム（bipolar spectrum）の多面的理解．神庭重信・黒木俊秀編：現代うつ病の臨床――その多様な病態と自在な対処法．創元社、大阪、一二〇―一三二頁、二〇〇九
(32) 津田 均：前掲論文（14）
(33) Akiskal et al. : 前掲論文（7）
(34) Angst, J. : *Zur Ätiologie und Nosologie endogener depressiver Psychosen : Eine genetische soziologische und klinische Studie*. Springer, Berlin, 1966
(35) Angst, J. : 前掲論文（8）
(36) Kretschmer, E. : *Körperbau und Charakter*. Springer, Berlin, 1936
(37) Ghaemi et al.: 前掲論文（9）
(38) 木村 敏：前掲論文（28）
(39) Häfner, H. : Struktur und Verlaufsgestalt manischer Verstimmungsphasen. *Jb Psychol Psychother Med Anthropol*, 9 ; 196-217, 1962
(40) Kraus, A. : *Sozialverhalten und Psychose Manisch-Depressiver*. Enke, Stuttgart, 1977（岡本 進訳：躁うつ病と対人行動．みすず書房、東京、一九八三）
(41) Kraus, A. : 前掲書（40）
(42) Tellenbach, H.: *Melancholie*. Vierte Erweiterte Auflage. Springer, Berlin, 1983（木村 敏訳：メランコリー．みすず書房、東京、一九八五）
(43) Kraus, A. : 前掲書（40）

（44）津田 均ら：前掲論文（15）
（45）内海 健：うつ病の心理．誠信書房、東京、二〇〇八
（46）牛島定信：現代のうつ病をどう考え、対応するか——精神分析の立場から．神庭重信・内海 健編：「うつ」の構造．弘文堂、東京、四七—七一頁、二〇一一
（47）Rusner, M. Carlsson, G. Brunt, D. et al. : Extra dimensions in all aspects of life-the meaning of life with bipolar disorder. *International Journal of Qualitative Studies on Health and Well-being.* 4 : 159-169, 2009
（48）Jamison, K.：前掲書（21）
（49）Goethe, J.W. : *Aus meinem Leben: Dichtung und Wahrheit.* Cottaische Buchhandlung, Tübingen, 1811（山崎章甫・河原忠彦訳：詩と真実．ゲーテ全集10．潮出版社、東京、一九八〇）
（50）Gebsattel, V.E.v.：前掲論文（29）
（51）Kraus, A. : Spezifität melancholischer Verstimmung und Angst. Lang, H. Faller, H.（Hrsg.）*Das Phänomen Angst: Pathologie, Genese und Therapie.* Suhrkamp, Frankfurt, 1996
（52）津田 均：前掲論文（31）
（53）津田 均：公共の縁における実存——ひきこもりへの理解と対策のための試論．精神経誌、一一四巻、一一五八—一一六六、二〇一二
（54）飯田・中井：前掲書（3）
（55）飯田 眞：躁うつ病の状況論の現況と今後の課題．精神経誌、七五巻、二七四—二八〇、一九七三
（56）阿部隆明・加藤 敏：双極Ⅱ型の躁転に関する考察——開放病棟入院が躁転を導く可能性について．臨床精神病理、二〇巻、一九五—二〇九、一九九九
（57）三浦雅士：前掲書（4）
（58）Lukács, G.：前掲書（5）
（59）Erikson, E.H. : *Identity and the life cycle.* International University Press, 1959（西平 直・中島由恵訳：アイデンティティとライフサイクル．誠信書房、東京、二〇一一）
（60）Weber, M. : *Die protestantische Ethik und der "Geist" des Kapitalismus.* Beltz Athenäum, Köln, 1993

(61) Foucault, M.: *Histoire de la sexualité, tome 1: La volonté de savoir*. Gallimard, Paris, 1976（渡辺守章訳：性の歴史1　知への意志．新潮社、東京、一九八六）
(62) 飯田 眞：前掲論文（55）
(63) 飯田 眞：前掲論文（55）
(64) Cohen, M.B., Baker, G., Cohen, R.A. et al.: An intensive study of twelve cases of manic-depressive psychosis. *Psychiatry*, 17; 103-137, 1954
(65) Arieti, S.: Affective disorders: Manic-depressive psychosis and psychotic depression. *American Handbook of Psychiatry*, Vol 1, pp.449-490, Basic Books, New York, 1959
(66) 津田 均：3世代にわたって躁うつ病への傾向を示した症例の精神病理学的考察．臨床精神病理、一七巻、三七―四八、一九九六
(67) Glassner, B., Haldipur, C.V.: A Psychosocial Study of Early-Onset Bipolar Disorder. *Journal of Nervous and Mental Disease*, 173; 387-394, 1985
(68) 飯田・中井：前掲書（3）
(69) Arieti, S.：前掲論文（65）
(70) 阿部隆明：未熟型うつ病と双極スペクトラム．金剛出版、東京、二〇一一
(71) 佐藤宏明：躁鬱病――私の記録．柘植書房、東京、一九八八

人名索引

ア行

アガンベン（Agamben, G.）　*12–14*
アキスカル（Akiskal, H.S.）　*14, 42, 45, 52, 59, 78, 79, 121, 137, 162, 205, 206, 210, 214, 215, 217*
アブラハム（Abraham, K.）　*80*
阿部隆明　*237*
アリエティ（Arieti, S.）　*84, 113, 119, 243*
アリストテレス（Aristotle）　*8, 247*
アレタイオス（Aretaeus）　*9, 10*
アングスト（Angst, J.）　*205, 206, 215, 218*
飯田眞　*ii, iii, 51, 63, 64, 93, 126, 186, 188, 203, 236, 243, 248*
牛島定信　*75, 122, 123, 227*
内沼幸雄　*166*
内海健　*124, 197, 206, 225*
エリクソン（Erikson, E.）　*238, 241, 242*
大前晋　*96*
小川豊昭　*48*

カ行

カイパー（Kuiper, P.C.）　*7, 27, 29, 35, 38*
笠原嘉　*ii, 4, 25, 53, 61, 76, 77, 167*
ガタリ（Guattari, F.）　*178*
カーハート＝ハリス（Carhart-Harris, R.）　*72*
ガミー（Ghaemi, N.）　*76, 201, 205–209, 217*
カールバウム（Kahlbaum, K.L.）　*10*
カルヴァン（Calvin, J.）　*193, 194*
姜尚中　*190, 195*
木村敏　*ii, 1, 76–78, 100, 206, 212, 222*
キルケゴール（Kierkegaard, S.）　*85, 86*
クーコプロス（Koukopoulos, K.）　*209–212*
クライン（Klein, M.）　*56*
クラウス（Kraus, A.）　*ii, 33, 48, 81, 111, 123, 196, 222, 229*
グラスナー（Glassner, B.）　*119, 244*
グリージンガー（Griesinger, W.）　*138, 211, 212*
クレッチマー（Kretschmer, E.）　*47, 53, 55, 58, 59, 64, 99, 123, 161, 168, 215, 217*
クレペリン（Kraepelin, E.）　*10, 11, 51–53, 55, 56, 59, 65, 215*
黒木俊秀　*121*
クーン（Kuhn, R.）　*4*
ケイン（Kane, S.）　*248, 250*
ゲーテ（Goethe, J.W.）　*228, 239*
ゲープザッテル（Gebsattel, V.E.v.）　*33, 34, 85, 86, 212, 213, 229*
コーエン（Cohen, M.B.）　*84, 112, 119, 243, 244*

サ行

サザーランド（Sutherland, S.）　*7, 100*
佐藤宏明　*7*
シェーラー（Scheler, M.）　*85*
シェライン（Sheline, Y.）　*72*
芝伸太郎　*123*
下田光造　*ii, 53, 57, 69, 70, 104, 206,*

224, 227
ジャミソン（Jamison, K.）　7, 30, 34, 35, 209, 228
シュッツ（Schütz, A.）　35
ジュード（Judd, L.）　56
シュナイダー（Schneider, K.）　14, 23, 85, 99
シュミット（Schmitt, C.）　196
シュルテ（Schulte, W.）　103, 114, 139, 203, 236
城繁幸　114
ソラナス（Soranus）　9

タ行

ダーウィン（Darwin, C.）　236
田島治　4
ツェルセン（Zerssen, v.D.）　58, 60, 61
テイラー（Taylor, M.A.）　23
テレ（Tölle, R.）　63, 109
テレンバッハ（Tellenbach, H.）　ii, iv, 8, 10, 19, 21, 22, 29, 46, 51, 53, 57, 61, 63, 69, 70, 78, 102, 115, 117, 122, 136, 186, 187, 190, 196, 198, 206, 212, 213
ドゥルーズ（Deleuze, G.）　178

ハ行

ハイデガー（Heidegger, M.）　28, 29, 86, 153, 196
ヴァイトブレヒト（Weitbrecht, H.J.）　37
バイヤルジェ（Baillarger, J.）　10
ハインロート（Heinroth, J.C.A.）　33
パスカル（Pascal, B.）　85, 86
服部恵　89
羽入辰郎　173
ピアジェ（Piaget, J.）　88
ヒポクラテス（Hippocrates）　9
平澤一　71
平山正美　194
ヒーリー（Healy, D.）　6, 9–11
ヴィルノ（Virno, P.）　177
広瀬徹也　122, 160, 161
ビンズワンガー（Binswanger, L.）　40
ファルレ（Falret, J.P.）　10
フィンク（Fink, M.）　23
フクス（Fuchs, T.）　164
フーコー（Foucault, M.）　192, 241
フッサール（Husserl, E.）　195
フロイト（Freud, S.）　13, 66, 72, 102, 171, 178, 182
ブロイラー（Bleuler, E.）　6, 11, 47, 48, 53, 55, 123, 223
フロム＝ライヒマン（Fromm-Reichmann, F.）　84
ヘッカー（Hecker, E.）　5, 10
ベナッツィ（Benazzi, F.）　42, 202, 210
ヴェーバー（Weber, M.）　iii, 114, 154, 170–199, 239, 240
ヘフナー（Häfner, H.）　119, 222
ベリオス（Berriosu, G.E.）　9, 210
ポーター（Poter, R.）　9, 210

マ行

マウツ（Mauz, F.）　186, 187
マカロウ（McCullough, J.P.）　57, 87–89, 94, 97
マトゥセック（Matussek, P.）　iii, 68, 103, 116
三浦雅士　203–205, 237–240
ミッツマン（Mitzman, A.）　171, 172
宮本忠雄　145, 206

ミンコフスキー（Minkowski, E.）　*164*
村上靖彦　*32*
森山公夫　*ii, 205, 213*

ヤ行

安永浩　*157, 161, 248*
ヤスパース（Jaspers, K.）　*5, 172, 182*
ヤンツァリク（Janzarik, W.）　*51, 63-65*

ラ行

ラガーシュ（Lagache, D.）　*66*
ラスナー（Rusner, M.）　*228*
ラダン（Radden, J.）　*210, 247*
ルカーチ（Lukács, G.）　*205, 237-240*
ルター（Luther, M.）　*193, 194*
レオンハルト（Leonhard, K.）　*215*
レヴィナス（Lévinas, E.）　*29, 32*

事項索引

A to Z

CBASP（Cognitive Behavioral Analysis System of Psychotherapy）　*87*
DSM　*61, 62, 79*
racing thought　*42, 210*
wet and irritable melancholia　*214, 229*

ア行

悪魔学　*13*
アシーディア　*10, 12–15, 86*
あばき療法　*118*
アパシー　*231*
——症候群　*4*
あれかこれか（Entweder-Oder）　*189, 190, 192–194*
アンビバレンツ→両価性
異質な体験　*7, 8*
依存　*115, 118, 230*
——性　*59, 119, 143, 245*
——対象　*65, 106, 118, 119, 244*
——的様態　*67*
一元論　*11, 215*
一重性　*82–84*
一体化願望　*64, 65, 70*
遺伝　*2, 55, 122*
インクルデンツ　*iv, 21, 22, 175, 206*
うつ病性混合状態（mixed depression）　*23, 202, 209–211, 213*
うつ病性リアリズム（depressive realism）　*4*
易刺激性（irritability）　*210*
易怒性　*41*
エートス（Ethos）　*79, 177, 178, 191, 192, 195–197, 221, 245*
エピジェネティクス　*120, 242*
エロス　*13, 14*
エンドフェノタイプ（endophenotype）　*3*
エンドン　*ii, iv, 57, 190*
重荷的側面　*59*
恩寵選択の教説（die Lehre von der Gnadenwahl）　*193*

カ行

階級特権　*238*
回避依存型　*136*
回避的　*119*
——様態　*67*
過規範性　*48*
笠原スケール　*61*
過剰　*228, 229, 236*
——同一性　*48, 81, 197, 223*
語り　*98, 138, 144*
葛藤　*99*
から回り　*19, 42, 71, 148*
仮の自立　*iii, 64, 134*
カルヴィニズム　*191–194, 196, 197*
間主観性　*33*
感情興奮の異常な特質　*57*
観想的位置　*189*
観念の奔流　*41*
気質論　*53*
記述　*59, 61*
基礎諸状態　*51, 53, 55, 56*
几帳面　*iv, 46, 47, 53, 59, 132, 149, 186*

気分安定薬　*207, 208, 230*
気分高揚性　*136*
気分循環症（cyclothymia）　*45, 137*
——＋双極Ⅱ型　*137, 162*
気分循環性素質　*51*
気分の異変性・変動性　*51*
気分変調症　*45, 87*
教育　*83, 112–115, 117–119, 135, 143*
境界性パーソナリティ障害　*217*
境界例　*2, 101, 110, 111, 158*
享受　*27, 30–34, 38*
共生性（的）　*14, 53, 65, 115, 120, 122*
強迫性（的）　*53, 61, 120*
強迫性格　*161*
共鳴性　*47*
去勢　*231*
去勢不安　*168*
空間性　*103*
空間の提供　*101, 106*
黒胆汁説　*9, 11, 13*
芸術特権　*238, 239*
軽微な混合状態　*137*
献身　*103*
原身体性　*66*
現代型うつ病→新型うつ病
原不安（Urangst）　*99*
コーアーション（coercion）　*143, 244*
公共的自己　*68, 103, 114–117, 124, 125, 132–134, 137, 138, 150, 151, 168*
口唇的欲求　*115*
構造力動連関　*63*
硬直性　*61*
傲慢　*59*
高揚気分　*42*
高揚性気質（hyperthymic temperament）　*61, 206*

サ行

罪責性　*37, 38*
罪責妄想　*40*
自我オーガズム　*122*
自我同一性の拡散　*121*
しがみつくような（clinging）抑うつ　*119*
自我理想　*66*
時間性　*6, 34, 85*
刺激性気性　*51*
自己愛性パーソナリティ障害　*92, 169, 214, 245*
自己記述　*7*
自己記録　*8, 12*
自己治癒努力　*19, 20*
自己療法　*19*
膝下部帯状回（subgenual cingulate）　*72, 212*
実践的位置　*189*
疾走し充満する思考（racing and crowded thought）　*210*
実存主義　*15, 86*
疾病特権　*240*
質問紙　*58–61*
私的自己　*68, 103, 115, 116, 118, 120, 124, 125, 132–134, 137, 138, 150, 151, 168*
支配的他者（dominant other）　*82, 113*
自閉　*84, 102, 116, 138, 140, 144*
自閉症スペクトラム障害　*11*
自明性の喪失　*121*
社会化　*114, 124, 125*
社会的アイデンティティ　*224*
社会適応的　*65, 75*
——様態　*63*
社交回避　*132*
執着　*219*

——気質　*53, 57, 69, 80, 104, 136, 206, 227, 229*
循環気質（Zyklothymie）　*47, 53, 80, 122, 123, 157, 194, 215*
準感情病性気分変調症　*45, 79, 87*
循環精神病　*10*
循環性パーソナリティ　*218*
症状　*1-6, 18, 23, 27, 52, 183*
——の構造的意味　*5*
——の質　*5*
——論的エポケー　*1*
焦燥　*3, 4, 8, 19, 23, 107, 184, 202, 209-214*
——うつ病　*209, 211*
状態性（Befindlichkeit）　*85*
焦慮　*33, 71, 213*
職場恐怖　*26, 125, 167*
自力更生　*104, 113, 118, 148, 149*
自立　*243*
——性　*119*
新型うつ病　*154, 169, 170, 174, 176, 178, 196-198*
神経質　*158*
神経症　*iii, 21, 49, 76, 104, 126, 154, 155, 167, 178, 217*
——圏　*37, 44, 50, 64, 74, 78, 80, 93, 102, 112*
——性抑うつ　*43, 75, 76, 104, 217*
——的現象　*154*
神経精神分析学（neuropsychoanalysis）　*72*
真正さ　*48, 81, 111, 113, 115*
身体環境　*52*
身体気分　*52*
身体状態　*52*
ジントニー（Syntonie）　*46-48, 50-53, 75, 80, 223, 227, 239*
真理開示性　*100*
神話　*178*
スキゾイド心性　*92*
ステューデント・アパシー　*74*
性愛化　*111*
生育史　*2,*「発達史論」も参照
性格スペクトラム障害　*79, 87, 121*
生気的（vital）　*14, 85*
——悲哀　*233*
制止　*4, 5*
青春　*203, 204, 221, 235, 242*
正常な楽観主義（normal optimism）　*4*
精神運動性あるいは心的な焦燥（psychomotor and psychic agitation）　*210*
精神分析　*75, 89, 97, 217, 218*
精神療法的関係の基盤の構築　*98*
生成抑止（Werdenshemmung）　*33, 34, 52, 85*
青年期　*203*
生命内在的（lebensimmanent）　*85*
世俗内禁欲　*114*
遷延うつ病　*179*
前操作的論理　*88*
爽快感　*41, 42*
双極スペクトラム　*23, 200, 205, 220, 245*
双極Ⅱ型　*11, 42, 45, 53-55, 112, 122, 137, 155, 159, 161, 162, 167, 202, 206, 208, 214, 217, 222*
躁性気質　*61*
双生児研究　*126*
躁性素質　*51*
躁成分の混じった様態　*67*
疎外　*32, 204, 206, 238, 239*
疎隔　*229*
ソフト・バイポーラー（soft bipolar）　*137*

——・スペクトラム　14

タ行

体液説　9, 11, 14
対象関係因性の気分変調症　87
対象関係因性の抑うつ　75
対象関係論　84
対人関係療法　113, 133
対人関係論　84
対人恐怖　132, 165–167
他者性　113
他者認知　147
他者のための存在　78, 103
脱同調（desynchronization）　164
脱魔術化（Entzauberung）　193, 197, 198
ダブル・デプレッション　21, 56, 57
多眠　107
他律的　113
断絶（Hiatus）　iv, 21–23, 213
断念　124, 125, 145–147
秩序性（Ordentlichkeit）　ii, 46, 196, 197
中間表現型　3
中年期　203
治療者の姿勢　110
罪意識　77
「できない Nichtkonnen」　52
デフォルトモード・ネットワーク（DMN）　71, 72, 212
デプレッション　96
デペルゾナリザチオン（Depersonalisation）　33
転移的依存　157
転導性（distractibity）　210
統合失調症　i, 2, 6, 8, 11, 20, 44, 116, 178
——近代説　8
倒錯　192, 195, 217
洞察　145
等水準療法　25
同調性　22, 47, 53, 82, 118–123, 132, 162, 164–168, 197, 223
「どうでもいいか」効果　4
堂々めぐり　19, 23, 213
逃避型　31, 54, 174
逃避的要素　175
特有の激烈さ（specific intensity）　228
特権　204, 237–240
取り返しがつかない　40, 71, 214

ナ行

内因性感　80
内因の壁　139
内閉ループ　138
二元論　11, 200, 215
二重性　65, 82–84
二重底　161
二相精神病　10
日内リズム　36
二律背反　177, 189, 191–193, 195–199
認知行動療法　89, 97
認知的　59
ネグレクト型　245
粘着気質　217
年齢特権　238

ハ行

配慮的世界　29
パーソナリティ　43, 44, 46, 54–56
——障害　43, 45, 63, 76, 112, 217, 218
発生的了解　5
発達障害　44, 158, 159
発達史論　63, 98, 112, 126

発病状況　13, 18, 21, 22, 53, 56, 57, 118, 242
パニック障害　157, 159, 161
パニック発作　44, 157-159, 161
反芻思考　23, 59, 71, 212
反芻状態　40
反省された時間　86
ひきこもり　74, 86, 87, 121, 231
ヒステリー　50, 91, 111, 217
ひねり　48, 65, 80, 161, 162, 223, 245
疲弊うつ病　68
非弁証法的病い　152
病識　7
病前性格論　51, 63
不安　153, 209
——障害　44, 155, 234
——発作　158
不適応的様態　63
不眠　107
『プロテスタンティズムの倫理と資本主義の精神』(『倫理書』)　173, 175-177, 179, 190, 191, 195
文化的風土→エートス
分裂気質　44, 161, 168, 169, 194, 217
併存症 (comorbidity)　155
ポスト・フォーディズム　177
没入性　48, 70, 72, 188, 229

マ行

間　165, 166
「まあいいか」効果　4
マニー型　134, 136, 206
未熟型　54
メランコリー型　iii, iv, 46, 54, 55, 63, 64, 67, 77, 104, 117, 122-124, 134-136, 174, 186, 223
妄想-分裂ポジション　56
目標志向的な緊張　82, 106, 114, 166
森田神経質　158

ヤ行

役割同一性　14, 48
役割との過剰同一化　48, 197, 223
病いによる特権　238, 240
病み終える　145
誘因　56
誘導的な質問　58
養育　122
予期不安　158
抑うつ性素質　51
抑制　5, 8, 23, 28, 184, 212-214
余分、過剰な次元 (extra dimension)　228

ラ行・ワ行

ライフサイクル　220, 241
理想自我　66
理念型 (Idealtypus)　172, 191, 195
了解　172
両価性(的)　35, 64, 80, 81, 83, 96, 171
両義性許容不能 (Vorambivalenz)　81
良心的　iv, 53
歴史　178
——駆動性　192, 195
レマネンツ　iv, 21, 22, 187, 188
論理　76, 177, 178
——の違い　49
「私はできる Ich kann」　22, 25, 33, 34

著者紹介

津田　均（つだ　ひとし）

1960 年生まれ
1982 年　東京大学理学部卒業
1988 年　東京慈恵会医科大学卒業
2000 年　東京大学医学部付属病院分院神経科講師
2001 年　同大学同学部精神神経科講座講師
現　在　名古屋大学学生相談総合センター
　　　　および同大学大学院医学系研究科精神健康医学准教授
著　書　『統合失調症探究――構造の中の主体性』岩崎学術出版社 2011
共著書　『臨床哲学の諸相　空間と時間の病理』河合文化教育研究所 2011、『現代うつ病の臨床』創元社 2009、『臨床哲学の諸相　身体・気分・心』河合文化教育研究所 2006、『うつ病論の現在』星和書店 2005 など
共訳書　『フロイト全集 22　モーセという男と一神教・精神分析概説』岩波書店 2007

気分障害《きぶんしょうがい》は、いま
――うつと躁《そう》を精神病理学《せいしんびょうりがく》から問《と》い直《なお》す

2014 年 6 月 25 日　第 1 刷発行

著　者　津　田　　均
発行者　柴　田　敏　樹
印刷者　西　澤　道　祐

発行所　株式会社　誠信書房
〒 112-0012　東京都文京区大塚 3-20-6
電話　03（3946）5666
http://www.seishinshobo.co.jp/

印刷所／あづま堂印刷　製本所／イマヰ製本所
<検印省略>　落丁・乱丁本はお取り替えいたします
ISBN978-4-414-40086-1 C3047　Printed in Japan

うつ病の心理

失われた悲しみの場に

内海　健著

今や精神科外来は気分障害や不安障害の人びとであふれかえっている。だが病像はかつてほど明確ではなく，精神科医はどこかで不全感を感じつつも，慌しい時間に押し流されていく。病いを語る言葉がどんどんフラットになっていく現代の精神科医療において、著者は病者と向き合うために，病の確かな道標と心理への洞察を求めつつ，臨床の言葉の再興を試みる。

目次

序 章　うつ病の理解を深めるための三講
第Ⅰ部　臨床場面におけるうつ病の心理
第1章　精神療法の原則
第2章　うつ病の回復過程論
第Ⅱ部　双極性障害をめぐって
第3章　双極Ⅱ型障害の臨床
第4章　双極性障害の心性
第Ⅲ部　うつ病のメタサイコロジー
第5章　うつ病の精神療法可能性について
第6章　うつ病の深層——若年事例の病理を理解するために

四六判上製　定価(本体2800円＋税)

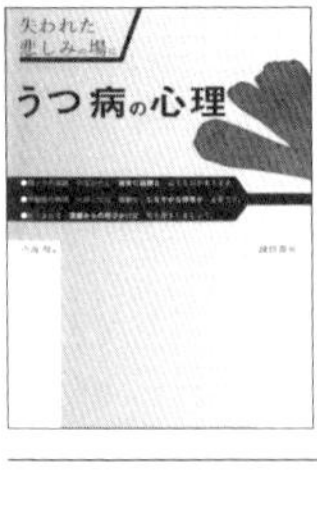

双極性障害のすべて

患者・家族・治療者のためのガイドブック

L.R. キャッスル 著　上島国利監訳

詳細な科学的・医学的記述とともに，薬物療法・心理療法ならびにメンタルヘルス等，社会的資源の活用の方法を，筆者の４０年の経験をもとに丁寧に解説する。

主要目次

第一部　躁うつ生活を送る
1　渡り綱を気取って歩く——躁状態，軽躁状態
2　暗闇への下降——うつ病
3　あらゆる希望の喪失——自殺／他
第二部　座礁を分類する
5　病状を徹底的に調査する—診断
6　複雑さを解きほぐす——病気に類似する状態，併存する状態
7　根本的原因の暴露——生化学と遺伝学について／他
第三部　バランスの維持
11　基礎の構築
12　医学的な治療法を見つける——薬物とその使い方／他

A5判並製　定価(本体4600円＋税)

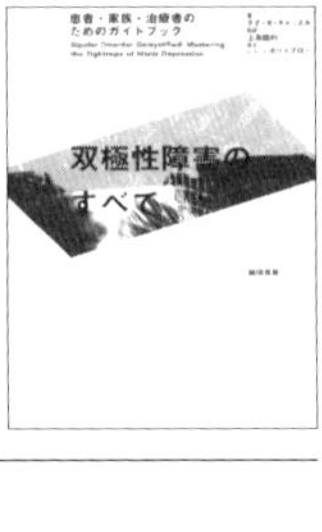